クリティカルケアにおける
鎮静・鎮痛

Analgesia & Sedation in Critical Care

自治医科大学教授
布宮　伸 [編集]
Shin Nunomiya

克誠堂出版

執筆者一覧

■ 編 集 ■

布宮　伸
自治医科大学医学部麻酔科学・集中治療医学講座
集中治療医学部門教授

■ 執筆者 ■
（執筆順）

布宮　伸 自治医科大学附属病院集中治療部	土井　松幸 浜松医科大学医学部附属病院集中治療部	今中　秀光 徳島大学医学部病態情報医学講座 救急集中治療医学
和田　政彦 自治医科大学附属病院集中治療部	三澤　和秀 自治医科大学附属病院集中治療部	行岡　秀和 行岡医学研究会行岡病院 麻酔・救急・集中治療科
松本　聡 山口大学医学部附属病院集中治療部	松田　憲昌 山口大学医学部附属病院集中治療部	坂部　武史 山口大学医学部附属病院麻酔科・蘇生科 （現）山口労災病院院長
大貫　隆広 帝京大学医学部救急医学講座	森村　尚登 帝京大学医学部救急医学講座	郷原　徹 山口県立総合医療センター麻酔科
又吉　康俊 社会医療法人北斗　北斗病院麻酔科	西尾　健治 奈良県立医科大学附属病院 高度救命救急センター	福島　英賢 奈良県立医科大学附属病院 高度救命救急センター
中川　聡 国立成育医療センター手術集中治療部	大嶋　清宏 群馬大学医学部附属病院集中治療部	国元　文生 群馬大学医学部附属病院集中治療部

序　文

　短時間作用性で安全域の広い複数の鎮静薬が使用可能となったことから，本邦のクリティカルケア領域でも，特に人工呼吸中の症例を中心として容易に安定した鎮静が得られるようになった。しかし，逆にこのことによって，ともすればあまりにも安易に不必要な鎮静が行われているきらいも生じてきている。適切な鎮静は十分な鎮痛なしには得られないことも明白であるが，この点にも一部に誤解が生じているように見受けられる。クリティカルケア領域において，患者に対する最大限の治療効果を効率良く得るためには，（持続）鎮静によってもたらされる利点と欠点とを十分に勘案して当たらなければならないことは，異論のないところであろう。

　一方，evidence based medicine華やかなりし今日の医療界ではあるが，クリティカルケア領域では豊富な経験に基づいた，いわゆるexperience based medicineの重要性も強調されている。クリニカルパスに代表される，典型的な経過をたどる症例に対する「雛形」治療の重要性を否定するものではないが，時々刻々と変化する重症患者の病態に応じたきめ細かな治療の滴定ばかりでなく，施設の特性に合わせた独自の治療法も存在して然るべしと考える。

　本書は，国内の第一線で活躍する臨床医の豊富な経験を紹介することを目的に，現時点での本邦における鎮静・鎮痛の手引き書となることを目指して企画された。まず「総論」では，クリティカルケア領域における鎮静・鎮痛に対する現時点での基本的な考え方を記述し，「各論」ではさまざまな病態に対する鎮静・鎮痛法の基本方針とその実践法を，各執筆者の施設におけるevidence and experienceに基づき，事例を挙げて詳細に紹介していただいた。その内容は，必ずや読者の施設の重症患者の予後向上に寄与するものになったと自負している。多忙な日常臨床業務の合間を縫って執筆していただいた各執筆者に深く感謝申し上げるとともに，編集作業の遅れから刊行が予想以上に遅れてしまったことを編集者としてお詫びしたい。

　本書が，救急・集中治療の第一線に勤務する医師ばかりでなく，集中ケア・救急看護認定看護師やこれから認定を目指す看護師等にも活用してもらえれば幸いである。

　2009年7月　当直明けの気怠い午後

自治医科大学医学部麻酔科学・集中治療医学講座
集中治療医学部門教授
布宮　伸

もくじ

I 総論

1. クリティカルケアにおける鎮静・鎮痛の意義　布宮　伸 …………… 3
2. クリティカルケアにおける鎮静薬・鎮痛薬の薬理　土井松幸 ………… 11
3. クリティカルケアにおける鎮静の評価法　布宮　伸 …………… 29

II 各論

1. 人工呼吸を要する術後患者の鎮静と鎮痛
    - A 心臓・大血管手術後　今中秀光 …………… 49
    - B 呼吸器外科手術後　和田政彦 …………… 61
    - C 一般外科手術後　布宮　伸 …………… 69
    - D Airway protection目的の鎮静　三澤和秀・布宮　伸 …………… 78
2. 重症呼吸不全患者の鎮静　行岡秀和 …………… 87
3. 神経系障害患者の鎮静と鎮痛
    - A 中枢神経系手術後　松本　聡・松田憲昌・坂部武史 …………… 101
    - B 頭部外傷　大貫隆広・森村尚登 …………… 115
    - C 痙攣重積・破傷風　郷原　徹・又吉康俊 …………… 129
4. 外傷・熱傷患者の鎮静と鎮痛　西尾健治・福島英賢 …………… 143
5. 小児の人工呼吸中の鎮痛・鎮静・筋弛緩　中川　聡 …………… 159
6. 肝機能障害および腎機能障害の影響　土井松幸 …………… 165
7. 敗血症患者の鎮静と鎮痛　大嶋清宏・国元文生 …………… 173

索　引 ……………………………………………………………………… 185

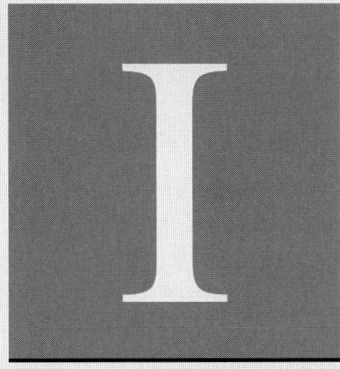

総論

1. クリティカルケアにおける鎮静・鎮痛の意義
2. クリティカルケアにおける鎮静薬・鎮痛薬の薬理
3. クリティカルケアにおける鎮静の評価法

1. クリティカルケアにおける鎮静・鎮痛の意義

Key Point

- 重症患者に発生する精神症状は，これまで「ICU症候群」などと呼称されていたが，そのほとんどがせん妄である。
- せん妄は患者予後を左右する独立危険因子であり，予防がもっとも重要である。
- クリティカルケア領域でのせん妄は，多臓器障害の一分症としての中枢神経機能障害ととらえる必要がある。
- せん妄発現の予防には，環境整備や疼痛対策，睡眠障害に対する適切な対応が必要となる。

はじめに

　それまでの日常生活が大きく制限されたり，病気に対する不安感を生じることなどにより，入院生活そのものが患者にとってある程度のストレスを伴うものになるのは避けられない。患者個人によって多少の違いはあるものの，入院患者の主たる関心事は，自身の病気に対する不安や疼痛に関するものが多くを占めていることが，数々の調査で明らかになっている[1〜3]。なかでもクリティカルケア領域が対象とする重症患者は，さらに集中治療室（intensive care unit：ICU）などの特殊環境に収容されることによって，外部からほぼ隔離遮断されて24時間常に監視される状況におかれ，また種々の医療機器・モニター類の昼夜を分かたず続く作動音や警報音，医療者の会話や呼び出し音などにさらされるなど，一般病棟以上に日常生活から隔絶される。まして人工呼吸を要する重症患者では，気管チューブの違和感や人工呼吸自体の不快感，会話できないことからくる精神的苦痛などに加え，定期的に繰り返される他動的体位変換や肺理学療法，気管吸引による咳反射の誘発など，およそ日常生活では想像もつかない環境にさらされ，さらにストレスが増す[4]ことになる（表1）。

　ICUに収容されるような重症患者が，種々の精神症状を来しやすいことは以前から知られていたが，精神症状発現の機序が明らかではなかった当時は，その原因をICUという特殊環境にのみ求める考えが主流であった。したがって，ICUが開心術後管理を中心として発展してきた経緯から，これら精神症状を発現した重症患者は，古くは「開心術後せん妄（post-cardiotomy delirium）[5〜7]」，「心臓精神病（cardiac psychosis）[8,9]」などと呼称されていたが，1970年代ごろより内科系疾患患者をも含めて「ICU精神病（ICU psychosis）[10〜12]」，「ICU症候群（ICU syndrome）[13〜15]」などと総称されるようになった。一部の精神科医は当時からこの病名には批判的であったものの，このような安易な病名は，結果としてその後重大な弊害をもたらすこととなった。すなわち，ICUに収容される重症患者に発現するこれらの精

表1 人工呼吸中の患者の精神ケアの必要性

入院環境	日常生活の制限
	プライバシーの欠如
	病気への不安感など
ICU環境	外部からの遮断
	24時間の監視
	医療機器からの騒音
	絶対安静,身体抑制,創部痛など
人工呼吸下	気管チューブの違和感
	人工呼吸自体の不快感
	会話できないことへの精神的苦痛
	定期的なケア
	他動的体位変換
	肺理学療法
	気管吸引による咳反射の誘発など

神症状に対し,その基礎疾患の重篤さやICUの特殊な環境などから「発現してもやむをえないもの」で,「病態が回復すれば自然に軽快する」あるいは「ICUを退室さえすれば解決する」程度の認識しか持たれなかった最大の理由が,これらの病名にあるといっても過言ではない。

しかし,近年になって,これまで「ICU症候群」や「ICU精神病」などと呼ばれていた種々の精神症状のほとんどが,精神医学的には「せん妄」であり[16)17)],さらにせん妄の発生自体が人工呼吸を受けるICU患者の予後に大きく影響して人工呼吸期間や入院期間を延長させるばかりでなく,6ヶ月後の生存率を低下させる独立危険因子ですらあることが明らかとなり[18)],その管理の重要性が強調されるようになってきた。精神的なストレスの強度と心筋血流量には負の相関があり,健常冠動脈においても不安感は血流量を減少させる[19)]が,せん妄患者は気管チューブの自己抜管や観血的動脈ライン,中心静脈カテーテル,栄養チューブの誤抜去,あるいは安静が保てないことなどから創傷治癒の遅れや創離開を招くなど,原疾患の治療の妨げとなる偶発事故を引き起こしやすい。また,事故に至らなくとも,興奮や不穏などの精神症状自体が筋緊張亢進,交感神経緊張(心拍数増加,血圧上昇,発汗など),酸素消費量増加,過換気,消化管機能低下などを伴うことによって,さまざまな形で患者に不利な反応を引き起こす。つまり,原疾患の重症度とは無関係に,精神症状の発現によって患者管理期間が延長するという,患者にとって不利益となる結果をもたらすことになる。

1 せん妄の発生要因

精神医学的にせん妄は,認知機能や行動,感情などをつかさどる神経伝導の不均衡が原因となって発現するとされている。重症患者に発生するせん妄の場合は,その詳細な機序がす

表2　せん妄の発生要因

1. 直接因子
   限局性または広汎性の脳疾患
   　脳血管疾患，脳炎，髄膜炎，代謝性脳症など
   二次的に脳機能に影響を及ぼす全身性疾患
   　低酸素血症，電解質異常，肝不全，腎不全など
   薬物や化学物質の中毒
   アルコールや睡眠薬の離脱
2. 準備因子
   60歳以上の高齢
   脳障害
   認知症などの慢性脳障害
3. 促進因子
   精神的社会的ストレス
   睡眠障害
   感覚遮断または感覚過剰
   不動化または体動制限

（平沢秀人，一瀬邦弘．せん妄．三好功峰，黒田重利責任編．器質・症状性精神障害．臨床精神医学講座10．東京：中山書店；1997. p.10-26より改変引用）

べて解明されたわけではないが，他の重要臓器における機能障害の発生機序と同様に，過大侵襲時の炎症性メディエータの過剰発現や免疫担当細胞の浸潤に引き続く組織障害によって，神経興奮伝導に変化が生じることが原因と考えられている[20)21)]。特にせん妄発生に密接に関連していると考えられている中枢神経系ニューロン伝達物質は，興奮性に作用するドパミンと，抑制系のγアミノ酪酸（gamma-aminobutyric acid：GABA），アセチルコリンで，一般的にはドパミンの過剰とアセチルコリンの欠乏が重要とされている。このことはすなわち，重症患者の多臓器障害が呼吸・循環系や肝・腎などに発生するのと同じように，精神症状を多臓器障害の一分症としての中枢神経機能障害ととらえ，他の重要臓器障害と同列に論じる必要があることを意味している。

　一方で，その病因的メカニズムから，精神医学領域ではせん妄の発生要因を直接因子，準備因子，促進因子の3要素に分けて論じられることが多い（**表2**）[22)]。直接因子は，脳梗塞や代謝性脳症など，せん妄発生に直接関与していると考えられる因子であり，準備因子はせん妄発現の基盤になる素因的要素，つまり高齢や認知症，脳梗塞の既往など，せん妄を起こしやすい状態をさす。また，促進因子はせん妄の発生を促進もしくは強める因子で，心理的なストレスや睡眠障害，視覚障害などが含まれる。

　このほか，せん妄は医療者による直接的なケアが少ないほど発生しやすく[23)24)]，すなわち，患者を放置しておくほど起こりやすいことも分かっている。

2 せん妄予防のための対策

　せん妄発生が患者の予後を左右する独立危険因子である以上，これを予防する取り組みがきわめて重要である。

　せん妄発生3要素のなかで，直接因子は患者が入院もしくは人工呼吸管理が必要となった直接の病態そのものであり，これに対する治療は当然行われる。一方，準備因子は素因的要素であり，これに対して急性期にできることは現実的にはない。したがって，実際の重症患者管理に際しては，せん妄発生の予防の観点からは，促進因子に対する積極的な介入が重要であることが分かる。しかし，重症患者に対する精神的ケアの重要性が，ただちに鎮静薬投与に結び付くものではなく，精神的ケアと鎮静薬投与を同義語とする誤解は避けなければならない。

　まず最初に行うべきは，患者のストレスの原因を追求することである。患者の不安感に対しては平易な言葉で繰り返し説明してこれを取り除くことが重要であり，換気モードが患者の自発呼吸に合っていないことが不快感の原因になっているのであれば，人工呼吸器の設定を見直すことも必要である。また，特殊な医療環境が原因となるストレスは，可能なかぎり改善させなければならない。特に，クリティカルケア領域では，医療者がその環境が患者にとって決して好ましいものではないことをまず十分に認識することも重要である。さまざまな医療機器が発する作動音や警報音ばかりでなく，例えば夜間帯の患者受け入れ時の医療者の軽率な言動や，無思慮な携帯呼び出し音なども患者の睡眠障害の大きな要素である[25]。騒音レベルをできるかぎり減少させ，胸部理学療法，気管吸引，X線撮影などは夜間帯は最小限にとどめるなどの配慮が必要である。

　環境因子の調節によっても不安感が解消できず，夜間不眠を訴える患者には薬物療法が必要となるが，疼痛は不安感の大きな要因であり，逆に不安感は疼痛を増強させることから，これらは互いに密接に関連して睡眠障害の原因となることが多い。疼痛は多くの場合，組織障害に伴って放出されるヒスタミンやセロトニン，プロスタグランジンなどの化学物質が神経終末を刺激することによって発生するが，これら疼痛刺激はカテコラミン分泌を促し，頻脈，心筋酸素消費量の増加，免疫能の障害，創傷治癒の遅延などをもたらす。また，疼痛によって体動が制限されることにより，無気肺や肺炎，深部静脈血栓などを引き起こし，予後に大きく影響を与える。

　術後患者や外傷患者では，創部の疼痛が精神症状の原因になっていることもしばしば見受けられるが，このような場合は適切な鎮痛手段を講じることによって問題は解決できる。術後の肺合併症は，機能的残気量（functional residual capacity：FRC）の減少と咳嗽能力や気道分泌物排出能力の低下によるものが大きいことは古くから知られている[26)27)]が，FRCを改善させるもっとも簡便な方法は，患者の頭部をできるだけ挙上し，坐位に近い体位を取ることであり，これは適切な疼痛コントロールにより可能になる。上腹部手術後の硬膜外鎮痛により，FRC減少を抑えることができ，現在では日常的な術後管理手技となっている。

表3　ベッドサイドで行われる手技と疼痛レベル

軽度〜中等度の不快感を伴う	経食道心エコー*
	経気道的吸引試験
	胸腔穿刺*
	腹腔穿刺*
中等度〜高度の不快感を伴う	気管挿管*
	気管支ファイバースコピー*
	胸腔切開*
	骨髄生検
	大腸鏡検査
	腹膜透析カテーテル挿入*
	腹腔洗浄*
	経皮的胃瘻造設*
	経皮的大動脈内バルーン挿入*
高度の疼痛を伴う	硬性気管支鏡検査
	開放創のデブリードマン
	包交
	整形外科的徒手整復
	気管切開*
	心膜穿刺/心膜開窓術*
	開胸肺生検
	脳室造瘻術*

*局所麻酔薬の併用によって疼痛/不快感レベルは低下できる.
(Dershwitz M, Landow L, Joshi-Ryzewicz W. Anesthesia for bedside procedures. In：Irwin RS, Rippe JM, editores. Intensive care medicine. 5th ed. Philadelphia：LWW；2003. p.219-26 より引用）

　また，多発肋骨骨折患者に対する硬膜外モルヒネによる鎮痛は，静脈内投与に比べて有意に人工呼吸期間およびICU在室日数を短縮させる[28]．さらに，硬膜外鎮痛法には，術後の蛋白異化を抑える効果[29]もあり，開胸手術では肋間神経ブロックも有効[30]である．なお，持続脊髄くも膜下麻酔による術後鎮痛も同様の効果が得られる[31]が，クリティカルケア領域では一般的ではない．

　一方，クリティカルケア領域で日常的に行われるさまざまな治療手技も，不快感や疼痛を伴うものが多い（表3)[32]．これらの施行に当たっては，手技に応じた十分な鎮痛が必要である[33]．

3　睡眠障害

　種々の精神症状を発現する重症患者では，程度の違いはあってもほぼ共通して「夜間不眠」が初発症状であることも分かっている．

表4　概日リズムに影響を及ぼす同調因子

- 光
    視覚を通して，松果体のメラトニン産生を抑制する
- 社会的因子
    社会的活動，会話，家族との面会など
- 食事
    経管栄養などは，持続投与よりも規則的な間欠的投与
- 環境因子
    温度，湿度，騒音
- 身体活動
    不必要な身体抑制は避け，患者の可動性を保つ

　そもそも睡眠とは生命維持のために不可欠な本能的行動である．この睡眠と覚醒の繰り返しや，循環動態・体温の日内変動などの生理現象は，視床下部視交差上核に存在する自律的な体内時計によって制御されていて，概日リズム（サーカディアンリズム）と総称されているが，概日リズムは恒常的に一定なものではなく，光やストレスあるいは薬物など，外界の変化（同調因子）に応じて柔軟に変動することも知られている．

　松果体で産生されるメラトニンは覚醒・睡眠などの概日リズムの安定化や催眠作用のほか，深部体温機能調節などさまざまな作用を持ち，その血中濃度の変動は概日リズムの評価の指標になる．例えば夜間の睡眠中は体温が低下し，昼間の活動中は体温が上昇するが，メラトニンは体温と逆に変動して睡眠中に上昇，活動中に低下を示す．この体温やメラトニンのリズムを指標にして，外界から全く隔絶された状態で健常者の概日リズムを検討すると，入眠時間や覚醒時間が毎日1時間ずつ遅れる現象を生じることから，ヒトの体内時計は本来はおよそ25時間周期であることが分かる．

　概日リズムに影響を及ぼすものは種々知られているが，光も重要な因子の一つである．もともと25時間にセットされているヒトの体内時計は，毎朝日光を浴びることで周期を24時間にリセットしていると考えられており，例えば異常行動のあった患者や睡眠時間がバラバラだった患者に，毎日一定時間光を浴びさせると異常行動が減って睡眠も周期的になり，光照射を止めると再び異常行動が現れることなども分かっている．

　概日リズムに影響を及ぼすこれらの同調因子（表4）の重要性は，人工呼吸下にある重症患者にとっても変わりはない．したがって，社会的因子や栄養法，環境因子などをできるだけ患者の従来の日常生活に近づける工夫が大切である．例えば，時計やカレンダーなどが患者の視界に入るよう工夫して日時の感覚を保たせたり，太陽光を活用しあるいは照明を工夫するなどして，昼夜の別が明らかになるような環境整備に努めることや，状況が許せば，人工呼吸管理中であってもラジオ，テレビ，新聞などで外界からの刺激を取り入れるような看護計画を立てたり，積極的に肉親などとの面会を工夫することも重要である．さらに，ストレッチャーやベッド上で用手換気（ジャクソンリース回路など）のまま屋外に出て，実際に日光を浴び，風を肌で感じることなども患者の精神安定上，きわめて有効な方法である[34]．

このように，特に精神的なストレスに対する適度な鎮静薬の使用や疼痛対策，概日リズムに配慮した鎮静薬の深度調節，睡眠障害に対する夜間のみの持続鎮静，概日リズムの維持を重視した環境整備など，国内でもすでにさまざまな試みが報告されている。また近年では，鎮静作用の発現機序がプロポフォールやミダゾラムよりも自然睡眠に近い特性があるデクスメデトミジンに，睡眠障害を基盤とするせん妄の発生を予防できる可能性が示唆されている[35]。

【文 献】

1) Carroll KC, Atkins PJ, Herold GR, et al. Pain assessment and management in critically ill postoperative and trauma patients : A multisite study. Am J Crit Care 1999 ; 8 : 105-17.
2) Novaes MA, Knobel E, Bork AM, et al. Stressors in ICU : Perception of the patient, relatives and health care team. Intensive Care Med 1999 ; 25 : 1421-6.
3) Ferguson J, Gilroy D, Puntillo K. Dimensions of pain and analgesic administration associated with coronary artery bypass grafting in an Australian intensive care unit. J Adv Nurs 1997 ; 26 : 1065-72.
4) Rotondi AJ, Chelluri L, Sirio C, et al. Patients' recollections of stressful experiences while receiving prolonged mechanical ventilation in an intensive care unit. Crit Care Med 2002 ; 30 : 746-52.
5) Blachy PH, Starr A. Post-cardiotomy delirium. Am J Psychiatry 1964 ; 121 : 371-5.
6) Kimball CP. The experience of open heart surgery. 3. Toward a definition and understanding of postcardiotomy delirium. Arch Gen Psychiatry 1972 ; 27 : 57-63.
7) Kornfeld DS, Heller SS, Frank KA, et al. Personality and psychological factors in postcardiotomy delirium. Arch Gen Psychiatry 1974 ; 31 : 249-53.
8) Abram HS. Adaptation to open heart surgery : a psychiatric study of response to the threat of death. Am J Psychiatry 1965 ; 122 : 659-68.
9) Abram HS. Cardiac psychosis. Am J Psychiatry 1969 ; 126 : 901.
10) Anonymous. ICU psychosis : helping your patient return to reality. Nursing grand rounds. Nursing 1982 ; 12 : 58-63.
11) Hansell HN. The behavioral effects of noise on man : the patient with "intensive care unit psychosis". Heart Lung 1984 ; 13 : 59-65.
12) Ramsey PW. Bringing a patient through ICU psychosis. RN 1986 ; 49 : 42-5.
13) McKegney FP. The intensive care syndrome. The definition, treatment and prevention of a new "disease of medical progress". Conn Med 1966 ; 30 : 633-6.
14) Holland J, Sgroi SM, Marwit SJ, et al. The ICU syndrome : fact or fancy. Int J Psychiatry Med 1973 ; 4 : 241-9.
15) Helton MC, Gordon SH, Nunnery SL. The correlation between sleep deprivation and the intensive care unit syndrome. Heart Lung 1980 ; 9 : 464-8.
16) McGuire BE, Basten CJ, Ryan CJ, et al. Intensive care unit syndrome : a dangerous misnomer. Arch Intern Med 2000 ; 160 : 906-9.
17) Justic M. Does "ICU psychosis" really exist? Crit Care Nurse 2000 ; 20 : 28-37.
18) Ely EW, Shintani A, Truman B, et al. Delirium as a predictor of mortality in mechanically ventilated patients in the intensive care unit. JAMA 2004 ; 291 : 1753-62.
19) Arrighi JA, Burg M, Cohen IS, et al. Myocardial blood-flow response during mental stress in patients with coronary artery disease. Lancet 2000 ; 356 : 310-11.
20) Perry VH, Andersson PB, Gordon S. Macrophages and inflammation in the central nervous system. Trends Neurosci 1993 ; 16 : 268-73.
21) Rothwell NJ, Luheshi G, Toulmond S. Cytokines and their receptors in the central nervous system : physiology, pharmacology, and pathology. Pharmacol Ther 1996 ; 69 : 85-95.

22) 平沢秀人, 一瀬邦弘. せん妄. 三好功峰, 黒田重利責任編, 器質・症状性精神障害. 臨床精神医学講座10. 東京：中山書店；1997. p.10-26.
23) Armstrong-Esther CA, Browne KD. The influence of elderly patients' mental impairment on nurse-patient interaction. J Adv Nurs 1986；11：379-87.
24) Wray NP, Friedland JA, Ashton CM, et al. Characteristics of house staff work rounds on two academic general medicine services. J Med Educ 1986；61：893-900.
25) Stein-Parbury J, McKinley S. Patients' experiences of being in an intensive care unit：A select literature review. Am J Crit Care 2000；9：20-7.
26) Egbert LD, Laver MB. The effect of site of operation and type of anesthesia upon the ability to cough in the postoperative period. Surg Gynecol Obstet 1962；115：295-8.
27) Craig DB. Postoperative recovery of pulmonary function. Anesth Analg 1981；60：46-52.
28) Ullman DA, Fortune JB, Greenhouse BB, et al. The treatment of patients with multiple rib fractures using continuous thoracic epidural narcotic infusion. Reg Anesth 1989；14：43-7.
29) Carli F, Halliday D. Modulation of protein metabolism in the surgical patient. Effect of 48-hour continuous epidural block with local anesthetics on leucine kinetics. Reg Anesth 1996；21：430-5.
30) Pither CE, Bridenbaugh LD, Reynolds F. Preoperative intercostal nerve block：effect on the endocrine metabolic response to surgery. Br J Anaesth 1988；60：730-2.
31) Webster J, Barnard M, Carli F. Metabolic response to colonic surgery：extradural vs continuous spinal. Br J Anaesth 1991；67：467-9.
32) Dershwitz M, Landow L, Joshi-Ryzewicz W. Anesthesia for bedside procedures. In：Irwin RS, Rippe JM, editores. Intensive care medicine. 5th ed. Philadelphia：LWW；2003. p.219-26.
33) Burchardi H. Aims of sedation/analgesia. Minerva Anestesiol 2004；70：137-43.
34) 布宮 伸. 起こりやすい精神症状と精神的ケア. 窪田達也編著. 最新人工呼吸ケア. 東京：メヂカルフレンド社；2001. p.62-8.
35) Maldonado JR, van der Starre PJ, Wysong A. Post-operative sedation and the incidence of ICU delirium in cardiac surgery patients. Anesthesiology 2003；99：A465.

〔布宮　伸〕

2. クリティカルケアにおける鎮静薬・鎮痛薬の薬理

> **Key Point**
> - 鎮痛には μ 受容体作動薬を持続投与する。
> - モルヒネとフェンタニルが推奨されるが，フェンタニルが第一選択である。
> - レミフェンタニルの優れた薬物動態はクリティカルケアでも活用できる。
> - すべての状況に対応できる理想的な鎮静薬はない。プロポフォール，ミダゾラム，デクスメデトミジンを使い分け，場合により併用する。

I 鎮痛薬

　集中治療室の環境で重症患者を治療する際，疼痛や不快感を取り除き，精神的負荷を軽減するためには，鎮静薬投与の前提に十分な鎮痛作用の確保が必要である。この目的で使用できる鎮痛薬は，オピオイドが推奨される。本項では，単回静脈投与や硬膜外投与で使用されるモルヒネ，持続静脈投与で使用されるフェンタニルに加えて，ヨーロッパではこの目的で使用されているレミフェンタニルの3薬物について概説する。またわが国では，麻薬指定の薬物の取り扱いが煩雑なために拮抗性鎮痛薬であるブプレノルフィンやペンタゾシンで代用することもあるので併せて紹介する。

1 モルヒネ

1）はじめに

　ケシの抽出物であるオピウムは紀元前より使用された記録があり，鎮痛作用を持つことが知られていた。1803年に単離されたオピウムの主要成分は，ギリシア神話の夢の神モルフェウスにちなんでモルヒネと命名され，今日に至る。モルヒネ様の薬理作用を示す天然ならびに合成化合物を広くオピオイドと呼ぶ。オピエイトは元来オピウム抽出物を示していたが，現在ではオピオイドと同義に用いられている。モルヒネは今もオピオイドの代表的な薬物として，クリティカルケア領域での鎮痛に使用されている。

2）基本的性質

　主要なオピオイド受容体には μ，κ，δ の3種類がある。ほかに ε と σ が知られているが，これらにはオピオイド以外の化合物も作用し，薬理学的な意義も少ない。μ 受容体は，

モルヒネの頭文字から命名されたように，モルヒネの重要な作動部位であり，現在はμ_1とμ_2のサブタイプが知られている。μ_1受容体は脊髄上の中枢神経での鎮痛作用，鎮静作用を発現させる。μ_2受容体刺激は脊髄での鎮痛作用，多幸感，呼吸抑制，交感神経抑制，悪心嘔吐，消化器抑制，尿閉を呈する。現在のところμ_1とμ_2の選択的作動薬はないが，モルヒネは内因性モルヒネ様ペプチドに比べて，μ_2に対する親和性が相対的に強い。モルヒネはμ受容体に強い親和性と作動性を示すが，フェンタニルの親和性や作動性には及ばない。この意味でフェンタニルが完全作動薬（full agonist）であるのに対して，モルヒネは部分的作動薬（partial agonist）である。

3）薬物動態

経静脈投与されたモルヒネの血漿からの消失は2コンパートメントモデルで解析できる。分配相半減期は約1分ときわめて短く，投与されたモルヒネは各臓器，筋に速やかに移行する。第一循環で肺を通過する時に3％のモルヒネが肺で除去される[1]。肺への除去率は，プロポフォールやリドカインなどの脂溶性薬物が先行投与されて吸着部位を占拠していると減少する。肺に吸着されたモルヒネは10分経過後に血漿に再放出される。モルヒネは蛋白結合率が20％台と比較的低いので，活性型の非蛋白結合体の比率は蛋白濃度に影響されにくい。モルヒネはオピオイドの中ではもっとも水溶性であるので，分布容積も小さい（3.2～3.4 L/kg）。水溶性薬物は血液脳関門を通過しにくく，血液と脳内濃度の平衡に時間がかかるので，モルヒネの最大効果発現は，血漿濃度のピークよりも15～30分遅れる。排泄相半減期は，投与量や投与時間に依存して延長する（context-sensitive half-life）。モルヒネの代謝で注意すべきことは，代謝産物（morphine-6-glucuronide）がモルヒネの13倍のμ受容体作動性を持つうえ，脳脊髄液からの排泄が遅いことである。モルヒネは長期，大量に用いると効果が遷延するので，集中治療患者に十分な鎮痛を長期間実現する目的には不向きである。

4）循環器作用

オピオイド共通の作用として交感神経を抑制し，迷走神経を緊張させる。それに加えてモルヒネには特有のヒスタミン遊離作用がある。モルヒネは，延髄迷走神経中枢刺激と洞房結節抑制により徐脈にするが，遊離されたヒスタミンは心拍数を上昇させる。モルヒネは高濃度では心収縮力を抑制するが，臨床使用濃度では影響は小さい。モルヒネのもっとも顕著な循環器作用は血管拡張である。ヒスタミン遊離，交感神経抑制，直接的血管拡張により血圧を著しく低下させることがある。

5）呼吸器作用

モルヒネの換気応答抑制作用は延髄のμ_2オピオイド受容体を介して発現する[2]。換気応答抑制は低濃度より出現し，用量依存的に強くなる。呼吸数減少による分時換気量低下とPa_{CO_2}上昇が観察できる。またオピオイドは咳反射を抑制する。

6）消化器作用

モルヒネは中枢性，末梢性に消化管の運動を抑制する。副交感神経節後線維終末では，神経伝達物質のアセチルコリンの放出を減少させる。胃から十二指腸への通過を遅延させ，下部食道括約筋の収縮を減弱させるので，胃内容物の逆流の危険性が増加する。モルヒネの消化器抑制作用はナロキソンにより拮抗できる。

2 フェンタニル

1）はじめに

フェンタニルは1960年に合成されたフェニルピペリジン骨格を持つ合成オピオイドである。わが国では，ニューロレプト麻酔，大量フェンタニル麻酔，バランス麻酔の鎮痛薬として1972年より利用されてきた。術後痛を対象に集中治療の鎮痛薬として追加承認されたのは2004年と最近である。現在では持続投与できる強力な鎮痛薬として広く用いられている。

2）基本的性質

μオピオイド受容体に強い親和性を持ち，完全作動薬としてμ受容体の最大の効果を発現させることができる。モルヒネと同様にμ_1とμ_2の選択性はなく，両サブタイプの効果を発現させる。κ受容体やδ受容体にはほとんど作用しない。

3）薬物動態

第一循環で肺に75％取り込まれることと強い脂溶性によって，フェンタニルは特徴的な薬物動態を示す[3]。単回投与されたフェンタニルの血漿濃度は，3コンパートメントモデルで解析される。最初の急速分配相（π相）の半減期は1～2分で，投与されたフェンタニルは第一循環で肺などに移行する。第二相（α相）は通常の分配相に相当し，半減期は10～20分である。排泄相（β相）の半減期は2～4時間であるが，大量投与時や長期投与後の半減期は著しく延長する。また強い脂溶性のため，分布容積が大きく個体差も大きいので，体重当たり同量のフェンタニルを投与しても，その血漿濃度は10倍以上異なる場合もある。したがって，一律の投与プロトコールを定めるよりも効果と副作用を観察しながら投与速度を調節するほうがよい。高濃度長期間投与は，体内に大量のフェンタニルが蓄積され，投与中止後の効果が遷延するので注意が必要である。

4）中枢神経作用

モルヒネと異なり，フェンタニルを大量投与すると無意識無反応の全身麻酔状態を実現することが可能である。フェンタニルはμ受容体の最大限の作用を発現できる完全作動薬である。集中治療下で鎮痛作用を得る場合は，10～50μg/hr程度の投与速度が適当である。

5）循環器作用

　フェンタニルは，モルヒネにみられるヒスタミン遊離作用がなく，循環器系は比較的安定している。ほかのオピオイド同様，用量依存性の交感神経抑制作用と副交感神経刺激作用により心拍数を減少させ血圧を低下させるが，心収縮力の抑制は軽度である。

6）呼吸器作用

　フェンタニルは，モルヒネと同様の換気調節抑制作用があるが，気道に関してはより安定させる。気道平滑筋収縮を抑制し末梢気道平滑筋を弛緩させる。また上気道反射を抑制して気管チューブの留置や気管内吸引操作を容認させる。低酸素性肺血管収縮に対する抑制もほとんどない。

3　レミフェンタニル

1）はじめに

　欧米では1996年より全身麻酔用鎮痛薬として臨床使用が始まり，英国では2002年から集中治療下の人工呼吸中の鎮痛薬として用いられている。十分な鎮痛薬を投与して患者の痛みや不快感をなくし，催眠薬は必要な時にのみ追加する鎮痛を重視した鎮静法（analgesia-based sedation）が近年試みられている[4]。必要に応じて十分量を投与しても効果が遷延しないレミフェンタニルは，この新しい鎮静法には必須の鎮痛薬である。わが国ではレミフェンタニルは2007年1月に全身麻酔時の鎮痛に限定して承認されたばかりであるが，将来の可能性を含めて紹介する。

2）基本的性質

　レミフェンタニルとフェンタニルとは，等しい血中濃度では同等の薬理作用を示す。後述する薬物動態を理解すれば，フェンタニルと同様にレミフェンタニルを使用することができる。現在英国で推奨されている投与法を紹介する。
　0.1～0.15 μg/kg/minで持続投与を開始し，0.025 μg/kg/minの刻みで増量し0.2 μg/kg/minを上限とする。レミフェンタニル単独では鎮静が不十分の場合は，プロポフォールなどの鎮静薬の併用が望ましい。気管チューブ抜管時にはレミフェンタニル投与速度を0.1 μg/kg/minまで減量し，抜管後はすみやかに減量し他の鎮静薬に切り替える。

3）薬物動態

　経静脈投与されたレミフェンタニルは，速やかに各組織に分配される。蛋白結合率は70％程度で，血液脳関門を容易に通過し脳内濃度の上昇も速い。レミフェンタニルは血液中，組織中の非特異的エステラーゼにより急速に分解されるので，血中半減期は肝・腎・機能にほとんど依存せず，投与期間にも影響されずに一定である。レミフェンタニルの主な代

謝産物であるレミフェンタニル酸は，腎から排泄されるので，腎機能障害患者では蓄積する。しかし，レミフェンタニル酸はほとんど薬理活性を持たないので，臨床的には問題とならない。また，重症慢性肝障害患者でもレミフェンタニルの薬物動態は健常者と同等である[5]。レミフェンタニルの薬物動態は個人差も小さく，投与中，投与後の血中濃度の推定が容易なので長期持続投与に有利な薬物である。

4 ブプレノルフィン

ブプレノルフィンは，μオピオイド受容体に非常に強い親和性を持つが，大量に投与しても鎮痛作用はモルヒネと同等にはならず天井効果を示すμオピオイド受容体の部分的アゴニストである。この薬理学的性質より，モルヒネやフェンタニルと併用するとそれらの効果を弱めるために，拮抗性鎮痛薬に分類される。モルヒネやフェンタニルの使用手続きが簡便な諸国では，クリティカルケアでの鎮痛薬としてほとんど使用されないが，わが国では麻薬指定薬の処方が煩雑なため，それらの代用薬として使用されている。

ブプレノルフィンの血中半減期は20〜73時間と長く，μオピオイド受容体と強く結合するためナロキソンで拮抗しにくい。クリティカルケアで使用する場合は，これらの性質を理解しておくことが必要である。

5 ペンタゾシン

ペンタゾシンは，高頻度に使用される鎮痛薬であるが，κオピオイド受容体作動薬であり，主に脊髄レベルで鎮痛作用を発現し，不快感や幻覚，せん妄を引き起こす。μオピオイド受容体には結合するが薬理作用を発現せず，モルヒネなどμオピオイド受容体作動薬の効果を減弱するので拮抗性鎮痛薬に分類される。ペンタゾシンは，鎮痛の質が低く，μオピオイド受容体作動薬と併用できないのでクリティカルケアの鎮痛薬として適していない。

II 鎮静薬

現在わが国ではクリティカルケア領域で持続投与が可能な鎮静薬としてプロポフォール，ミダゾラム，デクスメデトミジンの3薬物が承認され臨床使用されている。このほかにも単回投与で用いる薬物があるが，本項ではこれら3薬物について概説する。クリティカルケアでは，脳圧低下作用や抗痙攣作用を期待してバルビツレートを使用することもあるが，鎮静を目的とした使用は推奨できない。

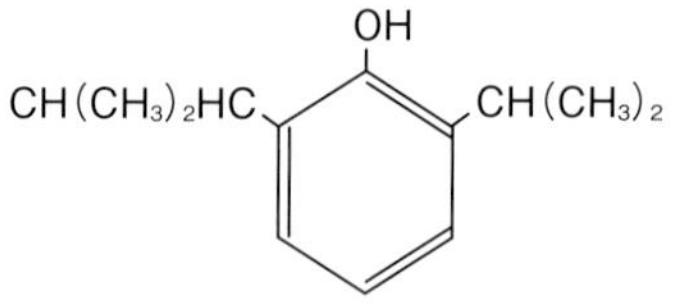

図1　プロポフォールの構造式

1 プロポフォール

1）はじめに

　プロポフォールは，ヨーロッパでは1980年代から全身麻酔の導入，維持の目的で使用が始まり，現在は静脈麻酔薬として広く用いられている。集中治療の鎮静薬としては歴史が浅く，米国では1993年に認可された。わが国ではさらに遅れて1999年に認可されているが，経静脈的に持続投与する鎮静薬としてはプロポフォールが最初の薬物であった。現在では集中治療の鎮静の標準薬として利用されているが，プロポフォールは速効性の静脈全身麻酔薬の性質が強く，集中治療の鎮静薬に望まれる要件をすべて満たすわけではない。重症患者に使用する際には薬理作用の理解と欠点を補う工夫が必要である。

2）基本的性質

　プロポフォールはフェノール骨格を持つ脂溶性薬物であり，水には溶解しない（図1）。プロポフォール製剤には，1％注射液（10 mg/mL）と2％注射液（20 mg/mL）があり，約10％濃度の脂肪乳剤を溶媒としている。集中治療下の鎮静では6 mg/kg/hr程度まで必要となる場合もあるが，体重50 kgの患者にこの投与速度で1％注射液を持続投与すると，水分720 mL/dayと脂質72 g/day（792 kcal）が負荷されることとなる。2％注射液では，同量のプロポフォールを投与する際の水分と脂質の負荷量が1/2となり，高トリグリセリド血症（500 mg/dL以上）の発生率も1/5に減少した[6]。長期持続投与が必要となる集中治療環境では，2％プロポフォール注射液のほうが有利である。

　鎮静作用などプロポフォールの薬理作用の一部はベンゾジアゼピンやバルビタール剤と同様に，GABA（γ-aminobutyric acid）$_A$受容体に作用し発現する。ただし高濃度のプロポフォールはGABA$_A$受容体を脱感作するので，GABA$_A$受容体以外にも作用箇所があると推定されている。

3）薬物動態

　プロポフォールは主に肝で代謝され，代謝産物は非活性である。単回投与後のプロポフォール血中濃度の半減期は，分配によるα相2〜4分間，代謝と再分配によるβ相25〜60分間と，きわめて短い。長期持続投与後も，血中濃度が速やかに低下し，鎮静作用が遷延しないことは，プロポフォールのもっとも重要な特長であるが，持続投与後の血中濃度の推移は単回投与後と異なる。数日間の持続投与終了後の血中プロポフォール濃度は，投与日

数にかかわらず約10分後に中止直前の濃度の50％にまで急速に低下するが，その後の血中濃度半減期は12〜50時間と消失速度は遅い[7]。持続投与中止直後には，血液や脳などの血流豊富な組織からほかの組織へプロポフォールが再分配されることによって，血中濃度は急速に低下する。一方，プロポフォールの分布容積は報告によって異なるが2000L程度とかなり大きく，排泄速度が2L/min程度であるので，体内からの消失には時間を要する。また分布容積も排泄速度も個人差が大きい。多くの症例は長期間のプロポフォール持続投与後も，投与中止直後に意識レベルが急速に回復するが，高い血中濃度で長期間維持した症例やプロポフォールの鎮静作用を増強する他の薬物を併用した患者では，鎮静が遷延する可能性がある。

4）鎮静作用

鎮静に必要なプロポフォールの量は個体差が大きい。鎮静に適した血中濃度は0.5〜1.5μg/mLであり，1.5〜6mg/kg/hrの投与速度に相当する。高い血中濃度では，患者は無意識となり深い鎮静状態を容易に維持できる。低めの血中濃度では，刺激により開眼し，指示に従うことも可能であるが，認知機能が障害されたせん妄状態であることが多く，自己抜管などの事故が高頻度に発生するので予防処置が必要である。

5）呼吸作用

プロポフォールは，気管支拡張作用を持つので，気道過敏性がある患者の挿管ストレスを軽減するのに有利である。プロポフォールは高二酸化炭素ならびに低酸素に対する換気応答を抑制し，1回換気量，分時換気量，吸気流速を減少させPa_{CO_2}を上昇させるので，投与中は換気補助が必要である。また上気道を閉塞させ気道反射も抑制するので，気管挿管などの確実な気道確保が必須である。気道が確保されていない症例に使用して事故が起こった場合，責任を追及される可能性が高い。添付文書の効能・効果に示されるように，プロポフォールは人工呼吸中に使用すべき鎮静薬である。

6）循環作用

プロポフォールの血圧低下作用は強い。健康被験者や手術患者から得られたデータ以上に，集中治療下の重症患者では循環抑制作用が顕著となる。特に循環血液量が減少した症例や，交感神経緊張によって循環を維持している症例では，循環抑制のために鎮静に必要な量のプロポフォールを投与できないことも多い。プロポフォールによる血圧低下は，直接的な血管拡張作用が主であるが，心収縮力の抑制も関与している。またプロポフォールは強い交感神経抑制作用を示し，血管拡張に加え，心拍数を減少させ，刺激伝導系を抑制する。

7）腎機能

プロポフォール投与により，まれに尿が緑色となるが，腎機能に悪影響を及ぼさない。緑色尿は，プロポフォールの基本骨格であるフェノール基の代謝物による反応である。

8）急性耐性

　プロポフォールを長期投与すると，同様の鎮静効果を得るのに必要な薬物量が増加する急性耐性が出現する。プロポフォールの増量で対応すると，さらなる水分・脂質負荷となる。このような場合，ミダゾラムを少量併用することが推奨される。鎮静作用においてプロポフォールとミダゾラムとは相乗的な相互作用を示すので，ミダゾラム併用によりプロポフォールの必要量を大きく削減することができる。ただしミダゾラムを大量に併用すると，鎮静効果が遷延するので注意が必要である。またデクスメデトミジンを少量併用することも推奨できる。プロポフォール存在下にデクスメデトミジンを追加すると，血圧が低下することなく鎮静が深くなる。デクスメデトミジンの併用により，認知機能を維持した鎮静に移行できるので，人工呼吸器の離脱が近い時には特に有効である。

9）Propofol infusion syndrome

　Propofol infusion syndromeは，プロポフォールが誘因となり乳酸アシドーシス，横紋筋融解，心不全，腎不全，高脂血症を呈す，まれではあるが致死的な病態である。当初は小児に長時間，高濃度のプロポフォールを投与した際に発現するとされていたが，最近は成人例の報告もある。病態の詳細は不明で，遺伝因子の関与も疑われているが，組織低酸素症，低血糖，重症炎症，重症脳損傷などの病態に高濃度プロポフォールが投与されることによって引き起こされるミトコンドリアの機能障害と推察される。初期兆候である高脂血症，乳酸アシドーシスを認めたら，プロポフォールの投与中止を考慮する必要がある。また，糖代謝や酸素受給バランスを正常に維持することも予防に重要である。

2　ミダゾラム

1）はじめに

　わが国ではミダゾラムは1988年に，麻酔前投薬，全身麻酔の導入維持を適応として臨床使用が始まった。集中治療における人工呼吸下の鎮静が適応に加えられたのは，年月が経過した2000年である。1988年当時，重症患者の鎮静に適した持続静脈投与薬はなかったため，水溶性で他のベンゾジアゼピンに比べて効果の消失が速いミダゾラムは，適応外でありながら多くの集中治療施設で使用された。その後，プロポフォール，デクスメデトミジンが使用できるようになり，使用頻度は低下したが，現在でもミダゾラムは集中治療における重要な鎮静薬の一つである。

2）基本的性質

　ミダゾラムはpKa 6.15の水溶性ベンゾジアゼピンで，注射液は刺激性がなく血管痛もない。pH 3.5に調整された注射液中では，ミダゾラムのイミダゾール環は開いて水溶性を示す。血液中のpH 7.4の環境ではイミダゾール環は閉じて脂溶性となり，ミダゾラムは血液脳関

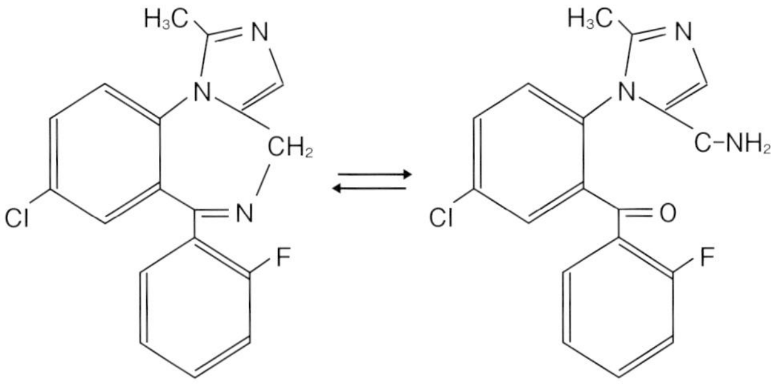

血液中（pH 7.4）　　　　注射液内（pH 3.5）

pH＞4.0　　　　　　　　pH＜4.0
脂溶性　　　　　　　　水溶性

図2　ミダゾラムの構造式の変化（血液中と注射液）

門を容易に通過するため，鎮静効果の発現は速やかである（**図2**）。ミダゾラムを始めとするベンゾジアゼピン系薬物の主な薬理作用はGABA$_A$受容体を介して発現する。GABA$_A$受容体は細胞膜を貫通する5つのサブユニット（α2個，β2個，γ1個）で構成される。βサブユニットにあるGABA$_A$受容体にGABAが結合すると，細胞外から細胞内へ塩素イオンが流入し，細胞は過分極して興奮しにくくなる。ベンゾジアゼピン受容体はγサブユニットに存在する。GABA存在下に，ミダゾラムがベンゾジアゼピン受容体に結合すると内向きの塩素イオンの流入が増大し，薬理作用が発現する。ミダゾラムはベンゾジアゼピン受容体の作動薬であるが，フルマゼニルはベンゾジアゼピン受容体の作動性をほとんど持たない，ほぼ完全な拮抗薬である。ミダゾラムの薬理作用遷延の治療にフルマゼニルは有効であり，また他の病態とミダゾラムの効果との鑑別にも利用できる。

3）薬物動態

　ミダゾラムは蛋白結合性が高く，血中の約96%がアルブミンと結合している。蛋白に結合していないミダゾラムのみが薬理活性を示すので，低アルブミン血症では非結合型のミダゾラム濃度が上昇し薬理効果が増強する。単回経静脈投与後のミダゾラムの血中濃度の推移を2コンパートメントモデルで解析すると，分配によるα相半減期は5〜10分，代謝排泄によるβ相半減期は2〜4時間である。ミダゾラムは脂溶性が強く，体内分布容積がきわめて大きいのでβ相半減期は持続投与時間とともに延長するcontext-sensitive half-lifeを示し，6時間投与後では半減期は6時間を超える（**図3**）[8]。肝臓を通過するミダゾラムはほぼ完全に分解代謝されるので，ミダゾラムの代謝排泄速度は肝血流量，肝機能に依存する。肝機能障害患者では，ミダゾラムの排泄速度が遅くなるので，長時間投与後では大量のミダゾラムが体内に蓄積し，血中濃度半減時間が24時間を超えることもまれではない。ミダゾラムはチトクロームP450系の酵素で代謝されるが，この酵素系を競合するシメチジンなどの薬物を併用するとミダゾラムの代謝が遅れる。このような症例でミダゾラム投与終了後に意識障害

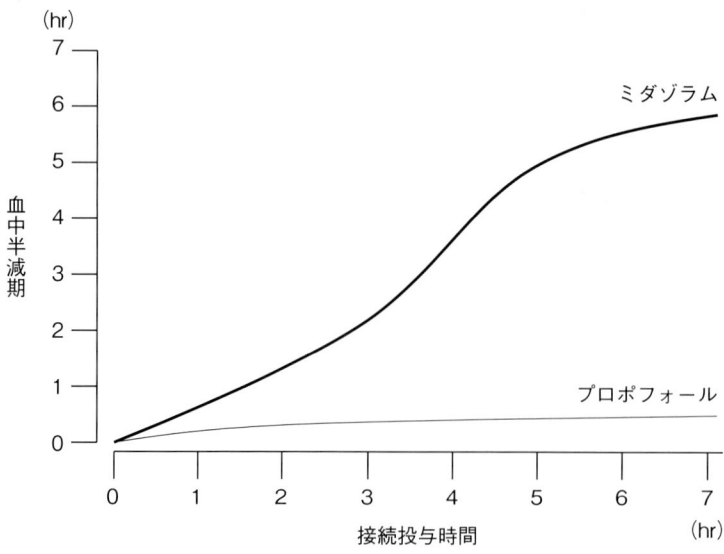

図3 ミダゾラムの代謝半減期と投与時間との関係
(Persson P, Nilsson A, Hartvig P, et al. Pharmacokinetics of midazolam in total i, v, anaesthesia. Br J Anaesth 1987；59：548-56より引用)

が遷延する場合には，フルマゼニル投与にてミダゾラムの効果遷延の有無を鑑別できる。

4）鎮静作用

　ミダゾラムは，用量依存的に鎮静深度を変えることが可能で，大量投与では刺激に反応しない深い鎮静を実現できる。しかし通常の集中治療患者に適用される軽度から中等度の鎮静では，意識レベルの低下とともに認知機能が失われたせん妄状態となることが多い。また，ミダゾラム投与開始直後に鎮静されずに逆に興奮状態となる逆説的興奮を呈する症例がまれにある。飲酒によって酒乱となる場合があるのと同様に，ベンゾジアゼピンの作用により精神的抑制がはずれて，興奮状態となると説明できる。ミダゾラム投与終了後の脳内濃度の低下速度が遅いために，覚醒が遅延すること，ならびに完全覚醒となる過程でせん妄や興奮状態の時間が長いことが鎮静の問題点である。鎮静の遷延に対しては，フルマゼニルで残存しているミダゾラムの効果を拮抗することが有効である。またせん妄や興奮に対しては，プロポフォールまたはデクスメデトミジンで鎮静し，ミダゾラムの効果の消失を待つことで対応できる。

5）呼吸作用

　ミダゾラムは強い呼吸抑制作用を持つ。二酸化炭素換気応答は用量依存性に抑制され，1回換気量，分時換気量が減少してPa$_{CO_2}$が上昇し，時に無呼吸となる。意識レベルの低下とともに，舌根沈下により上気道が閉塞し，気道反射も抑制されるので長期持続投与の際には気管挿管など確実な気道確保が必須である。集中治療下に気道が確保され人工呼吸器が使用

される患者では，この呼吸抑制作用は大きな問題とはならない．人工呼吸器からの離脱時に呼吸抑制作用が遷延した場合は，フルマゼニルによる拮抗が有効である．

6）循環作用

持続鎮静薬としてミダゾラムをプロポフォール，デクスメデトミジンと比較したとき，循環動態の安定性がミダゾラムの大きな利点である．ミダゾラムは，血管拡張作用，交感神経抑制作用，心収縮抑制作用を持つので用量依存性に血圧は低下する．特に，循環血液量不足状態で交感神経緊張，血管収縮により血圧が維持されている症例ではミダゾラムによる血圧低下は顕著であるが，プロポフォールやデクスメデトミジンよりは安定している．また心拍数や刺激伝導系への影響も小さく，徐脈や房室伝導障害が発現しにくいこともミダゾラムの長所である．

7）急性耐性

ミダゾラムの長期投与により，中枢神経ベンゾジアゼピン受容体のダウンレギュレーションが発現し，同等の鎮静作用を維持するのに必要なミダゾラムの投与量が徐々に増加する．この急性耐性を軽減するためには，プロポフォールやデクスメデトミジンを適宜併用して，ミダゾラムの投与量を削減することが重要である．

8）退薬症状

ミダゾラムの投与終了後に，痙攣，震戦，混迷，幻覚，不安，興奮，意思疎通障害，不眠，嘔吐，頻脈，発熱などさまざまな退薬症状が発現する[9]．ミダゾラムを再投与するとこれらの症状が軽減することで，ほかの病態と鑑別することができる．ベンゾジアゼピンの退薬症状は，長期，大量投与後に短時間で投与速度を減じたときに発現する．短時間作用性の薬物ほど発現頻度が高いので，ミダゾラムはもっとも退薬症状を起こしやすい薬物である．治療法としては，ミダゾラムを再投与して症状を緩和させたのち，徐々に投与速度を減じることが推奨されているが，プロポフォールやデクスメデトミジンにて症状を抑制し，病態が安定するまで鎮静することも有効である．

3 デクスメデトミジン

1）はじめに

デクスメデトミジンは，わが国では2004年より臨床使用が始まったα_2アドレナリン受容体作動性鎮静薬であり，現時点で認められている効能・効果は，集中治療下で管理している人工呼吸中および抜管後の患者の鎮静である．現在は投与期間が24時間以内と制限されているが，これは承認時の治験プロトコールが24時間以内の投与期間であったためで，長期間投与による副作用の増加などは報告されていない．投与期間を延長する手続きが現在進行中である．

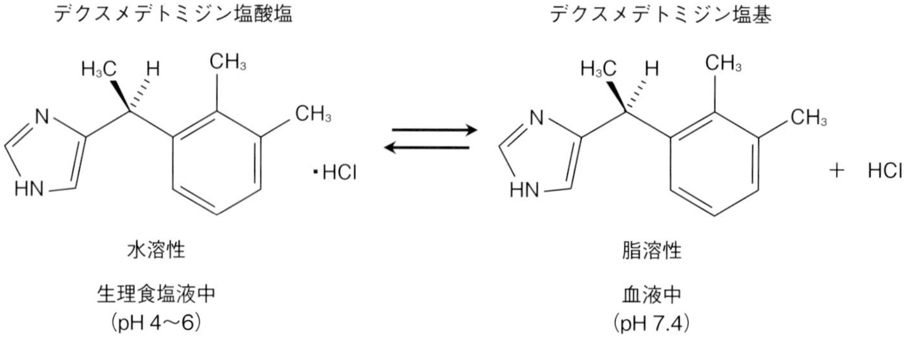

図4 デクスメデトミジンの構造式の変化（注射液と血液中）

2）基本的性質

　デクスメデトミジンは，イミダゾール骨格を持ち，pH 4の環境では塩酸塩として水溶性であるので，生理食塩液を溶媒とした製剤で提供される。血液中のpH 7.4の環境ではデクスメデトミジンは電離して塩基となり脂溶性となるので，血液脳関門を容易に通過することが可能となり，鎮静効果が速やかに発現する（図4）。デクスメデトミジンはイミダゾリン受容体にも作用するが，重要な薬理作用はα_2受容体を介した作用で説明できる。α_2受容体は当初，ノルアドレナリンを神経伝達物質とするシナプスにおいてシナプス前膜に局在するα受容体として，シナプス後膜に局在するα_1受容体と分離同定された。シナプス前α_2受容体を刺激すると，ノルアドレナリンの合成，放出が抑制されるネガティブフィードバック機構が働く。その結果，α_2作動薬は間接的なα_1遮断作用，β_1遮断作用を発現することが知られていた。その後，α_2受容体はシナプス後にも存在し，中枢神経を含む全身に分布することが明らかとなった。α_2受容体は現在3つのサブタイプ，α_{2A}，α_{2B}，α_{2C}に分類されている。後述する鎮静作用，鎮痛作用，交感神経抑制作用，副交感神経刺激作用などの重要な薬理作用は主にα_{2A}受容体を介して発現する。前述のシナプス前膜α_2受容体もα_{2A}に分類される。α_{2B}受容体は，体血管，冠動脈の平滑筋に局在し，刺激により血管平滑筋を収縮させる。α_{2B}受容体の存在は，デクスメデトミジンの複雑な循環器作用を理解するうえで重要である。

　選択的α_2アドレナリン受容体作動薬には，以前からクロニジンがある。わが国ではクロニジンは経口降圧薬として使用されているが，鎮静作用，鎮痛作用も併せ持つことが知られている。デクスメデトミジンは，クロニジンよりもさらにα_1受容体に対するα_2受容体への親和性が強く，α_2選択性が7倍高い（表1）。α_2受容体をすべて占拠する十分量のデクスメデトミジンを投与したときの鎮静作用などの効果はクロニジンよりも強く，α_2作動薬としてデクスメデトミジンはfull agonist（完全作動薬）でありクロニジンはpartial agonisit（部分作動薬）である[10]。デクスメデトミジンはクロニジンよりも脂溶性が高く，代謝半減期も短いので，鎮静薬としてより優れた性質を備えている。

表1　デクスメデトミジンとクロニジンの比較

	クロニジン	デクスメデトミジン
α_2/α_1選択性	200	1300
α_2作動性	partial	full
Oil/水	110	310
代謝半減期（hr）	9	2

表2　デクスメデトミジンの薬物動態の概略

血漿蛋白結合率	93%
分布相半減期	6分
代謝相半減期	120分
手術後症例	不変
腎機能障害	不変
肝機能障害	延長

3）薬物動態と投与法

　デクスメデトミジンは，血液中では脂溶性であり血液脳関門を容易に通過する。蛋白結合率は94％と高く，分布容積も1.33 L/kgと比較的大きい。投与終了後の血中濃度は二相性に低下する。再分配による第一相の半減期は約6分間，代謝による第二相の半減期は健康人では約2時間である。デクスメデトミジンは肝臓でグルクロン酸抱合とチトクロームP450により代謝され，代謝産物の大部分は尿中に排泄される。肝障害では代謝が遅延するが，腎障害では影響を受けない（表2）。

　添付文書では，初期負荷量1.0 μg/kgを10分間（6.0 μg/kg/hr）で投与した後，0.2～0.7 μg/kg/hrで維持するよう指示している。これは米国Food and Drug Administration（FDA）が認可し，その投与プロトコールをそのまま受け継いだわが国のブリッジング試験で用いた方法である。この投与法により，適正な鎮静が得られる血漿デクスメデトミジン濃度0.5～1.0 ng/mLを速やかに実現できる。しかし実際の臨床症例では，この投与法がふさわしくない場合も多い。また添付文書ではデクスメデトミジン製剤200 μg（2 mL中）に生理食塩液48 mLを加えて総量50 mLに希釈し，4 μg/mLに調整するよう指示している。この希釈法では，体重40 kgの患者で0.2～0.7 μg/kg/hrの維持投与に必要な薬液量が，2～7 mL/hrの投与速度に相当する。

a.初期負荷量

　初期負荷量は，覚醒している症例を速やかに鎮静状態に導くことを目的とする。したがって全身麻酔から覚醒していない症例や他の薬物で気管挿管されている症例にデクスメデトミジンの投与を開始するときには，初期負荷量を必要とする場合はまれである。添付文書に

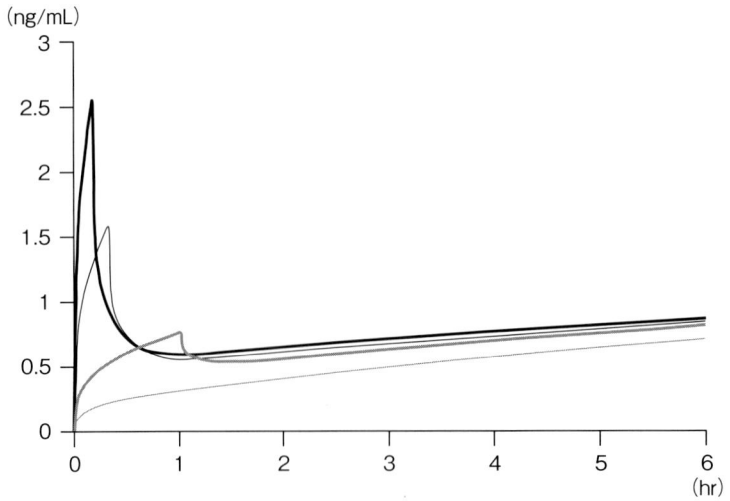

図5 初期負荷投与法による血漿デクスメデトミジン濃度の相違
1.0 μg/kgの初期負荷量を添付文書どおり10分間（濃太線）で投与，または20分間（濃細線）あるいは60分間（淡太線）かけて投与したのち0.4 μg/kg/hrで維持した場合の6時間までの血漿デクスメデトミジン濃度の予測値を示す．また初期負荷量を投与せず，始めから0.4 μg/kg/hrで持続投与した場合（淡細線）も併せて示す．

従って6.0 μg/kg/hrの速度で10分間の初期負荷投与を行った場合，Dyckら[11]の薬物動態指標を用いて計算すると，図5に示すように血漿デクスメデトミジン濃度は10分後に2.5 ng/mLまで急激に上昇する。血管平滑筋α_{2B}受容体が刺激され，この時に一過性に血圧が上昇する症例が多い。したがってすでに鎮静状態にある患者に，添付文書どおりの初期負荷投与法を行うことは避けたほうがよい。一方，初期負荷投与を行わず，始めから0.4 μg/kg/hrで持続投与を行うと，血漿デクスメデトミジン濃度が0.5 ng/mLに達するのに約3時間を要し，この間に鎮静が浅くなる危険性がある。そこで初期負荷量1.0 μg/kgを3.0 μg/kg/hrで20分間，または1.0 μg/kg/hrで60分間かけて投与すると，血漿デクスメデトミジン濃度の急激な上昇を防ぎつつ，比較的短時間に鎮静に必要な濃度まで到達させることができる。すでに鎮静状態の症例には，初期負荷投与の代わりに0.5〜1.0 μg/kg/hr程度の維持速度よりやや速めの速度で1時間ほど投与する方法を推奨する。

b．鎮静維持

デクスメデトミジンを0.2〜0.7 μg/kg/hrで投与することにより，多くの症例で認知機能を維持した良好な鎮静を実現できる。

4）鎮静作用

デクスメデトミジンの鎮静作用は，プロポフォールやミダゾラムと大きく異なる。プロポフォールとミダゾラムはいずれも$GABA_A$受容体を主な作用部位として鎮静作用を発現さ

せ，容易に深い鎮静状態を実現できるが，鎮静中の意志の疎通は困難であり，浅い鎮静レベルでは認知機能が欠如したせん妄状態であることが多い。また投与中止後に高率に興奮，せん妄が発生する[12]。特に代謝半減期が長く効果が遷延するミダゾラムがより顕著である。これに対してデクスメデトミジンは橋，青斑核の$α_{2A}$受容体を主な作用部位として鎮静作用を発現する。鎮静の特徴は，生理的睡眠に類似した状態である。刺激がない状態では用量依存性に鎮静が深くなり，脳波は高振幅徐波となりBispectral Index（BIS）値も低下するが，患者を刺激するとうたた寝から起こされたときのように，かなり清明に覚醒し筆談や演算など高度な中枢神経機能も回復する[13]。この時には脳波は瞬時に速波化しBIS値も100に近い値を示し，完全覚醒状態に類似する。そして，刺激がなくなると再び鎮静状態に戻るという，ミダゾラムやプロポフォールでは経験しない患者のようすを観察することができる。健康被験者にデクスメデトミジンを投与した場合も，臨床投与量（0.4〜0.7μg/kg/hr）時の血漿濃度（0.7〜1.3 ng/mL）では多くの被験者で認知機能や記憶が維持された[14]。デクスメデトミジンは投与中止後のせん妄の発生頻度が少ないうえ，ミダゾラムなどの退薬症状や薬物依存からの離脱時のせん妄，興奮の治療薬としても有用である。

デクスメデトミジンの鎮静作用の問題点は，臨床使用量ではプロポフォールやミダゾラムのように深い鎮静の実現が困難なことである。また興奮し，体動の激しい患者を鎮静することも単独では困難な場合が多い。深い鎮静が必要な場合は，プロポフォールを併用するか，ほかの薬物への変更が必要である。

5）呼吸器作用

呼吸抑制作用を3つの要素に分けて評価してもいずれも軽微である。第1に，二酸化炭素に対する換気応答の抑制が軽度で，1回換気量，呼吸数，Pa_{CO_2}が生理的睡眠程度に維持される。第2に気管チューブで気道が確保されていない症例に投与しても，舌根沈下などによる上気道閉塞が起こりにくい。ミダゾラムやプロポフォールは上気道閉塞を起こしやすく気道確保された症例のみが適応であるのに対し，デクスメデトミジンは人工呼吸後，すなわち抜管後の症例も適応となっている。第3に喉頭反射が適度に保たれる。デクスメデトミジンによる鎮静下では，留置された気管チューブの刺激にはほとんどの症例で苦痛を訴えないが，挿管操作など喉頭への新たな刺激に対する反射はかなり維持されている。喉頭反射の維持は，非挿管患者を鎮静する際に，誤嚥を起こさないためにきわめて重要である。呼吸抑制作用が軽微であるため，デクスメデトミジンは非挿管症例の鎮静で，もっとも真価を発揮する。

6）循環器作用

デクスメデトミジンは，呼吸器系に関してはきわめて安全な鎮静薬であるのに対して，循環器系に関しては副作用の危険性を十分理解したうえで注意深いモニタリングが必要となる。

デクスメデトミジンは延髄の自律神経中枢のレベルで，交感神経抑制と副交感神経亢進作用がある。またノルアドレナリンを神経伝達物質とするシナプスにおいてシナプス前と後の

α_2受容体に作動し，前者はネガティブフィードバックによりノルアドレナリン放出が減少するので，結果としてα_2刺激，α_1とβ抑制の作用が現れる。β遮断薬の周術期投与により心合併症の発生頻度が減少するのと同様に，冠動脈疾患を持つ手術症例にα_2作動薬を周術期投与することにより，死亡率，心筋虚血の発生率がいずれも有意に減少する[15]。デクスメデトミジンの循環器作用は，集団で評価した場合は患者の予後を改善するが，副作用が前面に現れる症例もある。臨床的な最小投与速度の低い血中濃度でも交感神経をほぼ完全に抑制する[16]。交感神経緊張状態では，維持投与速度で開始しても急激な心拍数減少，血圧低下が引き起こすので注意が必要である。

刺激伝導系に関して，デクスメデトミジンはβ遮断薬と同様に作用する。心拍数減少作用は，ミダゾラムやプロポフォールよりも明らかに強い[17]。集中治療下の症例ではオピオイド，ジギタリス，カルシウム拮抗薬，抗不整脈薬など刺激伝導系抑制作用を持つ薬物が併用される場合が多く，相乗的に重度の徐脈や房室ブロックとなる危険性がある。徐脈は必ずしもデクスメデトミジンの過剰投与によるものではなく，通常使用量でも現れる。デクスメデトミジン投与時は，常に徐脈や伝導障害の発現に注意を要する。

デクスメデトミジンの血圧への影響は単純ではない。前述のように基本的には交感神経抑制と副交感神経亢進作用により用量依存性に血管を拡張させて，血圧は低下する傾向にある。ただし末梢血管はα_{2B}受容体の刺激により収縮する。デクスメデトミジンはα_{2A}とα_{2B}との選択性がなく，両者に同等に作用するので，血管が収縮するか拡張するかは状況により一定でない。初期負荷投与時やボーラス投与直後に，中枢神経濃度の上昇に先行して血中濃度が急激に上昇した場合は，一過性の血圧上昇が認められる。またプロポフォール麻酔下で交感神経の緊張がすでに著しく低下した状態では，デクスメデトミジンによるさらなる中枢性交感神経抑制作用よりも，α_{2B}刺激による末梢血管収縮が顕在化し，用量依存性に血圧が上昇する[18]。健康被験者で血中濃度を治療域の10倍程度に上昇させた場合，平均血圧は投与前より20％程上昇して頭打ちとなった[14]。また過誤でデクスメデトミジンを通常の60倍の速度で投与した症例でも，循環動態の変動は軽微であったとされる[19]ので，緩徐に血中濃度を上昇させた場合には，血圧上昇は大きな問題とならない。

デクスメデトミジンは冠動脈に関しても注意が必要である。α_2作動薬は，冠血管抵抗を上昇させ冠血流が減少するが，心仕事量も軽減させるので心筋の酸素受給バランスは崩れず[16]，冠疾患患者の周術期予後を改善する。しかし欧米に比べてわが国に多い冠攣縮性狭心症の症例では，デクスメデトミジンの中枢性交感神経抑制作用，副交感神経亢進作用，冠動脈収縮作用は冠攣縮を誘発するので投与すべきでない[20]。

7）鎮痛作用

動物研究では脊髄後角，青斑核などのα_2受容体を介した鎮痛作用があることが証明され，大量投与により侵害刺激に反応しない麻酔レベルを実現できる。しかし経静脈的に全身投与したデクスメデトミジンの鎮痛作用は単独では臨床的に十分でない。デクスメデトミジンの併用によりオピオイドの必要量が減少することは広く認められている[17]。オピオイド投与量

の削減により，オピオイドの副作用である呼吸抑制，消化管抑制，精神作用を軽減できることはデクスメデトミジンの利点である。

8）消化器作用

手術中は消化器の機能は不要であるが，集中治療下の患者では大きな意義を持つ。消化器機能が維持されていれば，経管栄養を早期より始めることが可能となり，生理的な栄養摂取が可能となるのみでなく消化管上皮のバリア機能が回復し腸管内細菌の血液内移行を防ぐことができる。その結果，セプシスや菌血症の発症を防止できて予後の改善に大きく貢献する。デクスメデトミジンは交感神経抑制作用，副交感神経亢進作用によって胃内容の十二指腸への移行が維持される利点がある[21]。また上述の鎮痛作用によりオピオイドの必要量が減少するので，オピオイドの消化器抑制作用も併せて軽減できる。

9）腎作用

デクスメデトミジンは腎血流を増加させることにより，血清クレアチニン濃度を低下させ尿量を増やす作用がある[22]。腎保護作用の有無は明らかではないが，腎機能を障害することはない。

【文　献】

1) Roeig DL, Kotrly KJ, Vucins ED, et al. First pass uptake of fentanyl, meperidine, and morphine in the human lung. Anesthesiology 1987；67：466-72.
2) Ling GSF, Spiegel K, Kockhart SH, et al. Separation of opioid analgesia from respiratory depression：evidence for different receptor mechanisms. J Pharmacol Exp Ther 1985；232：149-55.
3) Bailey P, Egan T. Fentanyl and Congerners. In：White PF, editor. Text book of intravenous anesthesia. Baltimore：Williams and Wilkins；1997. p.213-45.
4) Park G, Lane M, Rogers S, et al. A comparison of hypnotic and analgesic based sedation in a general intensive care unit. Br J Anaesth 2007；98：76-82.
5) Battershill A, Keating GM. Remifentanil a reveiw of its analgesic and sedative use in the intensive care unit. Drug 2006；66：365-85.
6) Barrientos-Vega R, Samchez-Soria M, Morales-Garcia C, et al. Pharmacoeconomic assessment of propofol 2% used for prolonged sedation. Crit Care Med 2001；29：317-22.
7) Albanse J, Martin C, Lacarelle B, et al. Pharmacokinetics of long-term propofol infusion used for sedation in ICU patients. Anesthesiology 1990；73：214-7.
8) Persson P, Nilsson A, Hartvig P, et al. Pharmacokinetics of midazolam in total i.v. anaesthesia. Br J Anaesth 1987；59：548-56.
9) Shafer A. Complications of sedatin with midazolam in the intensive care unit and a comparison with other sedative regimens. Crit Care Med 1998；26：947-956.
10) 林　行雄，伊藤　勲．デクスメデトミジンの薬理．LiSA 2004；11：1082-6.
11) Dyck JB, Maze M, Haack C, et al. The pharmacokinetics and hemodynamic effects of intravenous and intramuscular dexmedetomidine hydrochloride in adult human volunteers. Anesthesiology 1993；78：813-20.
12) Maldonado JR, van der Starre PJ, Wysong A. Post-Operative Sedation and the Incidence of ICU Delirium in Cardiac Surgery Patients. Anesthesiology 2003；99：A465.
13) Hall JE, Uhrich TD, Barney JA, et al. Sedative, amnestic, and analgesic properties of

small-dose dexmedetomidine infusions. Anesth Analg 2000 ; 90 : 699-705.
14) Ebert TJ, Hall JE, Barney JA, et al. The effects of increasing plasma concentrations of dexmedetomidine in humans. Anesthesiology 2000 ; 93 : 382-94.
15) Wijeysundera DN, Naik JS, Beattie WS. Alpha-2 adrenergic agonists to prevent perioperative cardiovascular complications : a meta-analysis. Am J Med 2003 ; 114 : 742-52.
16) Snapir A, Posti J, Kentala E, et al. Effects of low and high plasma concentration of dexmedetomidine on myocardial perfusion and cardiac function in healthy male subjects. Anesthesiology 2006 ; 105 : 902-10.
17) Venn RM, Grounds RM. Comparison between dexmedetomidine and propofol for sedation in the intensive care unit : patient and clinician perceptions. Br J Anaesth 2001 ; 87 : 684-90.
18) Talke P, Lobo E, Brown RH. Systemically administered a_2-agonist-induced peripheral vasoconstriction in humans. Anesthesiology 2003 ; 99 : 65-70.
19) Jorden VSB, Pousman RM, Sanford MM, et al. Dexmedetomidine overdose in the perioperative setting. Ann Pharmacother 2004 ; 38 : 803-7.
20) 高田浩太郎,土井松幸,佐藤重仁.塩酸デクスメデトミジンが冠動脈攣縮性狭心症発作を誘発した一症例. J Anesth 2006 ; 20 : 201.
21) Asai T, Mapleson WW, Power I. Differential effects of clonidine and dexmedetomidine on gastric emptying and gastrointestinal transit in the rat. Br J Anaesth 1997 ; 78 : 301-7.
22) Frumento RJ, Logginidou HG, Wahlander S, et al. Dexmedetomidine infusion is associated with enhanced renal function after thoracic surgery. J Clin Anesth 2006 ; 18 : 422-6.

(土井　松幸)

3. クリティカルケアにおける鎮静の評価法

Key Point
- 鎮静を行う場合には，目標とする鎮静深度を明確に定める必要がある．
- 持続鎮静を行う場合には，なんらかの鎮静スケールを用いて鎮静深度を繰り返し判定し，それに合わせて鎮静薬の投与量を調整する．
- せん妄の早期発見には，RASSとCAM-ICUを組み合わせた「2ステップアプローチ」が有用である．

はじめに

　クリティカルケア領域が対象とする重症患者の中でも，特に人工呼吸管理下という特殊な状況にある患者の鎮静の重要性は以前から指摘されていたが，従来は単一の薬物としては目的にかなうものがなく，その適応承認を得たものもなかったため，人工呼吸中の患者の鎮静は，やむをえず，適応外の種々の鎮静・鎮痛薬を組み合わせてそれぞれの利点を生かしつつ欠点を相殺する，あるいは相乗効果を期待するなど，なかば試行錯誤を繰り返しながら行われてきた．しかし，重症患者にみられる薬物代謝の遅れからくる薬効蓄積による覚醒遅延や，予想以上の相乗効果による循環抑制などの副作用のため，その管理は時として困難をきわめることも多く，そのために人工呼吸管理期間が延長することもしばしば認められた．このため，人工呼吸中の患者の鎮静は，これまでは臨床医の間ではどちらかといえば敬遠されがちなテーマであり，あるいはむしろないがしろにされてきたといっても過言ではない．

　ところが，ここ数年で，「人工呼吸中の鎮静」の適応承認を得た使いやすい薬物が，相次いで国内市場に出回ったことがきっかけとなり，わが国でもこのテーマにようやく臨床医の注目が集まるようになった．まず1999年，プロポフォールがわが国で初めて「集中治療における人工呼吸中の鎮静」薬としての適応承認を得てクリティカルケア領域での臨床使用が本格化すると，その鎮静深度調節の容易さや安全性などから，人工呼吸管理中の患者の鎮静についての関心が急速に高まり，2000年にはミダゾラムも同様の適応承認を得て，その傾向にいっそう拍車がかかることとなった．さらに2004年にはデクスメデトミジンが「集中治療下で管理し，早期抜管が可能な患者での人工呼吸中および抜管後における鎮静」薬としての適応承認を得ている．

1 持続鎮静の功罪

　van der Leurら[1]によれば，ICUに入室した半数以上に不快な記憶があり，その原因として気管チューブの存在，幻覚，種々の治療行為，騒音，疼痛などを指摘している。なかでも気管チューブの存在を原因とする患者がもっとも多く，その多くは気管内吸引手技と関連付けられると推測している。さらにこの報告では，ICU滞在中の記憶が多い患者ほど，不快感を多く記憶していたとしている。しかし，この報告は深い鎮静によってICU滞在中の記憶をなくすことを推奨するものではない。

　人工呼吸が不快なものである以上，人工呼吸中の持続鎮静による健忘は患者にとって愛護的で，また医療者側にとっても，多忙な日常臨床の中では魅力的な選択肢と短絡しがちであり，一部には「人工呼吸中は持続鎮静が当然」といった機運が生じてすらいるが，人工呼吸中の持続鎮静は人工呼吸器関連肺炎（ventilator-associated pneumonia：VAP）発症の独立危険因子であり，持続鎮静によって人工呼吸期間やICU在室日数，入院期間が延長し，医療費の高騰につながることは，すでにさまざまな報告[2〜7]で明らかである。2002年に発表されたアメリカ集中治療医学会による鎮静・鎮痛ガイドライン[8]においてもルーチンの持続鎮静は避けるべきとされており，ICU入室中の健忘は，ICU退室後の抑うつ症状などの精神障害の原因にさえなりうる[9〜15]ことも示されている。

　つまり，これらの報告は，ただ単に人工呼吸中というだけで，なかば自動的に，あるいは強制的に持続鎮静を行うという安易な考えは，逆に患者の不利益につながりかねないという警鐘であり，「人工呼吸中はずっと寝かせておけば，医療者側も手がかからないうえに，なにより患者も苦しい思いをしないですむ」などという考えは医療者側の幻想であることを肝に銘じるべきである。繰り返しになるが，精神的ケアと鎮静薬投与は同義語ではない。まずは環境整備や物理的原因に対する対策などの非薬理学的手段によって患者のストレスを解消する努力を行い，このような対策を徹底してもなお鎮静が必要である場合に，初めて鎮静薬の投与が行われるべきである。また，外傷や術後の患者などでは，創部の疼痛が精神症状の原因になっていることもしばしば見受けられるが，一般に鎮静薬には単独では強力な鎮痛効果は期待できないため，適切な鎮痛手段を別途，講じる必要がある。

2 鎮静の基本的考え方

　きわめて重篤な呼吸不全で強い呼吸困難感を訴える場合や，治療の必要上不動化を強制せざるをえない場合などを除けば，人工呼吸中の患者の全例が必ずしも24時間，抜管されるまで終日の鎮静を必要とするわけではない。前述のとおり，「夜間不眠」の訴えは精神症状発現の前兆の一つであるが，患者のストレスの原因を追及してこれに対処し，環境整備を行うことによって，人工呼吸中の患者でも自然な良眠が得られることが可能である。しかし，それでも不眠が解消されない場合は，鎮静薬による睡眠補助が有効である。特に呼吸管理が

長くなった例では，昼間はできるだけ覚醒していて日常生活に近い行動パターンで過ごし，夜間のみ鎮静薬補助下の就眠を行うことが，睡眠・覚醒リズムを維持するうえでも重要である。

　また，仮に終日の持続鎮静が必要な場合でも，目標とする鎮静深度を明確に定める必要がある。酸素化が不良な重症呼吸不全などでは，激しい呼吸努力に人工呼吸器の能力が追従できず，筋弛緩薬の投与によって自発呼吸を消失させなければならない場合もあるが，このような症例を除けば，鎮静レベルは過度にならないように調節されるべきで，多くの場合は，刺激で容易に覚醒するが，刺激をやめると入眠する程度の鎮静レベルで管理可能である[16]。患者の病状に合わせた必要最低限の鎮静深度を維持して過鎮静を防ぐような工夫を加えた持続鎮静を行えば，人工呼吸期間やICU在室日数，入院日数の短縮が得られ，気管切開の頻度まで減少する[17]ことも明らかで，細かな鎮静深度調節の重要性が強調されている。また同時に，一時的に持続鎮静を中断して患者を覚醒させ，鎮静の必要性を再評価することを連日繰り返すことによって不要な鎮静を減らし，鎮静期間の短縮を図る努力も重要[18]である。すなわち，至適な鎮静とは，患者ケアの質を高めながら種々の合併症を防ぎ，人工呼吸期間やICU在室日数を短縮して医療コストを削減することにあり，このような潮流はすでに世界的傾向となっている[19)～31)]。プロポフォールやミダゾラムは，調節性に優れた鎮静薬であることが特徴の一つであり，投与量をこまめに変更することで，このような深度調節が可能になる。

3　鎮静深度の調節法

　鎮静深度を調節する際に重要な点は，目標とする鎮静深度を患者ごとに明確に定めることと，鎮静深度判定の個人差をなくすことであり，理想的には鎮静深度判定に個人の主観が入らない客観的指標の使用が望ましい。しかし，心拍数や血圧は患者の精神状態に応じて変動するものの，その変動は精神状態のみに特異的なものではなく，推奨できない。また，全身麻酔深度のモニターとしてすでに手術室では有用性が定まったBispectral Index（BIS）モニターは，クリティカルケア領域では評価は一定ではなく，有用性は確立されていない[32)～39)]。したがって，現時点では，鎮静深度判定の個人差を臨床的許容範囲内に抑えた鎮静スケールの使用が効果的である。このような鎮静スケールは，これまでに数多くが考案されているが，理想的といえるものは残念ながらいまだに存在しない。しかし，クリティカルケア領域に従事する医療者は，少なくとも何か一つの鎮静スケールには精通しておくべきである。

　これまでに考案された種々の鎮静スケールの中では，Ramsay Sedation Scale（ラムゼイスケール）[40)]がもっとも有名である（表1）。これは，今から30年以上も前に発表されたものであるが，現在でも世界中で広く用いられている鎮静スケールで，鎮静深度の調節に関するこれまでの報告の多くが，ラムゼイスケールを用いた研究になっている。ラムゼイスケールには，鎮静の程度の判定に重きを置き過ぎて興奮状態は細かに判定できないなど，さまざま

表1　Ramsay Sedation Scale

Level 1	常に体動があり，チューブやライン類を抜くおそれがある．説明してもわからない，または一時的にしか従わない
Level 2	呼名反応があり，指示に従い，落ち着いており，協力的
Level 3	閉眼しており，自発的な動きや訴えはないが，軽い呼びかけにより開眼し，離握手が可能
Level 4	入眠しており，軽い呼びかけでは呼名反応がないが，叩打や大声にハッと反応する
Level 5	入眠しており，呼名反応がなく，叩打や大声にようやく反応する
Level 6	刺激に反応がみられない

(Ramsay MAE, Savege TM, Simpson BRJ, et al. Controlled sedation with alphaxalone-alphadolone. Br Med J 1974；2：656-9より一部改変引用)

表2　Sedation-Agitation Scale改訂版

score	状態	説明
7	危険なほど興奮	気管チューブやカテーテルを引っ張る ベッド柵を越える．医療者に暴力的 ベッドの端から端まで転げ回る
6	非常に興奮	頻回の注意にもかかわらず静まらない 身体抑制が必要．気管チューブを噛む
5	興奮	不安または軽度興奮 起き上がろうとするが，注意すれば落ち着く
4	平静で協力的	平静．容易に覚醒し，指示に従う
3	鎮静状態	覚醒困難．声がけや軽い揺さぶりで覚醒するが再び眠る 簡単な指示に従う
2	過度に鎮静	身体刺激で覚醒．意思疎通はなく，指示に従わない 自発的動きはある
1	覚醒不能	強い刺激にわずかに反応する，もしくは反応がない 意思疎通はなく，指示に従わない

(Riker RR, Picard JT, Fraser GL. Prospective evaluation of the Sedation-Agitation Scale for adult critically ill patients. Crit Care Med 1999；27：1325-9より一部改変引用)

な欠点があることが以前から指摘されているが，鎮静深度判定の容易さは他の鎮静スケールにはない最大の長所で，多忙をきわめる臨床の現場ではこれは大きな魅力であり，このことが，ラムゼイスケールが頻用される理由に挙げられている．

このほか，ラムゼイスケールに対する批判の中から考案されたSedation-Agitation Scale (SAS)[41]とその改訂版SAS（表2)[42]や，SASの発展型としてのMotor Activity Assessment Scale (MAAS)（表3)[43]，あるいはthe Vancouver Interaction and Calmness Scale (VICS)（表4)[44]や小児用鎮静スケールとしてのCOMFORT scale（表5)[45]などが考案され，それぞれ深度判定の妥当性に一定の評価を得ているが，臨床使用上の簡便性という点ではラムゼイスケールに明らかに劣る．

一方，2002年に発表された比較的新しい鎮静スケールの一つに，Richmond Agitation-Se-

表3 Motor Activity Assessment Scale

Score	Description	Definition
0	Unresponsive	Does not move with noxious stimulus*
1	Responsive only to noxious stimuli	Opens eyes OR raises eyebrows OR turns head toward stimulus OR moves limbs with noxious stimulus*
2	Responsive to touch or name	Opens eyes OR raises eyebrows OR turns head toward stimulus OR moves limbs when touched or name is loudly spoken
3	Calm and cooperative	No external stimulus is required to elicit movement AND patient is adjusting sheets or clothes purposefully and follows commands
4	Restless and cooperative	No external stimulus is required to elicit movement AND patient is picking at sheets or tubes OR uncovering self and follows commands
5	Agitated	No external stimulus is required to elicit movement AND attempting to sit up OR moves limbs out of bed AND does not consistently follow commands (e.g., will lie down when asked but soon reverts back to attempts to sit up or move limbs out of bed)
6	Dangerously agitated, uncooperative	No external stimulus is required to elicit movement AND patient is pulling at tubes or catheters OR thrashing side to side OR striking at staff OR trying to climb out of bed AND does not calm down when asked

*Noxious stimulus ; suctioning OR 5 secs of vigorous orbital, sternal, or nail bed pressure.
(Devlin JW, Boleski G, Mlynarek M, et al. Motor Activity Assessment Scale : a valid and reliable sedation scale for use with mechanically ventilated patients in an adult surgical intensive care unit. Crit Care Med 1999 ; 27 : 1271-5 より引用)

dation Scale（RASS：リッチモンドスケール）[46)47)]がある（表6）。これは，ラムゼイスケールの長所を生かしつつ，その欠点を改良したものということができるスケールで，鎮静状態にも興奮状態にも配慮しながら，ラムゼイスケールに匹敵する深度判定の容易さを兼ね備えているのが特徴である。

自治医科大学附属病院集中治療部では，従来よりラムゼイスケールによる鎮静深度の判定を行っていたが，2005年3月よりRASSの併用を試験的に開始した[48)]。その後同年12月までの8ヶ月間に両スケールを用いて鎮静深度判定を行った263名，9500ポイントあまりの両者の相関を表7および図1に示すが，鎮静状態では両者がよく近似し，興奮状態ではRASSに適度な広がりが見られることが分かる。また，この結果をRASSの使用を開始した初期の4ヶ月間とその後の4ヶ月間に分けて比較してみても，相関係数はほとんど変わらなかった（図2）。このことからも，RASSはきわめて簡便な鎮静深度判定ツールで，少なくともラムゼイスケールによる鎮静深度判定の経験がある看護師などに対しては，その導入には特別な準備や訓練は必要なく，使用開始当初から正確な深度判定が可能であることが確認できたと考えており，現在では意識障害患者を除くすべての患者の鎮静深度判定は，RASSを第一選択としている。

いずれにしても，（持続）鎮静を行う場合に重要なことは，「なんらかの鎮静スケールを用

表4 The Vancouver Interaction and Calmness Scale

	Strongly agree	Agree	Mildly agree	Mildly disagree	Disagree	Strongly disagree
Interaction Score　/30						
Patient interacts	6	5	4	3	2	1
Patient communicates	6	5	4	3	2	1
Information communicated by patient is reliable	6	5	4	3	2	1
Patient cooperates	6	5	4	3	2	1
Patient needs encouragement to respond to questions	1	2	3	4	5	6
Calmness Score　/30						
Patient appears calm	6	5	4	3	2	1
Patient appears restless	1	2	3	4	5	6
Patient appears distressed	1	2	3	4	5	6
Patient is moving around uneasily in bed	1	2	3	4	5	6
Patient is pulling at lines/tubes	1	2	3	4	5	6

(de Lemos J, Tweeddale M, Chittock D. Measuring quality of sedation in adult mechanically ventilated critically ill patients. the Vancouver Interaction and Calmness Scale. Sedation Focus Group. J Clin Epidemiol 2000；53：908-19より引用)

いて患者の鎮静深度を繰り返し判定し，判定結果を記録に残し，それに合わせて鎮静薬の投与量を変更し，個々の患者が適切な鎮静深度になるように細やかに調節する」ということに尽きる．そのためには，24時間，常に患者のベッドサイドに存在する看護師に鎮静深度判定を委ね，鎮静薬投与量の細かな変更を許可するプロトコールの作成が絶対必要条件となる[49)〜51)]．

4　せん妄の評価と診断

　Jacobiら[8)]によれば，ICUに収容される患者のおよそ80％に，さまざまな程度の不穏やせん妄状態が発現するとされているが，実際には見逃されているものが多いことも分かっている．精神医学領域でのせん妄は，活動過剰型（hyperactive），活動減少型（hypoactive），混合型の3つに分けられる（表8)[52)]が，臨床的にしばしば「不穏」，「錯乱」，「異常興奮」などと表現されるものは，活動過剰型あるいは混合型のせん妄である．多くの臨床医は，一般的にせん妄の症状として興奮状態や幻覚などを想起しやすいが，これらはせん妄に特徴的な症状ではなく，あくまで活動過剰型もしくは混合型のせん妄の一症状に過ぎず，また活動減少型のせん妄には認められない点にも注意が必要である．特に活動減少型せん妄は，初期には症状が病的と見なされずに見過ごされやすいが，進行すれば活動過剰型の要素も混在してきて偶発的事故を引き起こすことになるため，早期発見が重要である．

表5 The COMFORT scale

ALERTNESS (COMFORT 1):
1 Deeply asleep
2 Lightly asleep
3 Drowsy
4 Fully awake and alert
5 Hyper-alert

CALMNESS/AGITATION (COMFORT 2):
1 Calm
2 Slightly anxious
3 Anxious
4 Very anxious
5 Panicky

RESPIRATORY RESPONSE (COMFORT 3):
1 No coughing and no spontaneous respiration
2 Spontaneous respiration with little or no response to ventilation
3 Occasional cough or resistance to ventilator
4 Actively breathes against ventilator or coughs regularly
5 Fights ventilator ; coughing or choking

PHYSICAL MOVEMENT (COMFORT 4):
1 No movement
2 Occasional, slight movement
3 Frequent, slight movement
4 Vigorous movement limited to extremities
5 Vigorous movements including torso and head

MEAN ARTERIAL BLOOD PRESSURE BASELINE (COMFORT 5):
1 Blood pressure below baseline
2 Blood pressure consistently at baseline
3 Infrequent elevations of 15% or more (1-3 episodes)
4 Frequent elevations of 15% or more (more than 3 episodes)
5 Sustained elevation 15%

HEART RATE BASELINE (COMFORT 6):
1 Heart rate below baseline
2 Heart rate consistently at baseline
3 Infrequent elevations of 15% or more (1-3 episodes)
4 Frequent elevations of 15% or more (more than 3 episodes)
5 Sustained elevation 15%

MUSCLE TONE (COMFORT 7):
1 Muscles totally relaxed ; no muscle tone
2 Reduced muscle tone
3 Normal muscle tone
4 Increased muscle tone and flexion of fingers and toes
5 Extreme muscle rigidity and flexion of fingers and toes

FACIAL TENSION (COMFORT 8):
1 Facial muscles totally relaxed
2 Facial muscles tone normal ; no facial muscles tension evident
3 Tension evident in some facial muscles
4 Tension evident throughout facial muscles
5 Facial muscles contorted or grimacing

(Ambuel B, Hamlett KW, Marx CM, et al. Assessing distress in pediatric intensive care environments : the COMFORT scale. J Pediatr Psychol 1992 ; 17 : 95-109 より引用)

表6 Richmond Agitation-Sedation Scale

score	状態	説明
4	戦闘的	明らかに戦闘的または暴力的．職員にも直接的な危険
3	非常に興奮	チューブやカテーテルを引っ張る，職員にもけんか腰
2	興奮	無目的な動きが多く，人工呼吸器と合わない
1	落ち着きない	不安げであるが，暴力的な動きはない
0	覚醒し，落ち着いている	
−1	うとうとしている	呼びかけに応じて目を合わせ，10秒以上持続する
−2	軽度鎮静	呼びかけに目を合わせるが，10秒以上持続できない
−3	中等度鎮静	呼びかけに反応するが，目を合わせられない
−4	深い鎮静	呼びかけに反応しないが，身体的刺激で体動がある
−5	応答なし	呼びかけにも身体的刺激にも反応しない

判定方法
1) 覚醒していれば，動きがあるかどうか（0～＋4）
2) 覚醒していなければ，名前を呼んで，こちらを向くようにさせる（−1～−3）
3) 呼名に反応がなければ肩を揺するなどの刺激を与える（−4～−5）

（Sessler CN, Gosnell M, Grap MJ, et al. The Richmond Agitation-Sedation Scale：validity and reliability in adult intensive care unit patients. Am J Respir Crit Care Med 2002；166：1338-44より一部改変引用）

表7 Richmond Agitation-Sedation ScaleとRamsay Sedation Scaleの相関（1）

RASS	Ramsay 6	5	4	3	2	1	
4						17	17
3					1	76	77
2				1	7	241	249
1				27	108	295	430
0				90	861	5	956
−1			9	658	312	3	982
−2		1	133	785	73		992
−3		19	1064	651	12		1746
−4	4	1422	2133	52			3611
−5	283	172	3				458
	287	1614	3342	2264	1374	637	9518

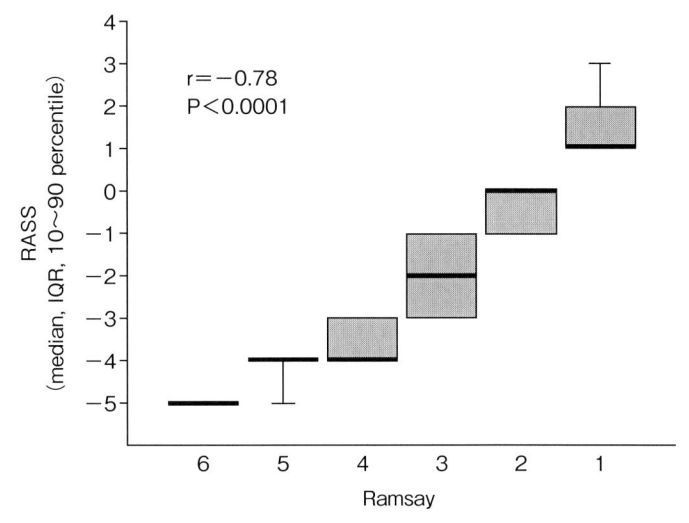

図1 Richmond Agitation-Sedation Scale と Ramsay Sadation Scale の相関（2）

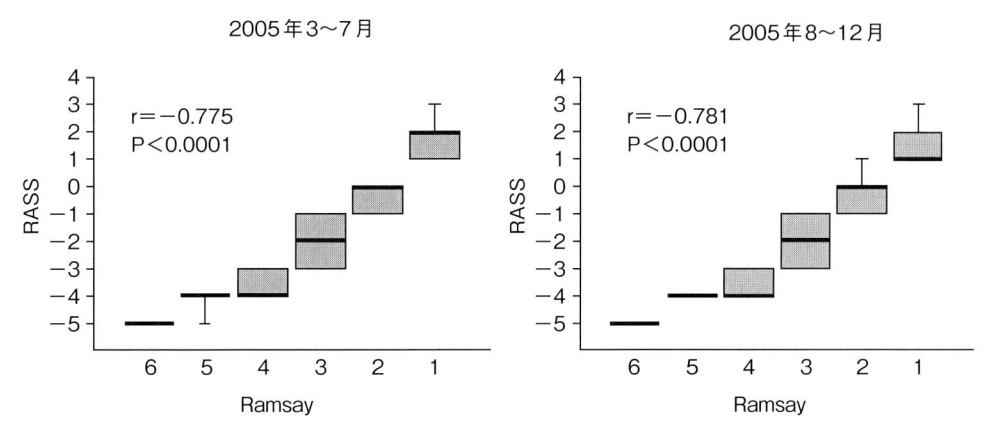

2005年3～7月　　　　　　　　　　2005年8～12月

図2 Richmond Agitation-Sedation Scale と Ramsay Sedation Scale の相関（3）

表8　せん妄の分類

1. 活動過剰型せん妄
   精神運動興奮，錯乱，声高，易刺激性，衝動行為，夜間せん妄，不眠症，了解不能など
2. 活動減少型せん妄
   無表情，無気力，昼間の傾眠，的外れ応答，記名力低下，認知症，失禁など
3. 混合型せん妄
   活動過剰型と活動減少型を1日のうちに反復発症するが，昼間に傾眠傾向を示し，夜間興奮状態になることが多い

（平沢秀人，一瀬邦弘．せん妄．三好功峰，黒田重利責任編．器質・症状性精神障害．臨床精神医学講座10．東京：中山書店；1997. p.10-26より作成）

表9　Intensive Care Delirium Screening Checklist（ICDSC）

1. Altered level of consciousness：
   A）No response or B）the need for vigorous stimulation in order to obtain any response signified a severe alteration in the level of consciousness precluding evaluation. If there is coma（A）or stupor（B）most of the time period then a dash（－）is entered and there is no further evaluation during that period.
   C）Drowsiness or requirement of a mild to moderate stimulation for a response implies an altered level of consciousness and scores 1 point.
   D）Wakefulness or sleeping state that could easily be aroused is considered normal and scores no point.
   E）Hypervigilance is rated as an abnormal level of consciousness and scores 1 point.
2. Inattention：Difficulty in following a conversation or instructions. Easily distracted by external stimuli. Difficulty in shifting focuses. Any of these scores 1 point.
3. Disorientation：Any obvious mistake in time, place or person scores 1 point.
4. Hallucination, delusion or psychosis：The unequivocal clinical manifestation of hallucination or of behavior probably due to hallucination（e.g., trying to catch a non-existent object）or delusion. Gross impairment in reality testing. Any of these scores 1 point.
5. Psychomotor agitation or retardation：Hyperactivity requiring the use of additional sedative drugs or restraints in order to control potential danger to oneself or others（e.g., pulling out iv lines, hitting staff）. Hypoactivity or clinically noticeable psychomotor slowing. Any of these scores 1 point.
6. Inappropriate speech or mood：Inappropriate, disorganized or incoherent speech. Inappropriate display of emotion related to events or situation. Any of these scores 1 point.
7. Sleep/wake cycle disturbance：Sleeping less than 4h or waking frequently at night（do not consider wakefulness initiated by medical staff or loud environment）. Sleeping during most of the day. Any of these scores 1 point.
8. Symptom fluctuation：Fluctuation of the manifestation of any item or symptom over 24h（e.g., from one shift to another）scores 1 point.

（Bergeron N, Dubois MJ, Dumont M, et al. Intensive Care Delirium Screening Checklist：evaluation of a new screening tool. Intensive Care Med 2001；27：859-64より引用）

　ところが，従来より精神医学領域で用いられているせん妄の診断基準は，その判定に精神医学的な訓練が必要であったり，気管挿管などでインタビューが不能な患者では認知能力障害の判定が困難であるなどの理由から，集中治療領域で用いるには問題があった．しかし，近年になって，人工呼吸管理下の患者でも使用可能な判定基準が報告され，その有用性が高く評価されている．2001年にBergeronら[53]によって報告されたIntensive Care Delirium Screening Checklist（ICDSC）（表9）は，精神医学領域の標準とされるDiagnostic and Statistical Manual of Mental Disorders（DSM）の診断基準と比較して，感度99％，特異度64％であり，その名称のとおり，せん妄のスクリーニングに有用とされているが，使用に際しては多少なりとも精神医学的な訓練が必要となる．一方，同じ年に報告されたthe Confusion Assessment Method for the Intensive Care Unit（CAM-ICU）（表10）[54,55]は，感度，特異度ともに95％で信頼度も高く，特別な訓練を必要としない点が特徴的で，すでに数カ国語に翻訳され，しだいに広がりを見せている．

表10 The Confusion Assessment Method for the Intensive Care Unit (CAM-ICU)

1. 急性発症または変動を示す経過	あり	なし
A. 精神状態がもとのレベルから急激に変化した証拠があるか？ または B.（異常）行動が過去24時間で変動しているか，すなわち，鎮静スケール（例えばRASS）やグラスゴー昏睡尺度（Glasgow coma scale：GCS），あるいはせん妄評価法上の判定スコアで証明されるような重症度の変化があるか？		
2. 不注意（周囲に無頓着）	あり	なし
注意力スクリーニング試験（Attention Screening Examination：ASE）の聴覚的要素または視覚的要素のいずれかで8点未満であることで証明される，注意力集中の障害があるか？		
3. でたらめな思考	あり	なし
4つの質問に3つ以上正答できない，かつ/または，指示に従えないことによって証明されるでたらめな（支離滅裂な）思考があるか？		
4. 意識レベルの変化	あり	なし
現在の患者の意識レベルがビクビクして（vigilant）いたり，無気力（lethargic）であったり，あるいは茫然自失（stupor）の状態（例えばRASSで0以外に判定される状態）のように，意識清明（alert）以外の状態であるか？		
総合評価（1と2があり，さらに3か4のいずれかがある）	はい	いいえ

（Ely EW, Inouye SK, Bernard GR, et al. Delirium in mechanically ventilated patients-validity and reliability of the Confusion Assessment Method for the Intensive Care Unit (CAM-ICU). JAMA 2001；286：2703-10より一部改変引用）

このような簡便なツールを用いて，ベッドサイドでルーチンにせん妄の評価を行うと，これまでほとんど見過ごされてきたとされている活動減少型せん妄が予想以上に多く（図3），早期発見にも有用であることが報告されている[56]。具体的なせん妄評価の方法としてCAM-ICUの提唱者であるElyらは，「2ステップアプローチ」と称して，RASSなどの鎮静スケールとCAM-ICUを組み合わせた評価法を推奨している（図4）。すなわち，第一段階としてすべての患者にルーチンに鎮静レベルまたは意識レベルの判定を行い，言葉刺激に反応（RASSで−3以上に相当）する場合には第二段階としてCAM-ICUによるせん妄の評価を行うという方法である。

このような判定法をベッドサイドでルーチン化するためには，看護師の果たす役割がきわめて大きい。その意味で，RASS，CAM-ICUともにきわめて簡便なツールであり，わずかな訓練で導入が可能な点も高く評価されており，現在のところ，クリティカルケア領域での重症患者のせん妄評価法としてはもっとも系統立った方法と考えられる。

5 せん妄の治療

せん妄は，低酸素血症，呼吸性および代謝性アシドーシス，低血糖などの代謝障害，

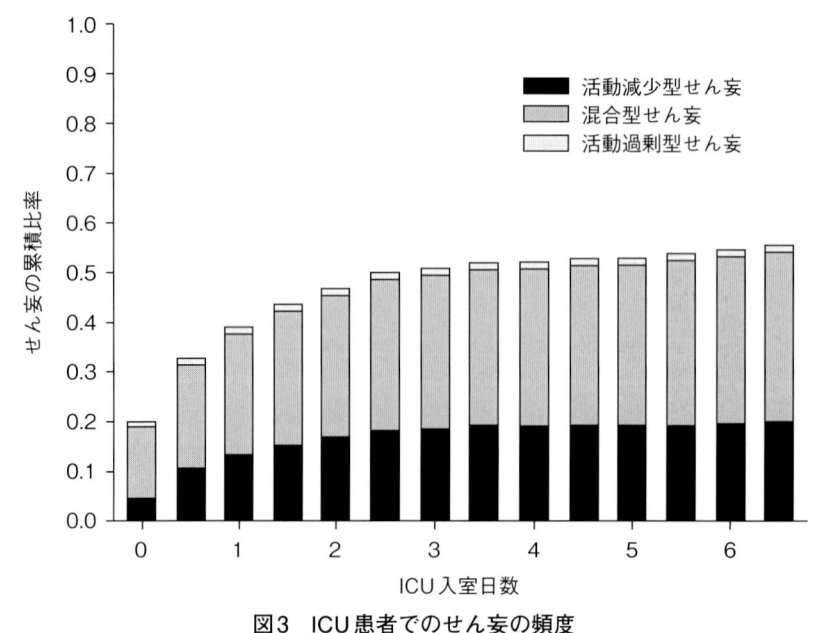

図3 ICU患者でのせん妄の頻度
(Peterson JF, Truman BL, Shintani A, et al. The prevalence of hypoactive, hyperactive, and mixed type delirium in medical ICU patients. J Am Geriatr Soc 2003;51:S174より引用)

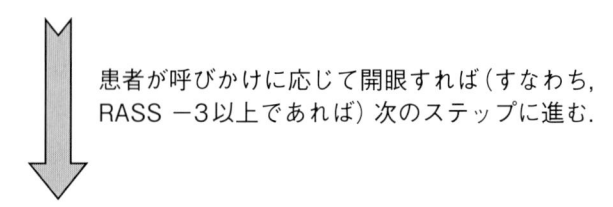

Step1：意識レベル（鎮静レベル）の評価（RASS）

患者が呼びかけに応じて開眼すれば（すなわち，RASS －3以上であれば）次のステップに進む．

Step2：せん妄の評価（CAM-ICU）

図4 せん妄評価のための2ステップアプローチ

ショックなどの重篤な病態の表現である場合もしばしば認められるため，注意が必要である．これらの病態が改善可能であれば，せん妄自体の治療は必要ないことが多い．しかし，特に活動過剰型せん妄で，興奮状態や錯乱などから治療の継続が困難となる場合や，医療者にも危害が加えられる危険がある場合などは，時間的にも余裕がなく，急速にその症状を抑える必要が生じることもある．

　臨床的にもっとも頻用されるせん妄治療薬はハロペリドールである．しかし，本来ハロペリドールは統合失調症および躁病のみに認められている向精神薬であり，せん妄治療の保険適応はない．その意味で，わが国にはせん妄治療薬は存在しないといわざるをえないが，同様に食品医薬品局（Food and Drug Administration：FDA）未認可であるアメリカでも，ハロペリドールの使用が推奨されている．

表11 ICU退室後のPTSD発症のリスクファクター

ICU在室日数（延長するほど）
入院日数（延長するほど）
人工呼吸期間（延長するほど）
鎮静レベル（深まるほど）
女性
若年
精神疾患の既往
精神的トラウマ/恐怖感に満ちた記憶（多いほど）
妄想的記憶

（Jackson JC, Hart RP, Gordon SM, et al. Post-traumatic stress disorder and post-traumatic stress symptoms following critical illness in medical intensive care unit patients：assessing the magnitude of the problem. Crit Care 2007；11：R27より引用改変）

　一方近年になって，せん妄発生の直接因子の一つであるアルコールやオピオイド，あるいはベンゾジアゼピン系鎮静薬などの離脱を原因とするせん妄に対して，デクスメデトミジンが有効である可能性が報告されている[57)〜61)]。デクスメデトミジンがせん妄予防に有効である可能性については前述したが，自然睡眠に近い鎮静作用発現機序という特性に，せん妄治療薬としての可能性までもが含まれるのであれば非常に興味深い。ただしこれまでのところ，いずれの報告も症例報告にすぎず，一定の結論が得られるためには大規模臨床試験が行われる必要がある。

おわりに

　クリティカルケアの進歩により，かつては救命困難だった種々の疾患の急性期予後はしだいに改善してきているが，これに伴い，近年では集中治療後の患者の長期的な生活の質の問題（quality of life：QOL），特に精神的QOLの問題が注目されつつある。1990年代半ばごろより相次いで報告された急性肺傷害（acute lung injury：ALI）/急性呼吸窮迫症候群（acute respiratory distress syndrome：ARDS）患者の退院後の抑うつ状態や不安，外傷後ストレス障害（posttraumatic stress disorder：PTSD）[9)10)62)〜69)]などの精神障害が，その後の研究によって，ALI/ARDS患者に限らず，ICUに収容された重症患者全般にわたって認められ[13)15)70)]，そのリスクファクター（表11）[71)]もしだいに明らかになってきている。これら精神障害の明確な発現機序はいまだに明らかではないが，PTSD発生に関与するのは誤った観念に基づく妄想的記憶（delusional memory）であり，事実に基づいた正確な記憶（factual memory）はむしろPTSD発生に抑制的に働く[12)]ことや，持続鎮静中でも毎日一度は鎮静を中断して患者を覚醒させる（daily interruption of sedation：DIS）ことが，PTSDを始めとする精神症状発現に抑制的に作用する[7)14)]ことなども報告されている。前述のとおり，持続

鎮静によって人工呼吸期間やICU在室日数が延長することはすでに周知の事実であり，PTSD発症の予防のためにも，患者がなんとなく苦しそうだから，という漠然とした理由で無理やり鎮静薬を投与するのではなく，むしろはっきりと覚醒させる時間をできるかぎり確保して，患者に事実は事実として認識させる努力が必要になる。DISや，あらかじめ定めた鎮静レベルにあわせて体系的に鎮静薬投与量をこまめに滴定するなど，鎮静薬投与量は必要最小限で行うべきであり，「必要最小限」ということには「投与しない」ということも含まれよう。不必要な鎮静をなくし，人工呼吸期間やICU在室日数を短縮させる努力は，とりもなおさず，せん妄の予防や睡眠の促進のための努力と共通する部分が多く，少なくともICU入室中の持続的な健忘は，むしろ悪であると考えべきであることを強調したい。

【文 献】

1) van der Leur JP, van der Schans CP, Loef BG, et al. Discomfort and factual recollection in intensive care unit patients. Crit Care 2004；8：R467-73.
2) Rodriguez JL, Gibbons KJ, Bitzer LG, et al. Pneumonia：incidence, risk factors, and outcome in injured patients. J Trauma 1991；31：907-12.
3) Cunnion KM, Weber DJ, Broadhead WE, et al. Risk factors for nosocomial pneumonia：comparing adult critical-care populations. Am J Respir Crit Care Med 1996；153：158-62.
4) Kollef MH, Levy NT, Ahrens TS, et al. The use of continuous i.v. sedation is associated with prolongation of mechanical ventilation. Chest 1998；114：541-8.
5) Rello J, Diaz E, Roque M, et al. Risk factors for developing pneumonia within 48 hours of intubation. Am J Respir Crit Care Med 1999；159：1742-6.
6) Tejada Artigas A, Bello Dronda S, Chacon Valles E, et al. Risk factors for nosocomial pneumonia in critically ill trauma patients. Crit Care Med 2001；29：304-9.
7) Schweickert WD, Gehlbach BK, Pohlman AS, et al. Daily interruption of sedative infusions and complications of critical illness in mechanically ventilated patients. Crit Care Med 2004；32：1272-6.
8) Jacobi J, Fraser GL, Coursin DB, et al. Clinical practice guidelines for the sustained use of sedatives and analgesics in the critically ill adult. Crit Care Med 2002；30：119-41.
9) Schelling G, Stoll C, Haller M, et al. Health-related quality of life and posttraumatic stress disorder in survivors of the acute respiratory distress syndrome. Crit Care Med 1998；26：651-9.
10) Nelson BJ, Weinert CR, Bury CL, et al. Intensive care unit drug use and subsequent quality of life in acute lung injury patients. Crit Care Med 2000；28：3626-30.
11) Jones C, Griffiths RD, Humphris G. Disturbed memory and amnesia related to intensive care. Memory 2000；8：79-94.
12) Jones C, Griffiths RD, Humphris G, et al. Memory, delusions, and the development of acute posttraumatic stress disorder-related symptoms after intensive care. Crit Care Med 2001；29：573-80.
13) Scragg P, Jones A, Fauvel N. Psychological problems following ICU treatment. Anaesthesia 2001；56：9-14.
14) Kress JP, Gehlbach B, Lacy M, et al. The long-term psychological effects of daily sedative interruption on critically-ill patients. Am J Respir Crit Care Med 2003；168：1457-61.
15) Cuthbertson BH, Hull A, Strachan M, et al. Post traumatic stress disorder after critical illness requiring general intensive care. Intensive Care Med 2004；30：450-5.
16) Lerch C, Park GR. Sedation and analgesia. Br Med Bull 1999；55：76-95.
17) Brook AD, Ahrens TS, Schaiff R, et al. Effect of a nursing-implemented sedation protocol on the duration of mechanical ventilation. Crit Care Med 1999；27：2609-15.

18) Kress JP, Pohlman AS, O'Connor MF, et al. Daily interruption of sedative infusions in critically ill patients undergoing mechanical ventilation. N Engl J Med 2000；342：1471-7.
19) Magarey JM. Sedation of adult critically ill ventilated patients in intensive care units：a national survey. Aust Crit Care 1997；10：90-3.
20) Murdoch S, Cohen A. Intensive care sedation：a review of current British practice. Intensive Care Med 2000；26：922-8.
21) Soliman HM, Melot C, Vincent JL. Sedative and analgesic practice in the intensive care unit：the results of a European survey. Br J Anaesth 2001；87：186-92.
22) Nasraway SA Jr, Jacobi J, Murray MJ, et al. Sedation, analgesia, and neuromuscular blockade of the critically ill adult：Revised clinical practice guidelines for 2002. Crit Care Med 2002；30：117-8.
23) Rhoney DH, Murry KR. National survey of the use of sedating drugs, neuromuscular blocking agents, and reversal agents in the intensive care unit. J Intensive Care Med 2003；18：139-45.
24) Samuelson KA, Larsson S, Lundberg D, et al. Intensive care sedation of mechanically ventilated patients：a national Swedish survey. Intensive Crit Care Nurs 2003；19：350-62.
25) Guldbrand P, Berggren L, Brattebo G, et al. Survey of routines for sedation of patients on controlled ventilation in Nordic intensive care units. Acta Anaesthesiol Scand 2004；48：944-50.
26) Martin J, Bäsell K, Bürkle H, et al. Analgesie und Sedierung in der Intensivmedizin-S2-Leitlinien der Deutschen Gesellschaft für Anästhesiologie und Intensivmedizin. Anästh Intensivmed 2005；46：1-20.
27) Egerod I, Christensen BV, Johansen L. Trends in sedation practices in Danish intensive care units in 2003：A national survey. Intensive Care Med 2006；32：60-6.
28) Mehta S, Burry L, Fischer S, et al. Canadian survey of the use of sedatives, analgesics, and neuromuscular blocking agents in critically ill patients. Crit Care Med 2006；34：374-80.
29) Kress JP, Hall JB. Sedation in the mechanically ventilated patient. Crit Care Med 2006；34：2541-6.
30) Tallgren M, Pettila V, Hynninen M. Quality assessment of sedation in intensive care. Acta Anaesthesiol Scand 2006；50：942-6.
31) Martin J, Franck M, Fischer M, et al. Sedation and analgesia in German intensive care units：how is it done in reality? Results of a patient-based survey of analgesia and sedation. Intensive Care Med 2006；32：1137-42.
32) Ely EW, Truman B. Manzi DJ, et al. Consciousness monitoring in ventilated patients：bispectral EEG monitors arousal not delirium. Intensive Care Med 2004；30：1537-43.
33) Tonner PH, Wei C, Bein B, et al. Comparison of two bispectral index algorithms in monitoring sedation in postoperative intensive care patients. Crit Care Med 2005；33：580-4.
34) Roustan JP, Valette S, Aubas P, et al. Can electroencephalographic analysis be used to determine sedation levels in critically ill patients? Anesth Analg 2005；101：1141-51.
35) Dominguez TE, Helfaer MA. Review of bispectral index monitoring in the emergency department and pediatric intensive care unit. Pediatr Emerg Care 2006；22：815-21.
36) Consales G, Chelazzi C, Rinaldi S, et al. Bispectral Index compared to Ramsay score for sedation monitoring in intensive care units. Minerva Anestesiol 2006；72：329-36.
37) LeBlanc JM, Dasta JF, Kane-Gill SL. Role of the bispectral index in sedation monitoring in the ICU. Ann Pharmacother 2006；40：490-500.
38) Twite MD, Zuk J, Gralla J, et al. Correlation of the Bispectral Index Monitor with the COMFORT scale in the pediatric intensive care unit. Pediatr Crit Care Med 2005；6：648-53.
39) 稲葉　晋，橋本　学，高橋実里ほか．ICUでの持続鎮静におけるBISの有用性の検討　Ramsayスコアとの比較．麻酔 2007；56：57-60.
40) Ramsay MAE, Savege TM, Simpson BRJ, et al. Controlled sedation with alphaxalone-alph-

adolone. Br Med J 1974 ; 2 : 656-9.
41) Riker RR, Fraser GL, Cox PM. Continuous infusion of haloperidol controls agitation in critically ill patients. Crit Care Med 1994 ; 22 : 433-40.
42) Riker RR, Picard JT, Fraser GL. Prospective evaluation of the Sedation-Agitation Scale for adult critically ill patients. Crit Care Med 1999 ; 27 : 1325-9.
43) Devlin JW, Boleski G, Mlynarek M, et al. Motor Activity Assessment Scale : a valid and reliable sedation scale for use with mechanically ventilated patients in an adult surgical intensive care unit. Crit Care Med 1999 ; 27 : 1271-5.
44) de Lemos J, Tweeddale M, Chittock D. Measuring quality of sedation in adult mechanically ventilated critically ill patients. the Vancouver Interaction and Calmness Scale. Sedation Focus Group. J Clin Epidemiol 2000 ; 53 : 908-19.
45) Ambuel B, Hamlett KW, Marx CM, et al. Assessing distress in pediatric intensive care environments : the COMFORT scale. J Pediatr Psychol 1992 ; 17 : 95-109.
46) Sessler CN, Gosnell M, Grap MJ, et al. The Richmond Agitation-Sedation Scale : validity and reliability in adult intensive care unit patients. Am J Respir Crit Care Med 2002 ; 166 : 1338-44.
47) Ely EW, Truman B, Shintani A, et al. Monitoring sedation status over time in ICU patients : reliability and validity of the Richmond Agitation-Sedation Scale (RASS). JAMA 2003 ; 289 : 2983-91.
48) 布宮 伸．ICUにおけるせん妄の予防と治療：デクスメデトミジンの適用とその限界．ICUとCCU 2006 ; 30 : 939-46.
49) De Jonghe B, Bastuji-Garin S, Fangio P, et al. Sedation algorithm in critically ill patients without acute brain injury. Crit Care Med 2005 ; 33 : 120-7.
50) Chanques G, Jaber S, Barbotte E, et al. Impact of systematic evaluation of pain and agitation in an intensive care unit. Crit Care Med 2006 ; 34 : 1691-9.
51) Payen JF, Chanques G, Mantz J, et al. Current practices in sedation and analgesia for mechanically ventilated critically ill patients : a prospective multicenter patient-based study. Anesthesiology 2007 ; 106 : 687-95.
52) 平沢秀人，一瀬邦弘．せん妄．三好功峰，黒田重利責任編．器質・症状性精神障害．臨床精神医学講座10．東京：中山書店；1997. p.10-26.
53) Bergeron N, Dubois MJ, Dumont M, et al. Intensive Care Delirium Screening Checklist : evaluation of a new screening tool. Intensive Care Med 2001 ; 27 : 859-64.
54) Ely EW, Margolin R, Francis J, et al. Evaluation of delirium in critically ill patients : Validation of the Confusion Assessment Method for the Intensive Care Unit (CAM-ICU). Crit Care Med 2001 ; 29 : 1370-9.
55) Ely EW, Inouye SK, Bernard GR, et al. Delirium in mechanically ventilated patients -validity and reliability of the Confusion Assessment Method for the Intensive Care Unit (CAM-ICU). JAMA 2001 ; 286 : 2703-10.
56) Peterson JF, Truman BL, Shintani A, et al. The prevalence of hypoactive, hyperactive, and mixed type delirium in medical ICU patients. J Am Geriatr Soc 2003 ; 51 : S174.
57) Maccioli GA. Dexmedetomidine to facilitate drug withdrawal. Anesthesiology 2003 ; 98 : 575-7.
58) Multz AS. Prolonged dexmedetomidine infusion as an adjunct in treating sedation-induced withdrawal. Anesth Analg 2003 ; 96 : 1054-5.
59) Finkel JC, Elrefai A. The use of dexmedetomidine to facilitate opioid and benzodiazepine detoxification in an infant. Anesth Analg 2004 ; 98 : 1658-9.
60) Baddigam K, Russo P, Russo J, et al. Dexmedetomidine in the treatment of withdrawal syndromes in cardiothoracic surgery patients. J Intensive Care Med 2005 ; 20 : 118-23.
61) Rovasalo A, Tohmo H, Aantaa R, et al. Dexmedetomidine as an adjunct in the treatment of alcohol withdrawal delirium : a case report. Gen Hosp Psychiatry 2006 ; 28 : 362-3.
62) Weinert CR, Gross CR, Kangas JR, et al. Health-related quality of life after acute lung injury. Am J Respir Crit Care Med 1997 ; 156 : 1120-8.

63) Stoll C, Kapfhammer HP, Rothenhausler HB, et al. Sensitivity and specificity of a screening test to document traumatic experiences and to diagnose post-traumatic stress disorder in ARDS patients after intensive care treatment. Intensive Care Med 1999；25：697-704.
64) Shaw RJ, Harvey JE, Nelson KL, et al. Linguistic analysis to assess medically related post-traumatic stress symptoms. Psychosomatics 2001；42：35-40.
65) Hopkins RO, Weaver LK, Chan KJ, et al. Quality of life, emotional, and cognitive function following acute respiratory distress syndrome. J Int Neuropsychol Soc 2004；10：1005-17.
66) Kapfhammer HP, Rothenhausler HB, Krauseneck T, et al. Posttraumatic stress disorder and health-related quality of life in long-term survivors of acute respiratory distress syndrome. Am J Psychiatry 2004；161：45-52.
67) Hopkins RO, Weaver LK, Collingridge D, et al. Two-year cognitive, emotional, and quality-of-life outcomes in acute respiratory distress syndrome. Am J Respir Crit Care Med 2005；171：340-7.
68) Christie JD, Biester RC, Taichman DB, et al. Formation and validation of a telephone battery to assess cognitive function in acute respiratory distress syndrome survivors. J Crit Care 2006；21：125-32.
69) Deja M, Denke C, Weber-Carstens S, et al. Social support during intensive care unit stay might improve mental impairment and consequently health-related quality of life in survivors of severe acute respiratory distress syndrome. Crit Care 2006；10：R147.
70) Schelling G, Richter M, Roozendaal B, et al. Exposure to high stress in the intensive care unit may have negative effects on health-related quality-of-life outcomes after cardiac surgery. Crit Care Med 2003；31：1971-80.
71) Jackson JC, Hart RP, Gordon SM, et al. Post-traumatic stress disorder and post-traumatic stress symptoms following critical illness in medical intensive care unit patients：assessing the magnitude of the problem. Crit Care 2007；11：R27.

（布宮　伸）

II

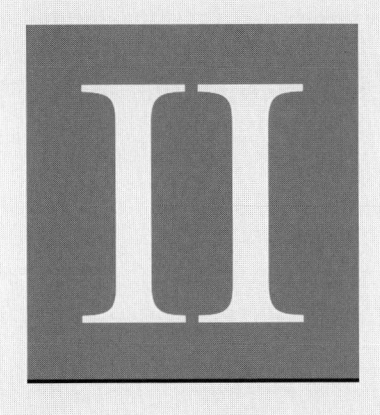

各　　論

1. 人工呼吸を要する術後患者の鎮静と鎮痛
    A　心臓・大血管手術後
    B　呼吸器外科手術後
    C　一般外科手術後
    D　Airway protection目的の鎮静
2. 重症呼吸不全患者の鎮静
3. 神経系障害患者の鎮静と鎮痛
    A　中枢神経系手術後
    B　頭部外傷
    C　痙攣重積・破傷風
4. 外傷・熱傷患者の鎮静と鎮痛
5. 小児の人工呼吸中の鎮痛・鎮静・筋弛緩
6. 肝機能障害および腎機能障害の影響
7. 敗血症患者の鎮静と鎮痛

1. 人工呼吸を要する術後患者の鎮静と鎮痛

A 心臓・大血管手術後

Key Point

- 心臓・大血管手術では中枢神経合併症が高率に起こる。
- 術直後から循環・呼吸状態の安定化を図り，なるべく早いタイミングで覚醒させ意識レベルを確認し，早期に抜管し，早期の回復を目指す。このFast track管理を成功させるには，術前の準備，術中管理，術式，術後管理に工夫が必要である。
- 体外循環から離脱したのちは速やかに復温を図り，シバリングを予防する。
- 鎮静・鎮痛が不足すれば，ストレスが増大し，せん妄，血行動態の悪化，事故抜管・カテーテル抜去などをもたらす。
- 鎮静・鎮痛が過剰になれば，中枢神経機能のモニタリングが困難になるだけでなく，循環動態が不安定となる。
- 作用発現が早く鎮静レベルを容易に調節でき，必要なら速やかに覚醒させることの可能な鎮静薬が使いやすい。

はじめに

心臓・大血管手術では開胸操作，大血管操作のほか，体外循環，大量出血・輸血，低体温のため，中枢神経合併症が高率に発生する。中枢神経合併症が起こっていないかどうかを早期に確認したい。術直後から患者の循環・呼吸状態の安定化を図り，なるべく早いタイミングで意識レベルを確認し，早期抜管，早期離床を目指す。そのためには，バイタルサインに注意を払うとともに，術後合併症のリスクを軽減あるいは早期に発見し，治療する必要がある。このうち本項では心臓・大血管手術における鎮静・鎮痛の注意点について述べる。

1 心臓・大血管手術後症例の特徴

1）早期抜管を目指す

心臓・大血管手術後の多くの症例では，早期に抜管し，早期の回復を目指す。Fast track管理と呼ばれ[1]，できれば6時間以内の抜管を目指す。国立循環器病センターICUで1997年と2001年に冠動脈バイパス術を実施した患者の人工呼吸器離脱曲線を図1に示す。ICU入室

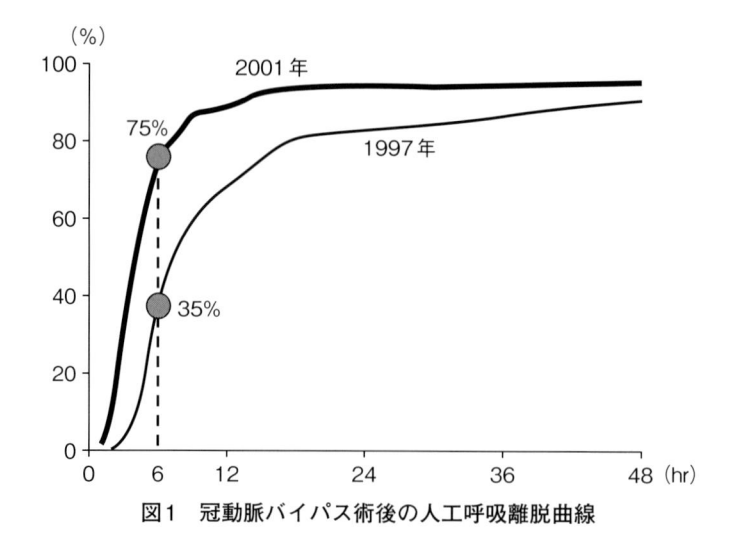

図1 冠動脈バイパス術後の人工呼吸離脱曲線

表1 Fast track管理に必要なもの

・術前評価と患者教育
・臓器機能の最善化
・適切な麻酔管理
　　短時間作用性の薬物
　　低体温の予防
・低侵襲の手術・体外循環
・術後の適切な鎮痛
・早期抜管
・早期離床
・クリティカルパス

6時間以内に抜管された患者の割合は，1997年には35％であったが，2001年には75％に増加していた。早期抜管と術後合併症予防の2つを実現できれば，早期離床，入院期間の短縮，医療費の抑制につながることが期待できる。

　Fast track管理を成功させるには，術前の準備，術中管理，術式，術後管理に工夫が必要である（表1)[2]。まず循環・呼吸をはじめとする臓器機能を評価し，術前に可能なかぎり最適化すること，患者に十分な情報を提供し不安を取り除くことが必要となる。麻酔には吸入麻酔薬（イソフルラン，セボフルラン），鎮痛薬（フェンタニル，レミフェニタニル），鎮静薬（プロポフォール），筋弛緩薬（ベクロニウム，ロクロニウム）などの作用時間の短い薬物を使用し，投与量は必要最少量とする。術中の体温管理は大切であり，不要な低体温を避け，低体温下の体外循環から離脱したのちは速やかに復温を図る。手術の面からは，可能なかぎり低侵襲手術を選択する。冠動脈バイパス術のFast track管理には拍動下冠動脈バイパス術（オフポンプ手術）の普及も大きく貢献している。

2）シバリング予防・治療

　ICU入室時，低体温を呈することがほとんどである。中枢温が35℃を下回ることも珍しくない。人工心肺中は低体温に誘導・維持され，人工心肺終了時にいったん復温されても，開胸の下で止血している間に低体温が進行するからである。また麻酔薬により体温調節機構が障害され，末梢血管拡張により中枢部の熱が末梢へ移動し，手術室での冷環境に曝される結果，容易に低体温に陥る。人工心肺離脱後に末梢組織の復温が不十分で，中枢温と末梢温に著明な差があるときに低体温は発生しやすい。つまり熱が末梢組織へ再分布して中枢温が下がってしまうためである。

　さて，術後管理の場面では低体温により多くの問題点が生じる。まず心房性・心室性の不整脈が誘発されやすくなる。次に体血管抵抗が上昇するため高血圧となる。これは術後出血の原因となるだけでなく，後負荷増大により心拍出量を低下させ，心筋酸素消費量の増加により心筋虚血を招く可能性がある。

　次にシバリングが問題となる。シバリングは熱産生を増大するべく起こる，不随意性の筋肉活動であり，心臓・大血管手術後の患者によく認められる[3]。麻酔からの覚醒時に，障害されていた体温調節が正常化すると，体温をもどすべく筋収縮すなわちシバリングとなる。手術やストレスによって体温調節のセットポイントが上昇するため，たとえ中枢温が38℃を超えていてもシバリングが発生しうる。シバリングは酸素消費量やCO_2産生量を2〜3倍に増大させるため，心肺機能の予備力が乏しい患者では著しい負担となる。また強い不快感を伴い，筋緊張から創痛を増悪させる。

　シバリングの予防策は，第1に術中の体温保持，術後の加温である。手術室・ICUの室温を高く維持し，温水循環式マットレス，温風式加温装置，電気毛布，赤外線照射加温装置を用いて加温を行う。大量輸血・輸液時にはウォーマーコイルなどを用い加温する。第2に適切な鎮静レベルの維持が大切である。プロポフォールなど短時間作用性の鎮静薬を突然減量・中止した場合，体温調節機構が急激に回復しシバリングが起こる。したがって体温が上昇するまで適切な鎮静レベルを維持する。第3に薬物療法としては，鎮静の適切な追加・継続に加え，少量の鎮痛薬（モルヒネ 2.5 mg，フェンタニル 25 μg，ペチジン 10〜20 mg），$α_2$作動薬（クロニジン，デクスメデトミジン）が有効とされている。

2 鎮静・鎮痛の概要

1）鎮静・鎮痛の目的

　心臓・大血管手術後人工呼吸を受けている患者に鎮痛や鎮静を行う目的を表2と表3に挙げる[4]。

　鎮静・鎮痛が不足すれば，ストレスが増大し，せん妄，血行動態の悪化，事故抜管・カテーテル抜去などの事故をもたらす。一方，鎮静・鎮痛が過剰になれば，中枢神経機能のモニタリングが困難になるだけでなく，循環動態が不安定となり，気道の防御反射を抑制し誤

表2 鎮痛の理由

・痛みの原因が多い
　　創部，カテーテル，ドレーン，気管チューブ，尿道バルーン，
　　吸引刺激，ガーゼ交換，体位変換
・痛みがとれないと
　1. 精神的な影響（不眠，疲弊，失見当識，興奮の原因となる）
　2. 心血管系への影響（頻脈，心筋酸素消費量の増加）
　3. 肺機能への影響（痛くて咳が出ない，深呼吸ができない）

表3 鎮静の理由

・興奮や不安の抑制
・興奮すると
　―人工呼吸器にうまく同調しない
　―酸素消費量が増える
　―ルートが自己抜去される
・疼痛や低酸素，低血糖などが興奮の原因でないことを確かめることが大切

表4 Ramsay Sedation Scale

1. 不安と不穏，落ち着きがない
2. 協力的，見当識あり，平静
3. 命令のみに反応
4. 寝ているが，眉間を軽く刺激すると素早く反応する
5. 寝ており，眉間を軽く刺激すると反応するが鈍い
6. 寝ており，眉間を軽く刺激しても反応なし

(Ramsay MAE, Savege TM, Simpson BRJ, et al. Controlled sedation with alphaxalone-alphadolone. BMJ 1974；2：656-9より引用)

表5 Sedation-Agitation Scale（SAS）

スコア	状態	例
7	危険な不穏状態	気管チューブを引っ張る．カテーテルを抜こうとする．ベッド柵を乗り越えようとする．医療スタッフに暴力をふるう．左右にのたうち回る．
6	高度の不穏状態	言葉で何度注意しても落ち着くことがない．身体の抑制が必要となる．気管チューブを噛む．
5	不穏状態	不安あるいは軽度の不穏状態．起き上がろうとする．言葉で注意すると落ち着く．
4	平静で協力的	平静．容易に覚醒し，命令に従う．
3	鎮静状態	覚醒困難．声をかけるか軽くゆすると覚醒するが，再び眠る．簡単な命令に従う．
2	過剰な鎮静状態	身体刺激で覚醒するが，意思は通じず命令にも従わない．自発的な体動はあってもよい．
1	覚醒不能	強い刺激にわずかに反応するか全く反応しない．意思は通じず命令にも従わない．

(Riker RR, Picard JT, Fraser GL. Prospective evaluation of the Sedation-Agitation Scale for adult critically ill patients. Crit Care Med 1999：27：1325-9より引用)

嚥の危険性が増大することになる．そこでRamsay Sedation Scale（表4）[5]やSedation-Agitation Scale（表5）[6]，Richmond Agitation-Sedation Scale（表6）を用いて投与量を調節することが広く行われている．人工呼吸器との同調性が悪い，創痛が著しい，代謝レベルを下げたい場合などでは，より深い鎮静レベルが必要となる．薬物の選択の際，作用発現が早く

表6 Richmond Agitation-Sedation Scale (RASS)

＋4	「闘争的」	明らかに闘争的で暴力的．医療スタッフへの危険が差し迫っている．
＋3	「高度の不穏」	チューブやカテーテル類を引張ったり抜いたりする．医療スタッフに対して攻撃的な行動が見られる．
＋2	「不穏」	頻繁に目的のない動き，または，人工呼吸器との非同調が見られる．
＋1	「落ち着きがない」	不安で絶えずそわそわしている．しかし動きは攻撃的でも活発でもない．
0	「意識清明で落ち着いている」．	
－1	「傾眠」	完全に清明ではないが，呼びかけに対し10秒以上開眼し，アイコンタクトがある．
－2	「軽い鎮静」	呼びかけに対し短時間 (10秒以下) のアイコンタクトがある．
－3	「中等度鎮静」	呼びかけに対しなんらかの動きまたは開眼で応答するが，アイコンタクトなし．
－4	「深い鎮静」	呼びかけに動きは見られないが，身体刺激で動きまたは開眼が見られる．
－5	「昏睡」	呼びかけ，身体刺激に反応なし．

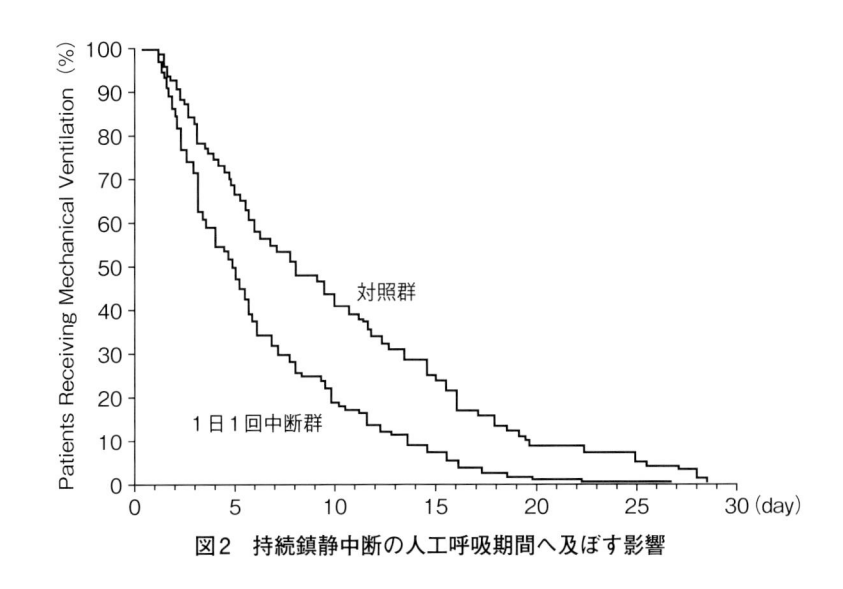

図2 持続鎮静中断の人工呼吸期間へ及ぼす影響

鎮静レベルを容易に調節でき，必要なら速やかに覚醒させることの可能な鎮静薬が使いやすい．

心臓・大血管手術では，ほとんどが体外循環を用い，術後早期に抗凝固療法をはじめるため，硬膜外麻酔による鎮痛は原則として行わない．開心術直後の患者が急に覚醒すると循環動態が不安定になりやすいこと，また胸骨正中切開アプローチのため術後の創痛が比較的軽度であることから，循環動態の安定が鎮痛・鎮静の第一の目的となっている．

鎮静・鎮痛薬を選択したり用量を調節したりするには医師だけでなく看護師，薬剤師の協力が必要である．プロトコールを用いる方法が優れているとの報告が多い[7)～9)]が，訓練された医療スタッフが十分配置されていればプロトコール使用の有用性は少なくなる[10)]．

また1日に1回持続鎮静を中断すると予後が改善することと報告されている (図2)[11)]．過鎮静を防ぐこと，これにより人工呼吸期間を短縮しICU滞在期間を短縮できるためとされる．さらに，1日1回の鎮静中断に併せて，自発呼吸試験を行うと，人工呼吸期間が短縮し生命予後が改善するという報告もある[12)]．

3 鎮静・鎮痛の実際

心臓・大血管手術後の患者に行っている鎮静・鎮痛法をいくつか紹介する。

1）プロポフォール（ディプリバン®）

短時間作用性，導入が速やか，投与量を調節して目的の鎮静レベルを得やすい，蓄積が少なく投与を中断すればすぐ覚醒する，肝機能障害・腎機能障害があっても使える利点がある。そのため短時間（48時間以内）の鎮静に広く用いられている。ミダゾラム鎮静に比べ，早期の抜管が可能である[13]。投与量は急速導入の際には1～2.5 mg/kg，ICUで人工呼吸中の鎮静目的に用いる場合の維持量は0.3～3 mg/kg/hrとされ，適切な鎮静レベルが得られるよう投与量を調節する。

一方，本薬物はミダゾラム鎮静に比べ高価であり，血圧低下，徐脈を生じやすいため，長期の鎮静が必要な場合には別の薬物を考慮したほうがよいかもしれない。米国の無作為化比較臨床試験でプロポフォール投与群の小児などに死亡数の増加が認められ，集中治療における人工呼吸中の鎮静においては，小児などには投与してはいけない。また脂肪乳剤であり防腐剤を添加しておらず汚染されると細菌が容易に増殖するため，本薬物の準備の際は無菌操作に十分注意し，シリンジやチューブ類は定期的に更新しなければならない。

2）フェンタニル（フェンタニル®）・ミダゾラム（ドルミカム®）混合静注投与

合成麻薬性鎮痛薬のフェンタニル，マイナートランキライザのミダゾラムを1アンプル：1アンプルの割合で混合し，成人なら2 mL/hrで持続的静脈内投与を開始する。例えば50 kgの成人に2 mL/hrで本混合液を投与すると，それぞれの投与量はフェンタニル1μg/kg/hr，ミダゾラム0.1 mg/kg/hrとなる。個人差が大きいため，鎮静レベルをチェックしながら1～4 mL/hrの間で用量を調節する。フェンタニルの鎮痛効果はモルヒネの50～100倍とされ，肝代謝，腎排泄で，再分布半減期は13分，消失半減期は4～7時間である。ミダゾラムも肝代謝，腎排泄であり，消失半減期は1～4時間である。腎障害を合併すると両薬物の排泄が低下するので投与量を減らすべきである。

フェンタニル・ミダゾラム混合静注投与は鎮静・鎮痛が同時に得られる，循環への影響が比較的少ない（心抑制が軽微），静注時の血管痛がない，投与が簡便，などの利点がある。しかしフェンタニルの副作用として，胸壁硬直，呼吸抑制，低血圧，腸管蠕動低下，長期投与時の蓄積，逆に耐性ができる。フェンタニルの呼吸抑制はその鎮痛効果よりも長く持続する。一方ミダゾラムの副作用として，中枢抑制，呼吸抑制，長期投与時の蓄積がある。また両薬物とも長期使用となり突然中止・減量すると急性離脱症状が出現することがある。

3）クロニジン（カタプレス®），デクスメデトミジン（プレセデックス®）

クロニジンは選択的$α_2$作動薬で，鎮静効果，降圧作用や抗頻脈作用があるため，麻酔の前投薬としてよく用いられる。わが国では経口薬だけが利用できる。鎮静・鎮痛薬を長期投与したのち離脱中に，しばしば出現する急性離脱症状に，クロニジン投与（3～6μg/kg/day経口投与）が有用である。

デクスメデトミジンはクロニジンに比べて$α_2$選択性の高い静注投与可能な薬物であり，鎮静効果と弱い鎮痛効果を有する。交感神経遮断作用により，高血圧・頻脈を抑制し，安定した循環動態をもたらす。また抗不安作用があり，呼吸抑制がほとんどないため，意思の疎通を図りながら抜管後も利用可能である点が利点となる。副作用として低血圧・徐脈がある。心臓手術後は頻脈や高血圧にしばしば陥るが，この副作用を逆に利用できる可能性がある。口渇も副作用であるが，分泌物を抑制するために逆に利用することもある。ただし長期使用後の反跳高血圧の評価が不十分なため，今のところ24時間以内の使用に限定されている。用量は0.2～0.7μg/kg/hrを用いる。

pit fall

症例

心臓移植後に鎮静・鎮痛を失敗したために，急激な心原性肺水腫となった症例を経験した[14]。心原性肺水腫の機転は，ドナー心のサイズが小さい「サイズミスマッチ」，創痛によって急激に後負荷が異常上昇したためであった。

症例は，40歳代，男性。病名は拡張型心筋症である。3年前に左心補助人工心臓を装着し，今回心臓移植手術を受けた。ドナーの体格が小さく（体重比－30％）であったが，手術は順調に経過しICUに入室した。ICU入室中の血管作動薬，血行動態の推移を図3に示す。ICU入室時プロポフォール2 mg/kg/hrで持続鎮静していたが，入室15時間後に意思疎通が可能になり，人工呼吸器を離脱し抜管した。抜管時の循環動態は血圧115/74 mmHg，心係数1.9 L/min/m^2，体血管抵抗2,250 dynes/sec/cm^{5}であった。創痛の訴えが強くブトルファノール0.1～0.2 mg/hr投与で対応したが，創痛コントロールは困難で四肢冷感も強かった。

抜管10時間後，収縮期血圧が80 mmHg台へ，心係数が1.6～1.8 L/min/m^{2}へ低下し，混合静脈血酸素飽和度は40％へ低下し，体血管抵抗は2,080～2,620 dynes/sec/cm^{5}へ増加した。抜管12時間後に低酸素血症が進行し再挿管となった。再挿管後の胸部X線写真では肺水腫を呈していた（図4）。再挿管前に混合静脈血酸素飽和度と心拍出量が低下していたが，再挿管後は速やかに回復した（図5）。

治療として，高めの呼気終末陽圧（positive end-expiratory pressure：PEEP）を用いた人工呼吸とした。創痛コントロールを目的に，塩酸モルヒネ1 mg/hrの投与を開始した。ミルリノン，ドブタミン投与を開始したところ，体血管抵抗が減少し心係数が増加し始めた。血行動態が安定したのを確認したのち，人工呼吸器からの離脱を

再開し，術後5日目に抜管することができた。

　本症例で抜管後に急速に心原性肺水腫に陥った原因は，ドナー心が小さいサイズミスマッチの影響のほか，搬送に伴い心筋収縮力が低下していた，創痛による後負荷増大が過大であったことが関与していたと考えられる（図6）。心臓のサイズが小さいため，前負荷や後負荷に対する許容範囲が狭くなる。さらに創痛のために後負荷が異常に増大し心不全に陥ったと考えられた。そこで再挿管後は創痛コントロール，後負荷軽減を図った。その後も心不全状態が遷延したが，徐々に後負荷が減少に転じ，心係数が改善し始めた。

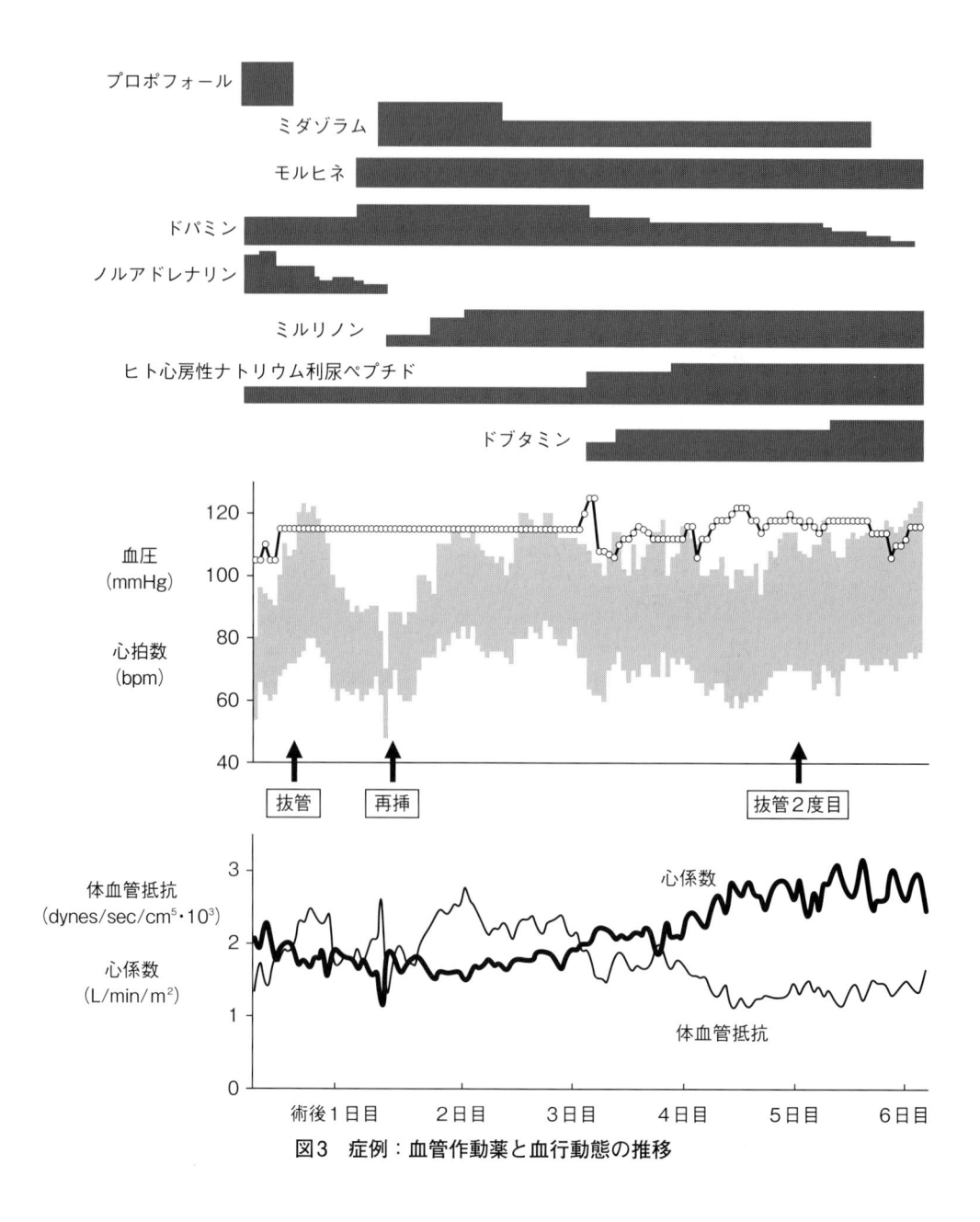

図3　症例：血管作動薬と血行動態の推移

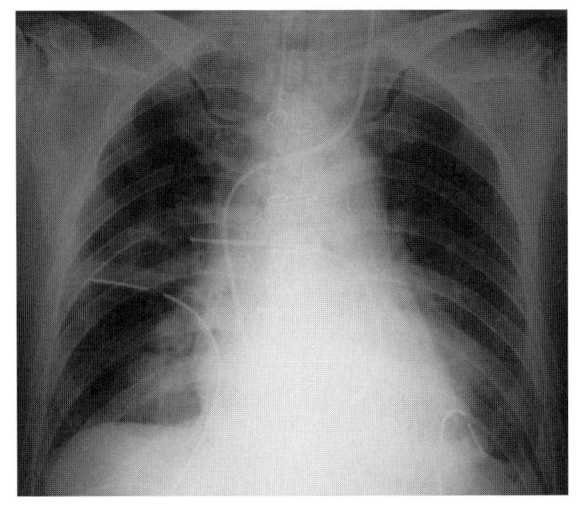

図4　再挿管直後の胸部X線写真

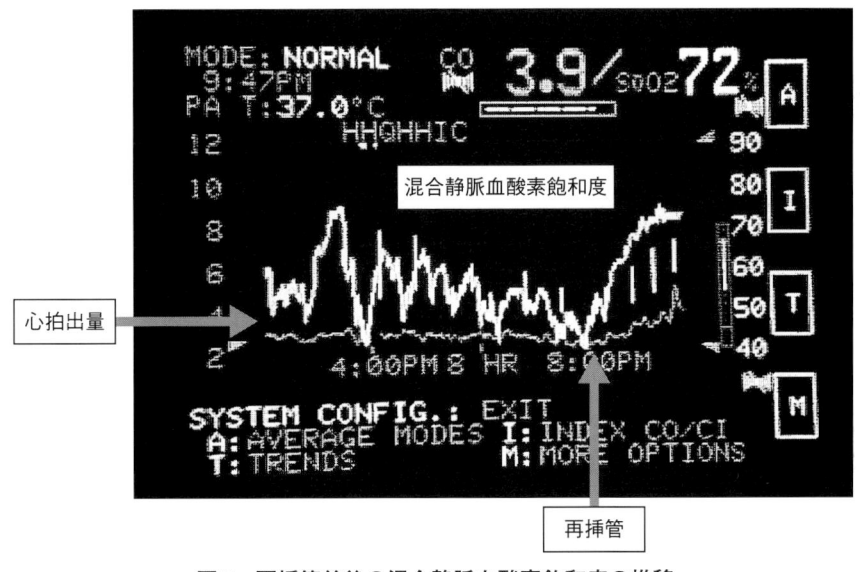

図5　再挿管前後の混合静脈血酸素飽和度の推移

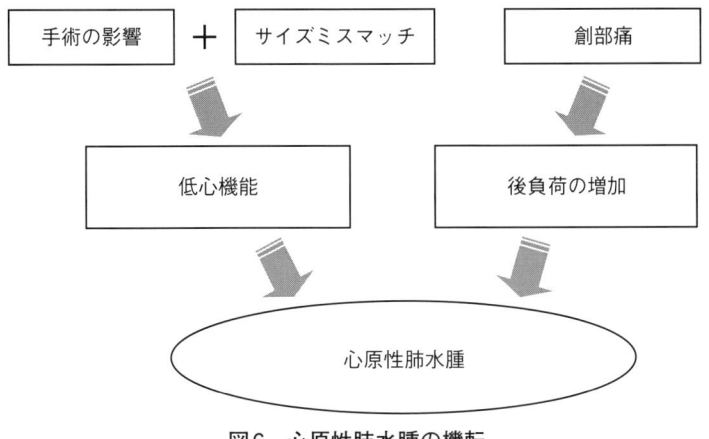

図6　心原性肺水腫の機転

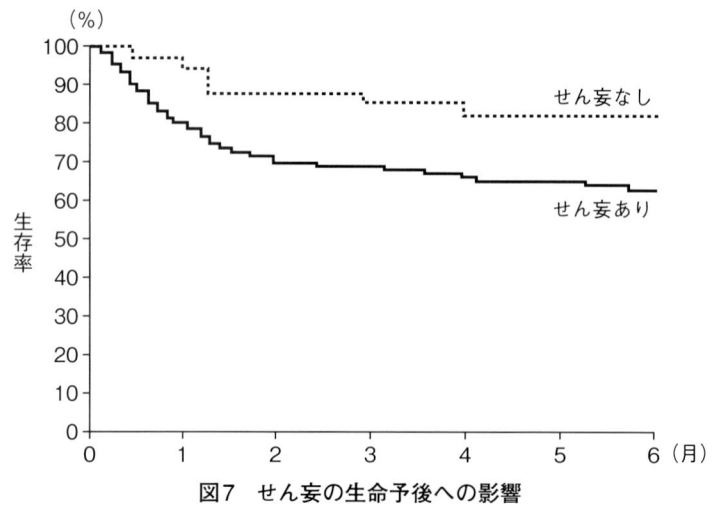

図7 せん妄の生命予後への影響
(Ely EW, Shintani A, Truman B, et al. Delirium as a predictor of mortality in mechanically ventilated patients in the intensive care unit. JAMA 2004；291：1753-62より引用)

pit fall

せん妄と急性離脱症状

　ICUにおいてせん妄はよく発生するが対策に難渋する。危険因子として，高血圧・喫煙歴，ビリルビン値異常，モルヒネや高用量ベンゾジアゼピンの使用などが知られている[15]。困るのは，気管チューブやカテーテルの自己抜去であるが，驚くべきことにせん妄患者では6ヶ月生存率が悪化したり入院期間が延長したりすることも知られている（図7）[16]。せん妄の治療として，ハロペリドール2 mgを静注し，症状改善まで15分ごとに負荷していく方法がある。

　また，フェンタニルやミダゾラムを突然中止すると急性離脱症状が出現する（表7）[17]。鎮静・鎮痛薬の投与が大量，長期にわたった場合，あるいは急激な離脱を図った場合に，急性離脱症状の頻度は30％を超える[18]。これを防ぐため，必要最低限の用量に調節し，段階的に減量する。やむをえず，鎮痛薬や鎮静薬を長期続ける場合は，1日に1回中止してみる，投与量を漸減してみる，α_2作動薬（3〜6 μg/kg/dayのクロニジン経口投与）を併用してみる工夫が有用である。

おわりに

　心臓手術・大血管手術後の鎮静・鎮痛について概説した。循環や重要臓器への影響を考慮しつつ，鎮静・鎮痛を行う必要がある。

表7 急性離脱症状

兆候	落ち着きがない，怒りっぽい，興奮
	疼痛に対する反応性が増す
	不快な気分，不眠，不安，倦怠感
	せん妄
	嘔気
	筋痙攣，筋肉痛，ミオクローヌス
身体所見	発汗，頻脈，血圧上昇
	頻呼吸，発熱
	嘔吐，下痢
	痙攣，頭痛，振戦

【文 献】

1) Cheng DCH. Fast track cardiac surgery pathways: Early extubation, process of care, and cost containment. Anesthesiology 1998;88:1429-33.
2) Wilmore DW, Kehlet H. Management of patients in fast track surgery. BMJ 2001;322:473-6.
3) De Witte J, Sessler DI. Perioperative shivering: Physiology and pharmacology. Anesthesiology 2002;96:467-84.
4) 星 邦彦, 松川 周. 人工呼吸中の鎮静法. 西野 卓編著. 人工呼吸療法 最近の進歩. 東京:克誠堂出版;2000. p.129-42.
5) Ramsay MAE, Savege TM, Simpson BRJ, et al. Controlled sedation with alphaxalone-alphadolone. BMJ 1974;2:656-9.
6) Riker RR, Picard JT, Fraser GL. Prospective evaluation of the Sedation-Agitation Scale for adult critically ill patients. Crit Care Med 1999;27:1325-9.
7) 妙中信之, 行岡秀和, 足羽孝子ほか. 人工呼吸中の鎮静のためのガイドライン. 日本呼吸療法医学会 人工呼吸中の鎮静ガイドライン作成委員会. 2007. http://square.umin.ac.jp/jrcm/index.html
8) Jacobi J, Fraser GL, Coursin DB, et al. Clinical practice guidelines for the sustained use of sedatives and analgesics in the critically ill adult. Crit Care Med 2002;30:119-41.
9) Richman PS, Baram D, Varela M, et al. Sedation during mechanical ventilation: A trial of benzodiazepine and opiate in combination. Crit Care Med 2006;34:1395-401.
10) Bucknall TK, Dip G, Manias E, et al. A randomized trial of protocol-directed sedation management for mechanical ventilation in an Australian intensive care unit. Crit Care Med 2008;36:1444-50.
11) Kress JP, Pohlman AS, O'Connor MF, et al. Daily interruption of sedative infusions in critically ill patients undergoing mechanical ventilation. N Engl J Med 2000;342:1471-7.
12) Girard TD, Kress JP, Fuchs BD, et al. Efficacy and safety of a paired sedation and ventilator weaning protocol for mechanically ventilated patients in intensive care (Awakening and breathing controlled trial): a randomised controlled trial. Lancet 2008;371:126-34.
13) Ostermann ME, Keenan SP, Seiferling RA, et al. Sedation in the intensive care unit: A systematic review. JAMA 2000;283:1451-9.
14) 西田朋代, 今中秀光, 竹内宗之ほか. 心臓移植後サイズミスマッチが原因と考えられる心原性肺水腫を発症した1例. 日集中医誌 2007;14:341-2.
15) Dubois M-J, Bergeron N, Dumont M, et al. Delirium in an intensive care unit: a study of risk factors. Intensive Care Med 2001;27:1297-304.
16) Ely EW, Shintani A, Truman B, et al. Delirium as a predictor of mortality in mechanically ventilated patients in the intensive care unit. JAMA 2004;291:1753-62.

17) Katz R, Kelly W, Hsi A. Prospective study on the occurrence of withdrawal in critically ill children who receive fentanyl by continuous infusion. Crit Care Med 1994 ; 22 : 763-7.
18) Cammarano WB, Pittet JF, Weitz S, et al. Acute withdrawal syndrome related to the administration of analgesic and sedative medications in adult intensive care unit patients. Crit Care Med 1998 ; 26 : 676-84.

(今中　秀光)

B 呼吸器外科手術後

Key Point
- 手術術式と手術後の治療経過に合わせた鎮静と鎮痛の管理が必要である。
- 十分な鎮痛があってこそ，満足な鎮静状態が得られる。
- オピオイドばかりでなく，NSAIDs，神経ブロックなどの鎮痛法を組み合わせることにより，十分な鎮静・鎮痛効果を得ながらそれぞれの副作用を軽減できる。
- 人工呼吸管理期間を見通した計画的な鎮静と鎮痛の方法を選択する。

はじめに

　近年，ビデオ補助下胸腔鏡下手術（video-assisted thoracoscopic surgery：VATS）など手術手技の格段の進歩により，呼吸器外科領域でも低侵襲手術が主流となり，術後疼痛も少なく，早期離床が可能になってきている。最近では，手術後早期離床に伴い，めまい，嘔気・嘔吐など鎮静・鎮痛薬の副作用が問題となることも多くなってきている。一方，患者の高齢化に伴い，糖尿病，虚血性心疾患などの合併症を持つ症例だけでなく，低肺機能症例の増加も顕在化してきている。したがって，呼吸器外科手術後患者の鎮静と鎮痛には，手術手技，侵襲度，残存肺機能への影響を考慮し，患者個々に応じて計画を立案し，治療を行い，その効果について経時的に評価を行うことが必要となる。

1 呼吸器外科手術後の特徴

① 表1に示すように，手術手技により術後疼痛の強度が異なる。
② 気胸を除く肺実質の手術の場合，手術前より呼吸機能が低下していることが多い。
③ 胸壁や胸腺腫などの縦隔の手術では，長期の人工呼吸管理を必要とする場合がある。
④ DLT（double lumen tube）を使用した分離肺換気（differential lung ventilation：DLV）を必要とする場合，筋弛緩薬の持続投与が必要になることがある（表2）。

表1　術後疼痛

強		弱
前側方切開	>	胸骨縦切開
前側方切開	>	後方までの切開
皮膚切開を伴う開胸	>	VATS
リンパ節隔清：あり	>	なし
肋骨骨折を伴う	>	なし

表2 ICUにおける分離肺換気の適応

1. 左右肺でコンプライアンスに著しい差異が認められる場合
   1) 血液や膿が健側肺へのたれ込みを防止する
        胸部外傷
        肺膿瘍
   2) 片側肺の重症肺挫傷
2. 大量のエアーリークが片側肺にのみ生じた場合
        重症の気胸
        気管胸膜瘻

＊肺挫傷以外は，手術適応であり一時的と考えられる．

表3 Ramsay Sedation Scale

スコア	鎮静状態
1	不安不穏，落ち着かない
2	協力的で見当識があり，落ち着いている
3	命令だけに応じる
4	眠っているが，刺激すれば速やかに反応する
5	眠っており，刺激に対しゆっくりと反応する
6	刺激しても反応しない

(Ramsay MAE, Savege TM, Simpson BRJ, et al. Controlled sedation with alphaxalone-alphadolone. Br Med J 1974；2：656-9より引用)

2 鎮静・鎮痛の概要

　適切な鎮痛を行ったのちに，鎮静を行うことが基本である．鎮静は日内変動を考慮して行うことが望ましい．術後早期の疼痛は，侵襲受容性疼痛であり，創部痛（皮膚切開，ドレーン挿入部），胸郭全体の痛み，肩部痛が主な原因である．その他，術後一般的に認められる心因性疼痛，神経因性疼痛も考慮しなければならない[1]．使用する薬物としては，局所麻酔薬，オピオイド，非ステロイド性抗炎症薬(nonsteroidal anti-inflammatory drugs：NSAIDs)，N-メチル-D-アスパラギン酸（N-methyl-D-aspartic acid：NMDA）受容体拮抗薬が主である．American College of Critical Care Medicine（ACCM）のガイドライン[2]では，鎮静鎮痛を行う場合には，経時的に評価を行うことを推奨している．鎮静に関してはRamsay Sedation Scale（表3）[3]やRichmond Agitation-Sedation Scale（RASS）（表4）[4]などを使用する．ICUの患者では，鎮静度をBIS（Bispectral Index）モニターなどで評価することには，一定の見解を得ていない．また，ICUの患者での鎮痛状態の評価には，0から10までの数字で疼痛の程度を表現する数値的評価スケール（Numeric Rating Scale：NRS）の使用が推奨されている[2]．われわれの施設で，鎮静・鎮痛に使用している主な薬物と投与量を表5に示す．

表4 Richmond Agitation-Sedation Scale

スコア	状態	症状	
＋4	闘争的	明らかに闘争的，暴力的 医療スタッフに対して直接的に危険な状態	
＋3	過度の不穏状態	チューブまたはカテーテルを引く，もしくは引き抜く攻撃性あり	
＋2	不穏状態	頻繁に意図しない体動があり，人工呼吸器に抵抗性あり	
＋1	不安状態	不安はあるが，積極的または激しい体動はない	
0	覚醒と平静（平穏）状態		
−1	傾眠状態	完全には覚醒していないが，呼びかけにより覚醒（開眼・視線を合わせる）する（10秒以上）	言葉刺激
−2	浅い鎮静状態	呼びかけにより開眼し，短時間覚醒する（10秒未満）	
−3	中等度の鎮静状態	呼びかけにより動作反応または開眼（ただし視線を合わせることはできない）	
−4	深い鎮静状態	呼びかけには反応しないが，身体刺激により動作反応または開眼する	身体刺激
−5	非覚醒状態	呼びかけまたは身体刺激による反応なし	

(Sessler CN, Gosnell M, Grap MJ, et al. The Richmond Agitation-Sedation Scale: validity and reliability in adult intensive care unit patients. Am J Respir Crit Care Med 2002; 166: 1338-44 より引用)

表5 鎮静・鎮痛薬の使用量

局所麻酔薬	持続硬膜外ブロック	0.15 mL/kg/hr：最大5 mL/hr
	ロピバカイン	0.1〜0.2%
	ブピバカイン	0.125〜0.25%
オピオイド	フェンタニル	0.5〜2 μg/kg：維持量0.5〜2 μg/kg/hr
	モルヒネ	0.01〜0.04 mg/kg：維持量0.02〜0.04 mg/kg/hr
	ブプレノルフィン	0.1〜0.2 mg
NSAIDs	フルルビプロフェン	1 mg/kg
NMDA受容体拮抗薬	ケタミン	0.5 mg/kg：1〜2 μg/kg/min または0.25 mg/kg/hr
鎮静薬	ミダゾラム	初回量：0.05〜0.1 mg/kg：維持量：0.04〜0.2 mg/kg/hr
	プロポフォール	初回量：0.5〜1 mg/kg：維持量：0.5〜3 mg/kg/hr
	デクスメデトミジン	初回量：0.1 μg/kg/hr，1時間後0.04〜0.07 μg/kg/hr
	ハロペリドール	2〜10 mg緩徐に間欠静注
	ヒドロキシジン	1 mg/kg：最大50 mg
筋弛緩薬	ベクロニウム	0.04〜0.08 mg/kg/hr
	パンクロニウム	0.02〜0.03 mg/kg/hr

1）VATS手術

　日帰り手術や早期離床が可能な患者もあるため，術後の鎮痛はNSAIDsやオピオイドの投与で十分な場合が多い。しかし，低肺機能患者では，硬膜外ブロックの併用が推奨される[5]。手術中に直視下に肋間神経ブロックを行うと，術後数時間は鎮痛に有効である。硬膜外ブロックやオピオイドの持続投与では，自己調節鎮痛（patient-controlled analgesia：PCA）が推奨される。

2）皮膚切開を伴う開胸手術

　切開線が大きく，あるいは肋骨骨折や肋骨切除を伴うと術後疼痛は強くなる。術後鎮痛に対してはNSAIDsやオピオイドを使用するが，硬膜外ブロックや胸部傍脊椎ブロックを用いる場合は，チューブを留置して局所麻酔薬とオピオイドを併用する持続ブロックが有効である[5]。われわれは0.2％ロピバカインとフェンタニル500μgを全量で250 mLとし，4 mL/hrで持続投与を行い，ボーラス投与は2 mL，ロックアウトタイムは15分に設定している。フェンタニルなどのオピオイドは，主にC線維をブロックするため，鈍い安静時痛に効果的である。また，フェンタニルはモルヒネと異なり脂溶性であるため，硬膜外投与でも即効性である。モルヒネに比べて短時間作用性（1.5～3時間）であるが，持続注入で使用することで問題とならない。咳嗽や体動時の鋭い痛みは，併用する局所麻酔薬により鎮痛効果が期待できる。

　われわれは，この硬膜外ブロックを基本鎮痛とし，肩部痛などに対してはNSAIDsのフルルビプロフェン1 mg/kg（最大50 mg）静脈内投与を6時間間隔で用いて，満足できる鎮痛を得ている。肩甲上神経ブロックが有効とする報告[6]もある。睡眠導入に関しては，ベンゾジアゼピン系薬物の静脈内少量投与または内服を行っている。

3）胸壁手術：漏斗胸手術（NUSS法）

　NUSS法による漏斗胸手術は，低侵襲の手術方法であるが，術後疼痛は従来型の開胸手術よりも強く長く続くとされている。手術中より硬膜外ブロックを併用することが推奨されるが，対象患者は小児が多く，熟練した手技が必要となる。硬膜外オピオイド投与に関しては，嘔気・嘔吐の発生に注意する。オピオイドの静脈内投与やNMDA受容体拮抗薬であるケタミンの併用も有効である。鎮静は，鎮痛が十分な効果があればヒドロキシジンの静脈内投与（1 mg/kg）を行っている。

4）前縦隔手術：胸骨縦切開

　胸腺腫に対する手術が主なものである。重症筋無力症を伴った症例が多く，手術後のコミュニケーションが困難になることもある。胸骨縦切開は，胸骨の固定が十分であれば創部痛は比較的少ないと考えられている。重症筋無力症患者に硬膜外ブロックやオピオイドを使用する場合は，筋弛緩作用や呼吸抑制に十分注意する必要がある。術後人工呼吸が必要な場

合は，夜間のみプロポフォールの持続投与を行い，日内変動を堅持することで，ほとんどの患者で不穏・せん妄状態は回避できる。せん妄状態となった患者にはプロポフォールの持続投与を行うが，鎮静レベルは日内変動を考慮して，日中は鎮静深度を浅くし，夜間は深くしている。

5）手術後も人工呼吸管理が必要な場合

　低肺機能患者の術後には，残存肺機能のさらなる低下から人工呼吸管理が必要になることがある。その場合，十分な鎮痛を得たのちに鎮静を行うが，鎮静は呼吸抑制の少ない方法を選択することが望ましいといえる。また，気管チューブの留置が原因となる咽頭痛などが意外に強いことも念頭に置くべきである。鎮静レベルは，可能なかぎり日内変動を考慮した目標設定とする。われわれの施設では，日中はRASSで－1～－2を目標に，夜間は－3～－4とすることが多い。また，日中，患者が協力的であれば，鎮静薬投与を中止し，夜間のみの投与とすることも多い。手術後の人工呼吸管理には，患者の病状に対する精神的不安などが不穏状態をもたらすこともあり，きめ細かい精神的ケアも重要となる。

　胸部外傷や肺挫傷などで，両肺間に極端なコンプライアンスの差が生じた場合，ある一定期間，DLTを使用したDLVが必要となる。DLVを行う場合には，
① DLTの使用により，気管支ファイバーによる気道のトイレッティングが難しくなる。
② 安全で確実な換気のために，筋弛緩薬の投与が必要となる。
などの問題がある。

　DLTは，左用を使用してもチューブ位置が変動しやすく，気管支ファイバーによる頻繁の位置確認が必要になる。また，DLVには通常，筋弛緩薬を使用して，左右肺それぞれのコンプライアンスに合わせた換気量や呼気終末陽圧（positive end-expiratory pressure：PEEP）の設定が行われるが，筋弛緩薬の使用により鎮静・鎮痛状態の評価は著しく困難になる。BISモニターなどにより客観的に鎮静深度を評価する試みがみられるが，有用性に一定の見解はない[7]。そこで，現時点では，鎮静と鎮痛の評価を行ったのちに筋弛緩薬投与を開始することが推奨される。さらに，筋弛緩薬を使用すると咳反射が極度に抑制されるため，気道トイレッティングはさらに困難になる。ACCMのガイドラインでは，筋弛緩モニター（train-of-four：四連反応）下でのパンクロニウムの使用を推奨している[6]が，われわれは筋弛緩作用の遷延を少しでも避けるために，ベクロニウムの持続投与（0.06～0.1 mg/kg/hr）を行い，咳反射がかろうじて認められる程度で管理することが多い。いずれの筋弛緩薬でも，24～48時間ごとにいったん筋弛緩薬を中止し，筋弛緩効果を確認することも推奨されている[8]。無気肺や肺炎などの合併症を防止するためにも，筋弛緩薬の持続投与は可能なかぎり短時間にとどめることが肝要である。

　鎮痛に関しては，外傷早期や，大量出血などにより血液凝固異常を合併する場合には，硬膜外ブロックより静脈内持続投与が推奨される。DLTからSLT（single lumen tube）へ切り替える時点で，硬膜外ブロックなどの併用を検討する。鎮静に関しては，ICU入室直後は循環動態の安定に優れたミダゾラムを第一選択とし，人工呼吸器からのウィーニング開始時

点からプロポフォールに変更，抜管前日からデクスメデトミジンに切り替えるなどの，薬物の使い分けを行っている．

> **pit fall**
>
> **術後疼痛は創部痛だけではない！**
> - 術後早期の疼痛の中には，創部痛ばかりでなく，ドレーン挿入などに伴った肋間神経損傷によるものが隠れて存在する場合がある．術後数日経過しても疼痛が緩和されない場合は，考慮する必要がある．肋間神経損傷が原因の場合，疼痛は数ヶ月から数年にわたり持続する場合もある[9]．また，その他の疼痛の原因としては，手術中の胸膜剥離や牽引などの手技によるもの，体位による肩部痛，肺門部リンパ節郭清などによる肺全体の違和感なども考慮する必要がある．
> - 手術後の不穏状態は，合併症が原因のことが多く，予後不良のサインともされている[10]．患者の性格に原因を求めるのではなく，医学的に合併症などの問題点をまず否定するべきであり，安易な鎮静薬の追加投与は慎むべきである．

症例　鎮静・鎮痛の実際

■症例1（図1）

30歳，男性．身長162 cm，体重66 kg．

左肺腫瘍に対し，左肺全摘，心膜・横隔膜合併切除（ゴアテックス®，マーレックスメッシュで被覆），胸骨体部左半側切除，左第3～6肋骨（前外側部）切除を行った．術後ICUに入室し，人工呼吸管理下に鎮痛鎮静を行った．鎮痛は0.2％ロピバカインとフェンタニル500μgで全量250 mLとし，硬膜外自己調節鎮痛（patient-controlled epidural analgesia：PCEA）を行った．持続投与速度は5 mL/hrで設定し，ボーラス投与量は3 mL，ロックアウトタイムは15分とした．PCEAを4回使用して鎮痛効果を確認後，1％プロポフォールで鎮静を行った．循環動態をモニターしながら30 mg/hrから持続投与を開始し，30 mg/hrごとに増量し，目標鎮静深度をRamsay Sedation Scaleで3～4とした．鎮静は夜間のみ（20時から翌朝7時まで）とした．

第2病日にはPCEAを0.2％ロピバカインのみとしたところ十分な鎮痛が得られなかったため，フェンタニルの持続静脈内投与を併用して鎮痛を確認した．その後，ウィーニングを進め，努力肺活量（forced vital capacity：FVC）983 mL（15 mL/kg）であったため抜管し，第3病日，一般病棟へ退室した．

■症例2（図2）

10歳，男児．身長137 cm，体重29.8 kg．

漏斗胸に対し6歳時にNUSS法手術を受けるが，再度進行したためRavitch法（胸骨挙上

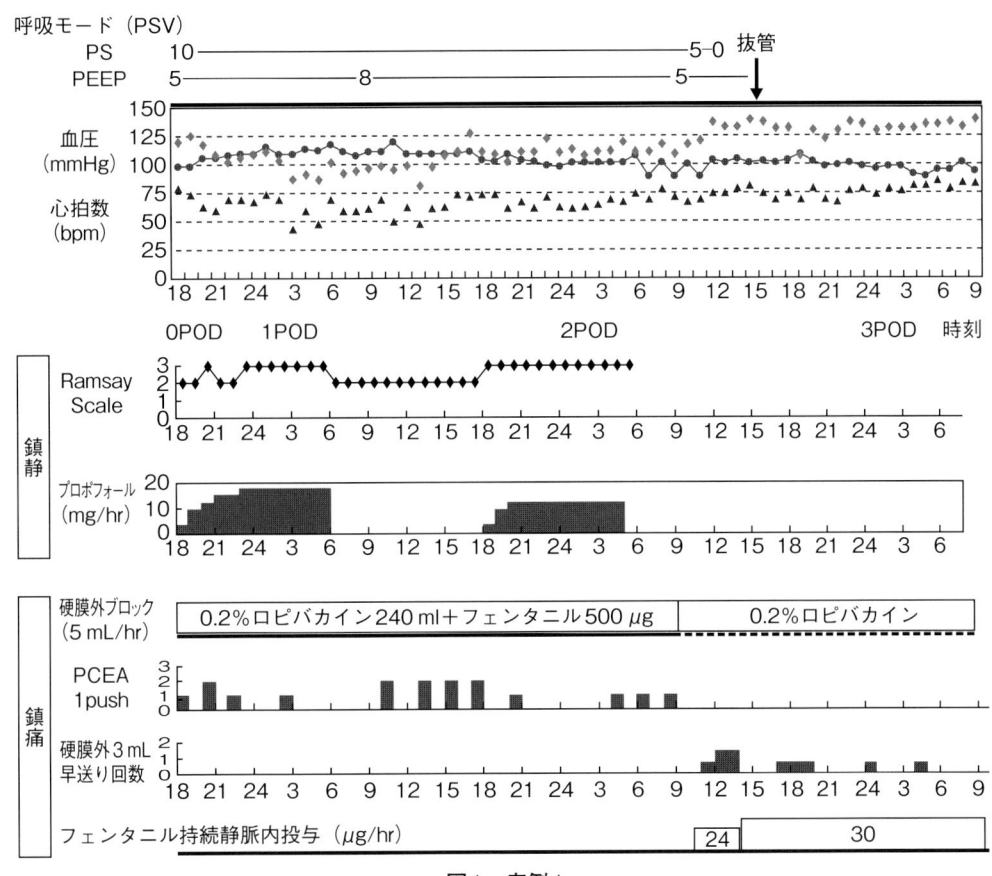

図1 症例1

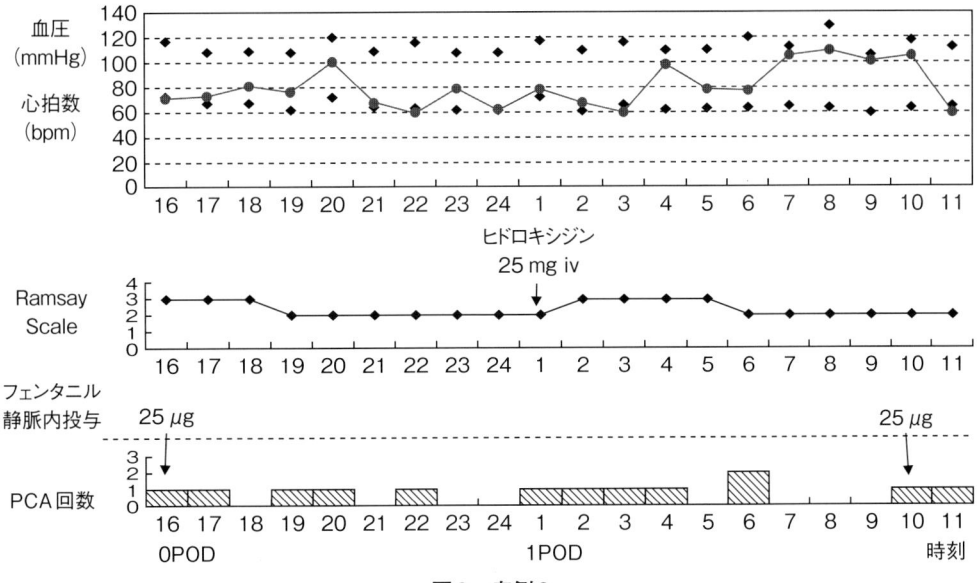

図2 症例2

法）を施行された。手術終了後，全身麻酔からの覚醒を確認して抜管したが，創部痛が強く呼吸できないとの訴えがあり，ミダゾラム3 mg，塩酸モルヒネ2 mgを静注後，ICU入室となった。鎮痛は塩酸モルヒネによるIV-PCA（intravenous patient controlled analgesia）とし，持続投与は行わず，ボーラス投与はモルヒネ1 mg，ロックアウトタイム10分とした。鎮痛が不十分な場合にはフェンタニル25 μgの静脈内投与を追加した。入室後は，しだいにPCAの間隔が徐々に広くなってきて，安静時には十分な鎮痛効果が得られ，翌日には一般病棟へ退室した。小児でもPCAで十分管理が可能であり，嘔気・嘔吐などの副作用も認められなかった。

おわりに

　手術手技の進歩と，早期離床，短期入院の推奨など，術後鎮痛鎮静はその効果だけでなく，嘔気・嘔吐などの副作用に対しても経時的に評価することが必要である。鎮痛鎮静方法も硬膜外ブロック，オピオイドだけでなく，各種神経ブロックやNSAIDs，選択的COX-2阻害薬などをうまく使い分けることが必要である。時には医療従事者の病状説明や熱意が，患者を不穏状態から鎮静状態に導く要因にもなりうることも忘れてはならない。

【文　献】

1) 廣瀬宗考，上田雅史，細川豊史．鏡視下術中・術後の鎮静．総合臨床 2001；50：2547-51．
2) Jacobi J, Fraser GL, Coursin DB, et al. Clinical practice guidelines for the sustained use of sedatives and analgesics in the critically ill adult. Crit Care Med 2002；30：119-41.
3) Ramsay MAE, Savege TM, Simpson BRJ, et al. Controlled sedation with alphaxalone-alpha dolone. Br Med J 1974；2：656-9.
4) Sessler CN, Gosnell M, Grap MJ, et al. The Richmond Agitation-Sedation Scale：validity and reliability in adult intensive care unit patients. Am J Respir Crit Care Med 2002；166：1338-44.
5) Hill SE, Keller RA, Stafford-Smith M, et al. Efficacy of single-dose, multilevel paravertebral nerve blockade for analgesia after thoracoscopic procedures. Anesthesiology 2006；104：1047-53.
6) 林田健児，日比野晋二郎，藤野晋二ほか．開胸術後の肩関節痛．日本ペインクリニック学会誌 1999；6：225.
7) Walsh TS, Ramsay P, Kinnunen R. Monitoring sedation in the intensive care unit：can "black boxes" help us? Intensive Care Med 2004；30：1511-3.
8) Murray MJ, Cowen J, DeBlock H, et al. Clinical practice guidelines for sustained neuromuscular blockade in the adult critically ill patient. Crit Care Med 2002；30：142-56.
9) 廣瀬宗考．鏡視下手術の術後鎮静．ペインクリニック 2005；26：S111-6.
10) Woods JC, Mion LC, Connor JT, et al. Severe agitation among ventilated medical intensive care unit patients：frequency, characteristics and outcomes. Intensive Care Med 2004；30：1066-72.

（和田　政彦）

C 一般外科手術後

> **Key Point**
> - 侵襲の大きな一般外科手術後患者の管理は，内科的疾患を含んださまざまな重症患者管理にも共通する事柄が多い。
> - 手術侵襲に伴う生体反応，特に循環動態の変動を最小限に抑えて臓器灌流を保ちつつ，疼痛対策を徹底して気道のクリアランスを維持すると同時に，術後せん妄発現を予防するための精神面からのアプローチも重要である。
> - 疼痛対策の中心は，硬膜外カテーテルを利用したPCEAである。
> - 人工呼吸期間に応じて鎮静薬を使い分け，また，生理的な日内変動にも配慮し，睡眠・覚醒リズムの維持に重点を置く必要がある。

はじめに

　人工呼吸を要する一般外科手術後症例は，開胸開腹手術などの過大侵襲後や，大量出血後，心血管系合併症や呼吸器系合併症などを持つ症例，あるいはすでに多臓器障害を併発したabdominal sepsis症例など，きわめて多岐にわたる。このうち本項では一般外科手術における術後侵襲の具体例として，食道癌根治手術後症例について述べるが，その管理法の基本的概念は他の外科手術後患者ばかりでなく，内科的疾患を含んださまざまな重症患者管理にも共通する事柄が多い。すなわち，種々の原因による侵襲に対する生体反応，いわゆる全身性炎症反応症候群（systemic inflammatory response syndrome：SIRS）の概念の理解とその管理法は，食道癌根治手術後管理に凝縮されているといえる。このため，自治医科大学附属病院集中治療部では，「クリティカルケアにおける鎮静・鎮痛」の概念を効率良く理解させるうえからも，食道癌根治手術後管理を「規範となる原則」と位置付け，積極的な研修医教育に当たっている。一般外科手術におけるその他の病態（特に，呼吸機能障害，肝・腎機能傷害合併例や，敗血症患者など）については他項に詳述されるので，参照されたい。

1 食道癌根治手術後症例の特徴

　食道癌根治手術の特徴は，
① 胸部，腹部，頸部の広範囲にわたる手術侵襲が加わる。
② 片肺換気による肺虚脱を必要とする。
③ 手術時間が長時間で，体液バランスが乱れやすい。
④ 広範囲のリンパ節郭清により，特に気管周囲に分布する迷走神経障害に伴って，咳嗽反射が強く抑制される。
⑤ 胸部，上腹部の創部痛やドレーン挿入部痛により，術後の深呼吸や喀痰排出が困難になる。

表1　PCEA

0.2％ロピバカイン 240 mL
フェンタニル 0.5 mg
持続投与量 4 mL/hr
one bolus 2 mL
lockout time 15 min

（自治医科大学麻酔科）

⑥ 呼吸器系や心・血管系の合併症を持つ高齢者が多い。
⑦ 術前からの低栄養状態が持続していることが多い。

　などが挙げられ，これらが原因となって術後に無気肺や肺炎などの呼吸器系や，不整脈，心不全などの循環器系の合併症を来しやすい。また，高齢患者は放置すればしばしば術後せん妄を来しやすく，いったんせん妄を発症すると呼吸管理期間も長くなる傾向が強い。したがって，食道癌根治手術後の患者管理のポイントは，手術侵襲に伴う生体反応，特に循環動態の変動を最小限に抑えて臓器灌流を保ちつつ，疼痛対策を徹底して気道のクリアランスを維持し，肺酸素化能を保持することにあるが，同時に，せん妄発現を予防するための精神面からの種々のアプローチもきわめて重要である。

2　鎮静・鎮痛の概要

　開胸手術や上腹部手術後症例では，創部痛のコントロールが必須である。全身麻酔下に行われるこれらの手術では，用いられる麻酔薬の種類によって程度の差はあるものの，おしなべて術後の気道分泌物は増える。不十分な鎮痛下では，体動が制限され，あるいは深呼吸や喀痰排出が困難になるなどして，気道分泌物のクリアランスが低下し，無気肺や肺炎などの呼吸器系合併症が発生しやすい。

　疼痛コントロールの中心をなすものは，全身麻酔時に留置される硬膜外カテーテルを利用した自己調節硬膜外鎮痛法（patient-controlled epidural analgesia：PCEA）である。通常，$Th_{6 \sim 10}$ 間より硬膜外カテーテルを挿入し，術後は主として 0.2％ロピバカインにフェンタニルを中心とした麻薬を加えて投与している（表1）が，硬膜外鎮痛のみでは十分な鎮痛が得られない場合は，少量の麻薬（フェンタニル 0.05 mg）の経静脈的単回投与を追加する。なんらかの理由（脊椎の変形，出血傾向，患者の拒否など）により硬膜外カテーテルが挿入されなかった症例では，経静脈的に麻薬を投与（intravenous patient controlled analgesia：IV-PCA）することが多い（表2）。

　食道癌根治手術後の典型例では，術中から術後1〜2日前後にかけて，手術侵襲に伴う全身性炎症反応症候群により血管透過性が亢進して体液の血管外漏出が生じる。したがって，この状態では比較的大量の輸液による循環血液量の補正を行わないと十分な尿量が得られないことが多く，通常ではこの時点で，術前からの水分バランスは2〜3L以上のプラスバラ

表2 IV-PCA

生理食塩液 90 mL
フェンタニル 0.5 mg
または
生理食塩液 76 mL
モルヒネ 40 mg
持続投与量 4 mL/hr
one bolus 2～4 mL
lockout time 15 min

（自治医科大学麻酔科）

ンスとなる。典型例においては，その後，手術侵襲の消退に伴って術後2～3日前後で血管透過性が正常化してくると，血管外に漏出した体液は急速に血管内に戻る，いわゆるre-filling現象が生じ，心機能や腎機能に異常がなければ利尿とともに水分バランスは急速に是正されていく。しかし，心機能や腎機能に異常がある場合は，強心薬や利尿薬などで十分な尿量を確保しないと心房細動やうっ血性心不全を来し，肺酸素化能が低下しやすい。また，リンパ節郭清に伴う迷走神経障害による咳嗽反射の抑制は，術後3日前後まで続く場合が多いため，この間は気管内吸引などによって，気道のクリアランスを維持する必要がある。

このようなことから，食道癌根治術後は，術後3～4日目に，CRP値の低下や肺酸素化能の維持，咳嗽反射の回復，循環動態の安定，十分な利尿による水分バランスの是正のめどなどを確認したのちに抜管することを原則としている。したがって，人工呼吸管理期間も数日間にわたることが多いため，精神的ケアの観点からの鎮静薬の使用は，生理的な日内変動にも配慮し，睡眠・覚醒リズムの維持に重点を置く必要がある。

1）術当日

ICU入室後，麻酔からの覚醒を確認し，その後プロポフォールによる持続鎮静を開始（初期投与量はおよそ1 mg/kg/hr）し，目標鎮静深度をRichmond Agitation-Sedation Scale（RASS）-3～-4として適宜0.25～0.4 mg/kg/hrずつ増減させる。人工呼吸の初期設定は，PC-SIMV＋PSVもしくはBIPAP＋PSVを原則とする。プロポフォールによる循環抑制が顕著な場合は，輸液による循環血液量の維持や低容量ドパミンを併用するが，これらによっても循環抑制が改善されない場合は，ミダゾラムによる持続鎮静に変更する。ミダゾラムの初期投与量はおよそ0.04 mg/kg/hrとし，目標鎮静深度をRASS-3として適宜0.02 mg/kg/hrずつ増減させる。

2）術後1日目以降

午前6時に持続鎮静を中止し，覚醒を確認する。その後は患者の状況に合わせてラジオやテレビを許可するなどして，日時や昼夜の感覚を保つような環境整備に努め，原則として日中は鎮痛対策のみとする。この間，鎮静薬を投与していなくてもRASSの測定は継続し，ま

た the Confusion Assessment Method for the Intensive Care Unit（CAM-ICU）も併用してせん妄の発現に注意をはらうことが望ましい。一方，気管チューブの違和感や陽圧換気の不快感，あるいは自身の病態に対する不安感を強く訴える患者には，不必要に覚醒状態を維持することなく，必要に応じて持続鎮静を再開する。この場合の開始量は中止時の半量を原則とし，目標鎮静深度はRASS−1〜−2とする。

日中を鎮静薬フリーで過ごした患者でも，夜間は睡眠補助を目的として必要に応じて午後9時ごろより持続鎮静を再開する。この場合の開始量も中止時の半量を原則とし，目標鎮静深度をRASS−3〜−4として投与量を適宜増減させる。また，日中も軽度の持続鎮静を行った患者でも，夜間の目標鎮静深度はRASS−3として鎮静薬の投与量を調節する。

その後は適宜鎮静深度判定を繰り返しながら鎮静を継続し，翌朝6時に中止して鎮静の必要性を再度確認する。

以上を，人工呼吸管理終了まで，連日繰り返す。

3）抜管予定日

午前6時に持続鎮静を中止し，覚醒を確認する。全身状態の安定を確認したのち，人工呼吸管理を終了し，抜管する。

pit fall

- プロポフォールおよびミダゾラムには，単独では鎮痛作用はない。したがって，疼痛コントロールが十分でないと，患者は安寧を得ることができない。特に日中の鎮静薬投与中止時や軽度の鎮静時には，繰り返し疼痛の有無を確認することが必要である。
- プロポフォールの投与量は，原則として3 mg/kg/hrを上限としている。時にこの量でも十分な鎮静が得られない患者もあるが，このような場合はいたずらにプロポフォールの投与量を増加させるのではなく，少量のミダゾラム（2〜3 mg）の単回静注を併用するほうが効果的である。特に，いわゆる propofol infusion syndrome（PRIS）[1,2]は，成人でもプロポフォールが4 mg/kg/hrを上回る量で48時間を超えて持続投与された場合に起こりやすい[3]と報告されている。PRISは，発症機序がいまだ明らかではなく，プロポフォールをその原因とすること自体に疑問を呈する報告[4,5]もあるが，これまでに報告された例のほとんどが死亡の転帰をとっているきわめて重篤な病態であることには変わりはない。初期兆候とされる乳酸アシドーシスの所見が現れた場合には，ただちにプロポフォールの投与を中止し，必要に応じて血液浄化療法などを施行することが望ましい。
- 鎮静深度の確認と鎮静薬投与量の調節は，持続鎮静開始当初は5〜10分ごとに繰り返すが，目標鎮静深度で安定したら，以後は2〜3時間ごとでよい。
- PCEAによる0.2％ロピバカインの持続投与は，4 mL/hr程度の投与量では通常は血圧低下はほとんど観察されないが，患者の循環動態によってはプロポフォールとの相

乗効果によって循環抑制が顕著となる場合もある。輸液やカテコラミン投与，あるいはミダゾラムへの変更によっても循環動態が安定しない場合は，PCEAの持続投与を中止し，one bolusのみとすることもある。

- カテコラミンは，ドパミンを第一選択としているが，これは種々の原因による循環抑制への対応と同時に，低容量ドパミンの利尿効果を期待する意味もある。低容量ドパミンの腎保護作用については否定的な報告が多いが，これらの報告は利尿効果までを否定しているわけではない。

- 術後肺炎の合併などにより，人工呼吸管理期間が長期化した場合には，可能なかぎり鎮静薬フリーな期間を長く保てるような努力が必要である。不幸にして呼吸不全が重篤化し，患者が強い呼吸困難感を訴える状況に陥った場合には，終日の持続鎮静が必要となることも多いが，このような場合はプロポフォール使用時には脂肪負荷と容量負荷，ミダゾラム使用時には薬剤耐性と蓄積効果に注意が必要である。なお，ミダゾラムは持続投与が長期化すると，投与終了後に高率に覚醒時せん妄を招来することが多いため，抜管予定（もしくは覚醒予定）の少なくとも24時間前にはプロポフォールに変更するとよい。

（参考までに，自治医科大学集中治療部での人工呼吸管理中の鎮静アルゴリズムを図1に示す。）

1） 人工呼吸開始当日

2） 2日目以降

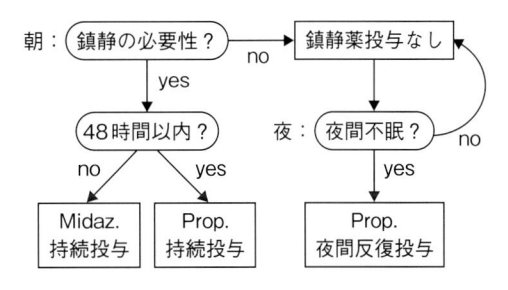

3） 持続鎮静のウィーニング

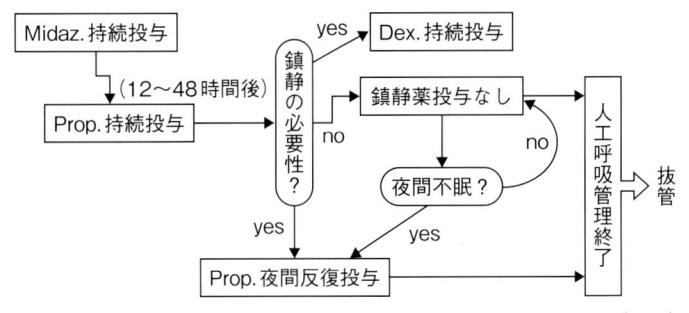

図1　自治医科大学集中治療部における人工呼吸中の鎮静アルゴリズム

症例　鎮静・鎮痛の実際

■症例1（図2）

76歳，男性。

胸部食道癌に対し，右開胸開腹により，食道亜全摘，胃管作成，頸部吻合，3領域リンパ節郭清術を施行され，術後にICU入室となった。創部痛に対しては，術中より使用していた硬膜外カテーテル（Th$_{7/8}$間より挿入）を用いて，0.2%ロピバカインおよびフェンタニルによる胸部硬膜外鎮痛（PCEA）で対処した。ICU入室後，全身麻酔からの覚醒を確認したのち，RASS−4を目標としたプロポフォールによる持続鎮静を開始したところ，軽度の血圧低下を認めたため，ドパミンの持続投与を併用した。人工呼吸の換気モードはBIPAPとした。翌朝6時にプロポフォールの投与を中止して覚醒させたが，患者は自身の状況をよく理解し，創部痛や呼吸苦の訴えもなかったため，そのままテレビの視聴を許可した。また，家人の面会時には笑顔も見られた。この間，人工呼吸器のウィーニングを進め，PSVとしたが，咳嗽反射は十分ではなかった。21時，患者が入眠を希望したため，RASS−4を目標としたプロポフォールによる持続鎮静を再開し，翌朝6時まで継続した。術後第2病日もほぼ同様の管理としたが，このころよりしだいに尿量の増加を認め，また咳嗽反射も徐々に回復してきた。術後第3病日，6時にプロポフォールの投与を中止し，全身状態の安定を確認後，10時に抜管し，翌日一般病棟へ退室した。

■症例2（図3）

68歳，男性。

頸部食道癌に対し，右開胸開腹により，食道亜全摘，胃管作成，頸部吻合，3領域リンパ節郭清術を施行され，術後にICU入室となった。18歳時より，1日40本程度の喫煙歴があり，入院直前まで継続していた。また術前に放射線療法と化学療法を受けており，低栄養状態が持続していた。術前検査で軽度の凝固時間延長が認められたため，硬膜外カテーテルは挿入されなかった。

ICU入室後，全身麻酔からの覚醒を確認したが，創部痛と気管チューブの違和感を強く訴えたため，フェンタニル0.1 mg静注後，プロポフォールによる持続鎮静を開始したところ，著しい血圧低下を認めた。5%アルブミン液の急速投与およびドパミンの持続投与を行ったが，循環動態の安定が得られなかったため，プロポフォールの投与を中止し，ミダゾラム2 mg/hrおよびフェンタニル12 µg/hrの持続投与に変更した。人工呼吸の換気モードはBIPAPとした。

翌朝6時にミダゾラムおよびフェンタニルの投与を中止し，覚醒を確認したが，患者は気管チューブの違和感を強く訴えたため，RASS−3を目標とした持続鎮静・鎮痛を再開した。鎮静深度は21時以降はRASS−4とした。術後第3病日以降も，咳嗽反射の回復が十分でなく，また胸部X線写真上，左下葉に無気肺を認めたため，持続鎮静を中断することなく，

図2 症例1

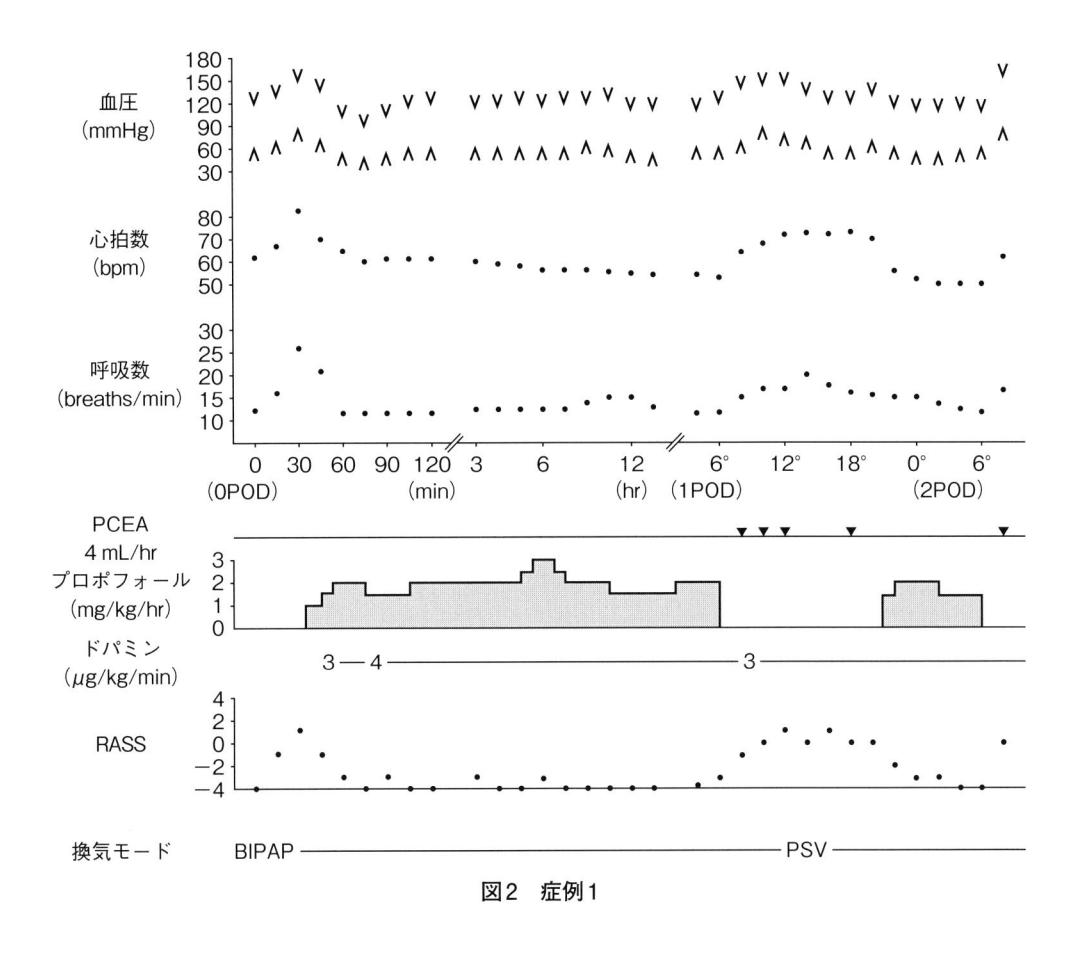

体位変換などの肺理学療法を強化した．この間の鎮静レベルは，日中はRASS-2，夜間はRASS-4を目標とした．

　術後第5病日，咳嗽反射がほぼ回復し，無気肺も改善，水分バランスもおおむね是正の目処がついたため，10時よりミダゾラムおよびフェンタニルの持続投与を中止し，RASS-3を目標としたプロポフォール単独投与に変更した．疼痛に対しては，フェンタニル0.05 mg単回静注で対処した．第6病日，プロポフォールの投与を中止して覚醒させ，全身状態の安定を確認後抜管し，翌日一般病棟へ退室した．

おわりに

　食道癌根治手術をはじめとする侵襲の大きな術後の患者管理は，クリティカルケア領域での重症患者管理に共通の事柄を多く含む，規範ともなるべき分野と位置付けることができる．管理のポイントは過大侵襲に伴う生体反応，特に循環動態の変動を最小限に抑えて臓器灌流を保ちつつ，疼痛対策を徹底して気道のクリアランスを維持することにあるが，同時にせん妄発現を予防するために，人工呼吸期間に応じた鎮静薬の使い分けや，生理的な日内変動に配慮し，睡眠・覚醒リズムの維持に重点を置いた鎮静法が重要であることを強調したい．

図3-A　症例2

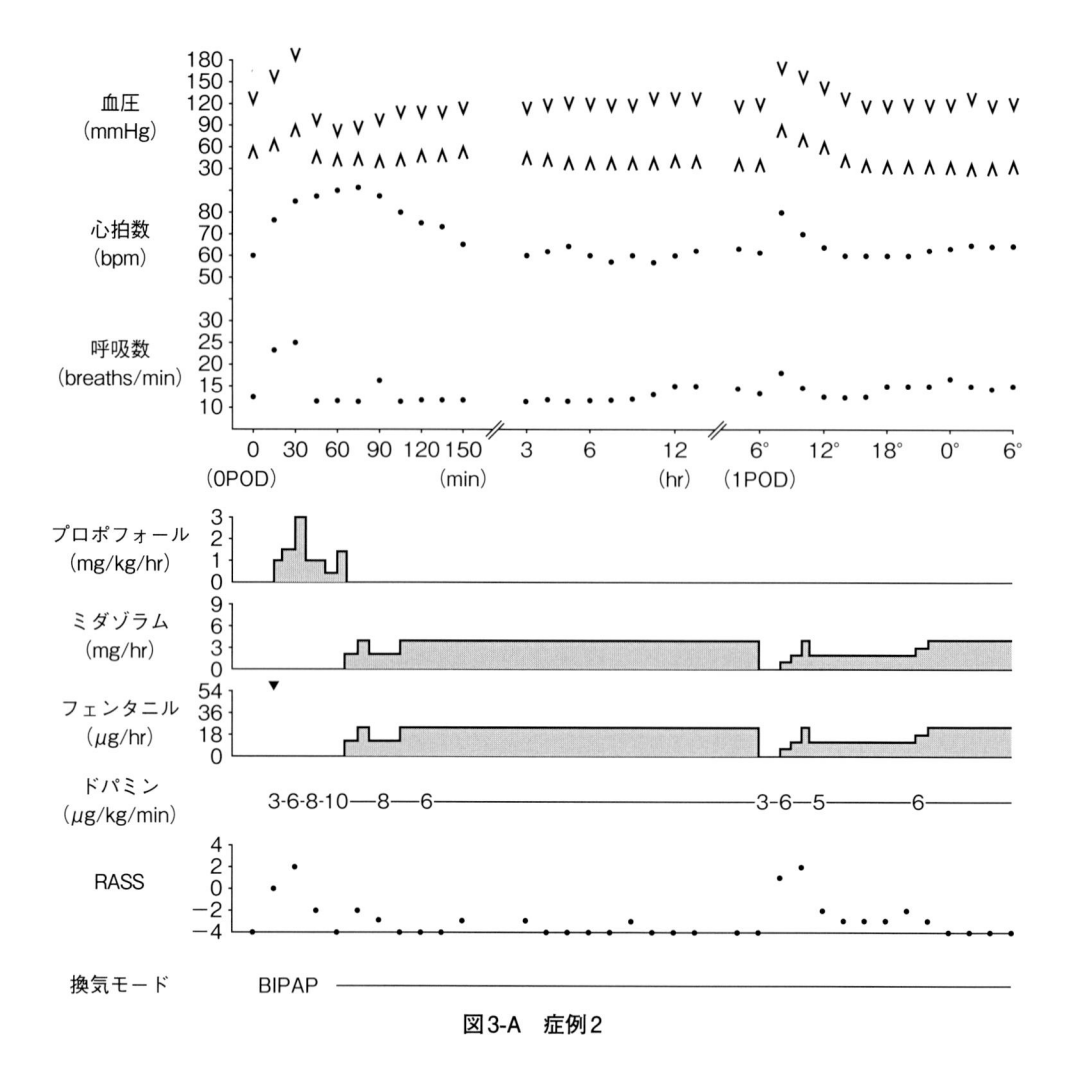

図3-B　症例2

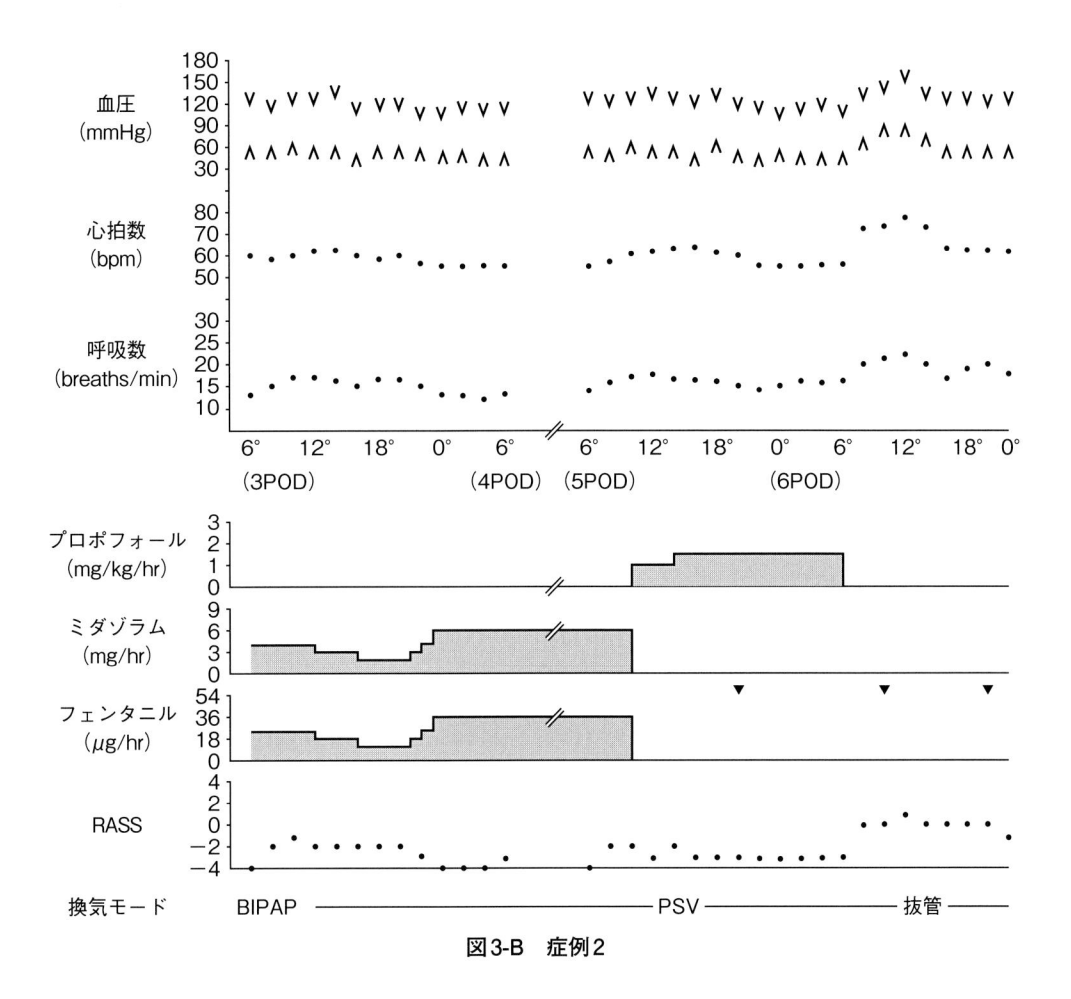

【文献】

1) Parke TJ, Stevens JE, Rice ASC, et al. Metabolic acidosis and fatal myocardial failure after propofol infusion in children：five case reports. Br Med J 1992；305：613-6.
2) Bray RJ. Propofol infusion syndrome in children. Paediatr Anaesth 1998；8：491-9.
3) Fudickar A, Bein B, Tonner PH. Propofol infusion syndrome in anaesthesia and intensive care medicine. Curr Opin Anaesthesiol 2006；19：404-10.
4) Crozier TA. The 'propofol infusion syndrome'：myth or menace? Eur J Anaesthesiol 2006；23：987-9.
5) Ahlen K, Buckley CJ, Goodale DB, et al. The 'propofol infusion syndrome'：the facts, their interpretation and implications for patient care. Eur J Anaesthesiol 2006；23：990-8.

（布宮　伸）

D Airway protection 目的の鎮静

Key Point
- Airway protection目的の術後患者管理に求められる安静度は「微動だにしない不動化」ではない。
- 上気道の開通性を評価し，さらに再挿管の難易度を考慮したうえでの抜管決定が行われるため，それに合わせた鎮静のスケジュールが必要である。
- Airway protection目的の術後患者管理では，鎮痛は経静脈投与が中心となる。患者の訴えやバイタルサインに合わせた，過不足のない鎮痛が要求される。

はじめに

　頭頸部悪性腫瘍に対する手術では，腫瘍切除による欠損部に対して，遊離空腸や有茎筋皮弁など血管吻合を伴う再建手術が併用されることも多く，グラフトが生着するまでの一定期間，患者は絶対安静を強いられる。また，気管形成術などの気道系手術でも，吻合部の安定まで同様の鎮静が必要となることが多い。このような場合，鎮静レベルは不必要に深くなりがちで，時には筋弛緩薬が用いられることもあるが，このような患者に求められる安静度は「微動だにしない不動化」ではなく，縫合部や吻合部に対する血流の安定であることを認識することが重要である。過鎮静や不動化による肺合併症などを予防するためにも，安易な筋弛緩薬の使用は避け，また鎮静レベルも細やかに調節することがポイントとなる。
　本項では，耳鼻咽喉科や口腔外科領域の頭頸部手術後の鎮静に関して，気道確保の管理，全身管理に言及しながら概説する。

1 Airway protection目的の鎮静・鎮痛の特徴

　術後にairway protectionが必要となる手術は，術野の関係から，麻酔法もある一定の制約を受けることが多いが，そのほとんどが術後管理の観点からは必ずしも好ましいものではない（表1）。例えば頭頸部領域では手術時に硬膜外カテーテルが挿入されることがほとんどなく，術後鎮痛に硬膜外鎮痛法を用いることができないことが多い。このため，創部痛のコントロールは麻薬系鎮痛薬の経静脈的投与が中心となるが，麻薬系鎮痛薬の単独投与では適正な鎮静レベルの維持が困難であることが多く，通常は鎮静薬の併用が必要となる。また気道確保に経鼻挿管が選択されることやラセン入りチューブ（以後スパイラルチューブ）が用いられることが多い点も，人工呼吸器関連肺炎の発症リスクを高めることとなりやすい。
　さらに，グラフト血流の維持を目的としたプロスタグランジン製剤の投与が行われる場合，鎮静・鎮痛薬との相乗作用で著しい低血圧が発現しやすいことも注意が必要である。した

表1　頭頸部術後気道確保目的の鎮静・鎮痛管理の特徴

1. 術中管理に起因するもの
   - 硬膜外鎮痛法が併用されない → 鎮痛法が経静脈投与に限られる
   - 経鼻挿管が選択される → 人工呼吸器関連肺炎の危険性が高まる
   - スパイラルチューブが選択される → 固定性の問題，人工呼吸器関連肺炎
2. 術後管理に関するもの
   - 頭頸部の体動が制限される → 安定した鎮静管理が必要
   - 開口制限がある → 再挿管が困難
   - 術後高血圧に伴う術後出血 → 安定した循環管理が必要
   - プロスタグランジン投与による低血圧 → 安定した循環管理が必要

表2　フェンタニルの特徴

利点	欠点
鎮痛作用が強力	呼吸抑制が強い
作用時間が短く，調節しやすい*	筋強直を生じる*
ヒスタミンを遊離しない*	徐脈を生じる
循環抑制が少ない	胆道系の内圧を上昇させる
肺動脈圧を低下させない*	大量使用時に呼吸抑制が遷延する
肝・腎機能にほとんど影響しない	筋弛緩作用を持たない
気道反射抑制が強力で呼吸管理が容易	催吐作用を持つ
脳血流，脳酸素消費量を低下させる	
ストレス反応を抑制する	

*はモルヒネとの相違点
（並木昭義，岩崎　寛．静脈麻酔薬．稲田　豊，藤田昌雄，山本　亨編．最新麻酔科学（改訂第2版）．東京：克誠堂出版；1995，p.396-418より一部改変引用）

がって，このような場合の管理のポイントは，循環動態に応じた鎮静・鎮痛薬の使い分けと，過鎮静の回避，および人工呼吸器関連肺炎の予防を含めた安全な気道管理にあるといえる。

2　鎮静・鎮痛の概要

　頭頸部領域の術後は，強い創部痛を訴える患者が多いが，これに対して麻薬性鎮痛薬の単独投与で対応すると，満足な鎮痛を得るためには大量を要する場合が多く，麻薬性鎮痛薬の鎮痛効果以外の薬理作用が全面に出やすい。これらの作用のうち，呼吸抑制作用は人工呼吸管理中では大きな問題となることは少ないが，循環抑制作用，特にモルヒネにしばしば認められる容量依存性の低血圧は，プロスタグランジン製剤併用時に問題となる。このため，麻薬性鎮痛薬は循環抑制の少ないフェンタニルを第一選択としている（表2）。

　鎮痛薬投与が長期化する場合には，副作用としての腸管麻痺に注意する。強力な消化管運動抑制作用は，経腸栄養の障害となる。経口摂取が長期に不能な術式の場合，早期から経管栄養を開始することが多く，鎮静がその支障を来さないように留意すべきである。

鎮静目的には，プロポフォールまたはミダゾラムが使用される。プロポフォールによる循環抑制は，特に術直後に顕著にみられることが多い。手術中の交感神経過緊張や低体温による血管収縮が解除されることによる血管内容量の相対的不足とあいまって，低血圧が助長されるが，輸液負荷と昇圧薬の併用で対処できる。ミダゾラムはプロポフォールに比べて循環抑制は少ないが，ミダゾラムの長期投与時にはしばしば薬物耐性やせん妄を発症することがある。したがって，通常は，鎮静終了予定の24時間程度前にはミダゾラムの投与を中止し，プロポフォールやデクスメデトミジンによる持続鎮静に切り替えることが多い。いずれの鎮静薬もフェンタニルとの相乗効果が期待でき，互いの薬物の必要量の減量が可能である。特にデクスメデトミジンには中等度の鎮痛効果があり，鎮痛薬の必要量が減少する。

1）鎮静レベルに日内変動をつける

　基本的に人工呼吸管理における鎮静度は日内変動を考慮することが望ましい。患者が苦痛なく安静に協力的であれば，看護の目が行き届く日中は鎮静薬を中止することも可能である。ただし，十分な鎮痛なしに鎮静を中途半端に減量することは，不穏や大きな体動およびそれに伴う高血圧，頻脈につながる可能性が大きく注意が必要である。特に頭頸部手術の場合，硬膜外鎮痛など神経ブロックが行われることは少なく，鎮痛薬の全身投与が必須となる。鎮痛薬の投与は，人工呼吸中は持続投与を基本とし，処置・ケア時など，必要に応じてボーラス投与を追加する。鎮静薬投与の中止が可能であれば，患者の要求に合わせて鎮痛薬を投与するIV-PCA（intravenous patient controlled analgesia）も有効である。
　鎮静薬を減量あるいは中止している間は，患者の訴えを正しく理解するよう努め，患者の苦痛が創部の疼痛に起因するものなのか，挿管による刺激に起因するものなのか，あるいは不穏の要素が強いのか，しっかり判断したうえで鎮痛薬の量を調整していくことがポイントである。

2）必要最小限の安静を得る

　口腔外科，耳鼻咽喉科が行う口腔・頸部悪性腫瘍の手術では，再建に用いた皮弁などへの血流を維持するために，血管吻合部の安静が必要となり，患側への過屈曲や過伸展を避けるように指示されることが多い。四肢や体幹は身体拘束による抑制で対応することもできるが，頭頸部の抑制は難しい。したがって頭頸部の安静が保てない場合には鎮静を深めざるをえない。しかし，屈曲，伸展，回旋などを避ける頭頸部の安静を達成するために必要なのは，あくまでも必要十分な鎮静・鎮痛であって，筋弛緩薬による不動化ではない。筋弛緩薬は他に代替がなく，どうしても必要なときに最終手段としてやむなく用いるべきものであって，筋弛緩薬を常用する管理では，患者が意識，記憶が残ったまま動けないという状態が起こりうる。術後管理で咳反射まで完全に消失させなければならない状況はまれである。気道分泌物貯留による無気肺，酸素化能の低下を予防するためには患者の咳運動を温存することがきわめて重要であり，気道刺激への反応性はある程度温存すべきである。目標とする鎮静レベルを明確に定め，Richmond Agitation-Sedation Scale（RASS）による鎮静度の評価を参考に，持続鎮静薬投与量をきめ細かく調整していくことが基本になる。

pit fall

気道管理

　他領域に比べて，気道確保に経鼻挿管が選択されたり，スパイラルチューブが用いられることが多いことも頭頸部領域の術後管理の特徴である．成人における人工呼吸管理では，経鼻挿管は48時間を超えると高率に感染性副鼻腔炎を合併し，人工呼吸器関連肺炎の独立危険因子となることが明らかとなっており，可能なかぎり早めに抜管する必要がある．

　スパイラルチューブは柔軟性に富み，気管の偏位や術中の気管操作，極端な頭位などに対して，チューブの屈曲や先端での閉塞などのチューブトラブルの危険性を軽減する．術中の気道確保においては非常に有用なチューブであるが，長期呼吸管理における気道確保には決して適しているとはいえない．その柔軟性のために口腔内での固定性が悪く，患者の舌の動きで口腔内でチューブがたわんで浅くなり，事故抜管の危険性が生じる．チューブの外側を直接カバーする筒状タイプのバイトブロックを使用する場合，バイトブロックを舌で動かされることによってチューブの気管内での動きはより大きくなるため注意しなければならない．

　また，チューブの内腔を確保するためのらせんであるが，一度強く変形すると戻らないという欠点があり，患者が強く噛むことによって解除不能なチューブ狭窄が生じる可能性があるため注意する．

　したがっていずれの問題にしても，早期の抜管が感染予防の観点からも重要であるが，再挿管が容易でないことが多いのも特徴の一つであり，抜管のタイミングを熟慮しなければならない．

　利尿を図ったり，膠質浸透圧をあげるなどして，体液バランスを是正することは気道を含めた局所の浮腫軽減に有効である．頭高位を保ち，静脈還流を促す．頭位を正中位に保つことは創部の安静にも大事であるが，両側の静脈還流を確保する意味でも重要である．

　ヒドロコーチゾンなどのステロイド静脈内投与によって局所の浮腫軽減を図ることも行われるが，重要なのは時間経過と全身の体液バランスである．

　頭頸部術後の喉頭の浮腫軽減の判断は，ファイバー内視鏡や喉頭鏡を用いて喉頭を直視できれば確実であるが，簡易的には気管チューブのカフを減圧してみることによってリークが生じるかどうかで判断できる．カフの空気を抜いてバッグ換気にて肺を加圧してもまったくリークがない状態であれば，喉頭周囲においてチューブと浮腫を伴った組織の間に空間が存在しないことを意味しており，抜管を見合わせなければならない所見である．ただし喉頭浮腫がなくても，声帯麻痺や，喉頭痙攣による上気道トラブルの可能性もあるため，抜管後注意が必要である．顎間固定が施行されているケースでは，緊急再挿管時のアプローチ方法を入室時に確認しておく．

pit fall

体液管理

術後出血は血圧低下ばかりでなく，局所での血腫形成による血流減少を引き起こし，血行再建部の虚血の原因となる．疼痛や，手術麻酔からの覚醒あるいはシバリングによる高血圧は極力避けなければならない．十分な鎮静レベルが得られても高血圧が持続する場合には，降圧薬の持続投与で対処するが，手術に伴う末梢血管収縮が軽快するにつれ，かえって低血圧に傾くことも多いため，過度の鎮静薬，降圧薬の投与は避ける．

グラフト血流維持の目的で循環血液量を多めに保つ必要がある場合，自然な利尿がつくなど，体液バランスが是正された，あるいは是正される傾向にあると判断されるまでは，局所の浮腫も残存する可能性が高く，抜管を見合わせることが多い．

一方で過度の鎮静による低血圧もまた血行再建部の血流減少につながる．血流維持のために，血管内容量，灌流圧を維持することが重要だが，鎮静による相対的血管内脱水，低血圧は，再建組織を虚血の危険にさらすことになる．過度の鎮静は避けなければならないが，逆に最低限の鎮静でも血圧を保持できない場合には，積極的に昇圧薬の併用も考慮する．

あくまで術中の水分バランスにとらわれずに，現在の血管内容量の過不足を評価しなければならない．心拍数，血圧（脈圧）を基本に，中心静脈カテーテルが挿入されていれば中心静脈圧，上腹部エコー検査が可能であれば下大静脈径を参考にする．また，血清中乳酸値の推移は嫌気性代謝を反映しており，心拍出量，血管内容量の指標として有用である．

ライン確保

プロポフォールは血管刺激性が強いため，末梢ルートからの投与は慎重に行う．プロスタグランジン製剤も静脈炎を起こしやすい．長期経口摂取困難例では早めの中心静脈カテーテル留置を考慮する．ディプリバンも中心静脈カテーテルからの投与が望ましい．頸部が術野の場合には，中心静脈カテーテルは正中・尺側皮静脈より確保する．

麻薬拮抗性鎮痛薬

麻薬の取り扱いが事務的に煩雑である場合には，麻薬拮抗性鎮痛薬にもほぼ同様の効果が期待でき，ブプレノルフィンで代用できる．0.4〜0.8 mg/dayの持続投与に0.05〜0.1 mgのボーラス投与を併用する形で開始する．

麻薬拮抗性鎮痛薬には，増量により鎮痛効果と呼吸抑制とが平行しない，いわゆる天井効果（ceiling effect）が認められることがあるので，特に長期使用時には注意が必要である．

デクスメデトミジン

デクスメデトミジンは呼吸抑制がほとんどなく，抜管前後の鎮静・鎮痛の補助に有効であるが，単独投与ではその効果が不十分なこともあり，他剤との併用も考慮する．

症例　鎮静・鎮痛の実際

■症例1（図1）

76歳，女性。

抜歯後の深頸部膿瘍および縦隔膿瘍に対し，切開排膿ドレナージ術を施行され，術後にスパイラルチューブ挿管のままICU入室となった。循環動態は安定していたため，全身麻酔からの覚醒を確認後，RASS-4を目標にプロポフォールの持続鎮静を開始した。人工呼吸の換気モードはBIPAPとした。翌朝6時にプロポフォールの投与を中止し，日中は覚醒下に創部痛や気管チューブの違和感も含め自制内であったため，夜間のみのプロポフォール持続投与を再開とした。創部の洗浄処置時にはブプレノルフィン0.05 mgの静注を用い，持続鎮痛は行わなかった。第1病日に尺側皮静脈から中心静脈カテーテルを確保し，プロポフォールの投与経路とした。第3病日から経管栄養を開始した。炎症反応は連日軽快傾向にあったが，第5病日の時点でカフの空気を抜いてもエアリークはみられず，内視鏡による観察では咽喉頭部の浮腫が残存していた。気管チューブの入れ替えも困難と判断し，スパイラルチューブのまま気道管理を続行した。第7病日，カフの空気を抜くとリークが認められ血液検査上も炎症反応はほぼ正常化しており，翌日の画像検査の結果を確認したうえで抜管する予定とした。日中からチューブの違和感を強く訴えるようになったため，13時よりプレセデックスを開始しRASS-2〜-3を目標として良好な鎮静が得られた。夜間は0.7 μg/kg/hrまで増量しても入眠が得られなかったため，21時よりプロポフォールを併用しRASS-4を目標に鎮静した。翌朝内視鏡にて喉頭を観察し浮腫が軽快していることを確認後プロポフォールを中止した。CTにて膿瘍がほぼ消失していたため，予定どおり抜管しプレセデックスも中止とした。抜管後の呼吸は安定しており，翌日一般病棟へ退室した。

■症例2（図2）

34歳，女性。

左下顎腫瘍に対して下顎区域切除，血管柄つき腓骨再建術を施行され，経鼻挿管のままICU入室となった。顎間ゴムによる顎間固定がされており，誤抜管，嘔吐時にはゴムを解除することとした。頸部過伸展，左回旋禁とした。術中出血に対して輸血を控えたこともあり循環動態は安定せず，ドパミンの持続投与を開始した。全身麻酔からの覚醒を確認ののち，鎮静・鎮痛はミダゾラム50 mg，ブプレノルフィン0.4 mgを生理食塩液に混合して全量50 mLとし，5 mL/hrで開始，RASS-4を目標に調節した。人工呼吸の換気モードはSIMV+PSVとした。術当日は血圧低下のためにプロスタグランディンの投与は行わなかった。翌朝6時に鎮静を中止し，午前中は覚醒後も落ち着いていたが午後より創部痛を強く訴えたため，ブプレノルフィン0.1 mg静注後，0.025 mg/hrの持続を開始した。精神的には落ち着いており，頭頸部の安静を保つことができた。夜間は21時から6時までミダゾラムの持続投与を併用しRASS-4を目標とした。口底部の腫脹および喉頭浮腫が強く抜管を遅らさざる

図1　症例1

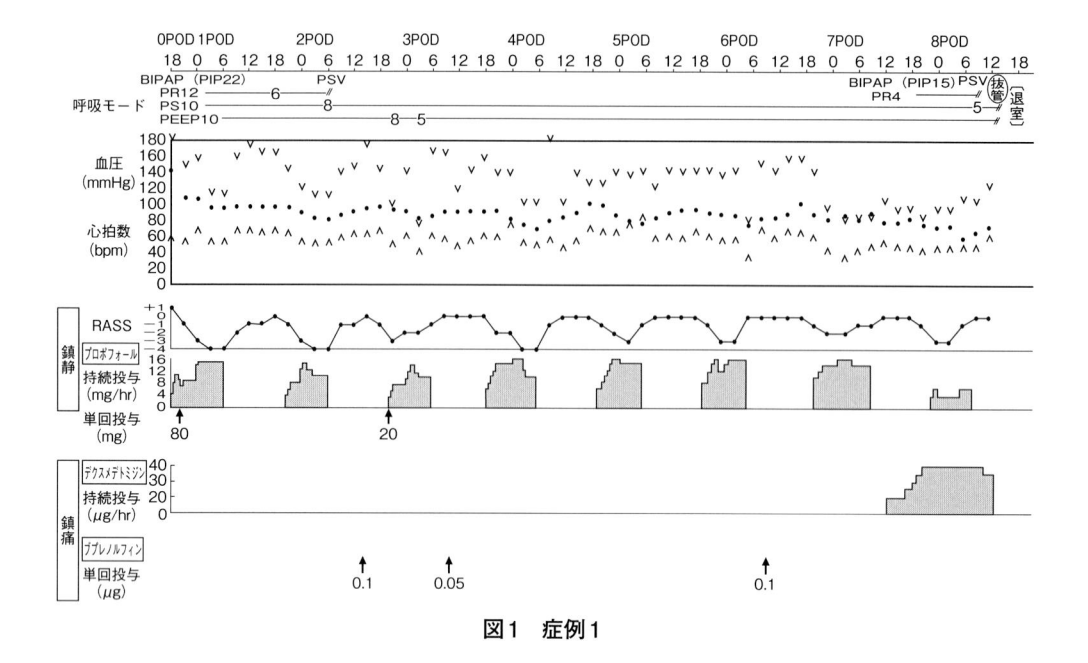

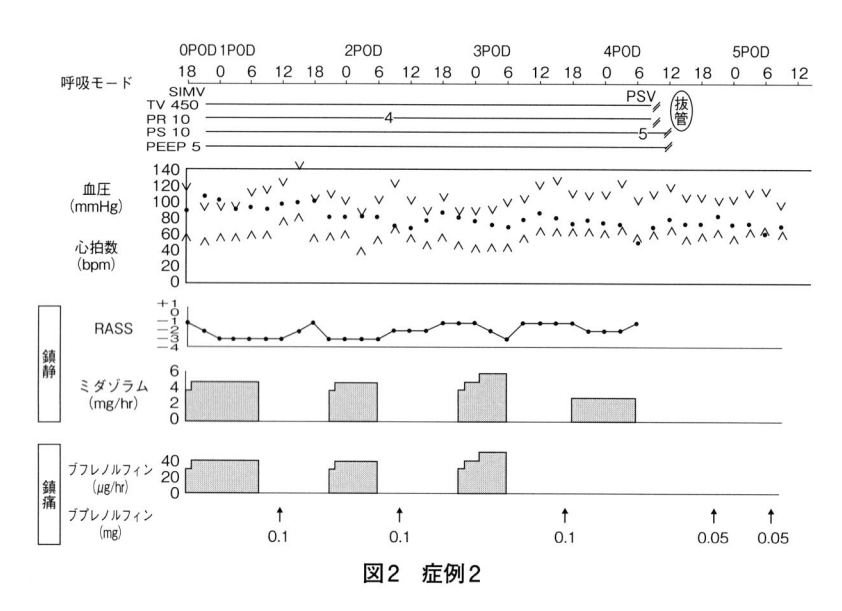

図2　症例2

をえず，経鼻挿管から経口挿管への入れ替えも困難と判断し行わなかった．疼痛は順調に軽減し，第3病日にはブプレノルフィンの投与を中止し，夜間のミダゾラム持続投与のみで良好な鎮静が得られた．翌第4病日，創部の腫脹が軽快し気管チューブのエアリークも確認できたため抜管し，呼吸状態が安定していたため第5病日に一般病棟に退室となった．

おわりに

頭頸部領域術後の気道確保目的のために特別な鎮静方法があるわけではない．この領域の

術後管理として，安全で質の高い集中治療管理のための気道管理・全身管理のポイントに言及しながら，鎮静・鎮痛方法を概説した。

【文　献】

1) 並木昭義，岩崎　寛．静脈麻酔薬．稲田　豊，藤田昌雄，山本　亨編．最新麻酔科学(改訂第2版)．東京：克誠堂出版；1995. p.396-418.

（三澤　和秀，布宮　伸）

2. 重症呼吸不全患者の鎮静

> **Key Point**
> - ARDSに対する低容量換気は鎮静・鎮痛薬の投与量を増加しないが，permissive hypercapniaではプロポフォールの必要量が増加する。
> - 重症気管支喘息にもpermissive hypercapniaが用いられるが，プロポフォール，ケタミン，フェンタニルによる深鎮静が必要である。
> - 重度胸部外傷には硬膜外鎮痛が有用である。人工呼吸患者では，硬膜外鎮痛にミダゾラム，プロポフォール少量持続静注を併用する。
> - 非侵襲的陽圧換気や気管切開患者では，気管挿管に比べて鎮静・鎮痛の必要が少ないが，鎮静・鎮痛法は確立していない。

はじめに

　重症呼吸不全患者に対する適切な鎮静・鎮痛管理は，重症患者の鎮静・鎮痛法の中でももっとも困難なものの一つである。重症呼吸不全では人工呼吸管理を必要とする場合が多いが，呼吸不全に対する人工呼吸の適応は明確ではなく，それぞれの施設や個々の医師の判断で行っているのが現状である（表1)[1]。それゆえ，呼吸不全患者の鎮静・鎮痛は，呼吸不全の病態や重症度を考慮して行われるというよりも，適切な人工呼吸管理を行うための手段として用いられる傾向がある。また，不穏，不眠，疼痛に対する鎮静・鎮痛薬投与をきっかけとして，呼吸状態がさらに悪化し，人工呼吸を必要とする場合も多い。

　最近は，気管挿管を行わない人工呼吸法である非侵襲的陽圧換気（noninvasive positive pressure ventilation：NPPV）の使用が一般的になり，NPPVの適応は急速に広がりつつある（表2)[2]。一方，呼吸不全患者のNPPV中の鎮静・鎮痛法は確立しておらず，鎮静・鎮痛薬の使用頻度は高くないと報告されている[3]。デクスメデトミジン，麻薬（モルヒネ，フェンタニル），ミダゾラム，ハロペリドールなどが用いられているが，どのような症例に鎮静・鎮痛薬が必要であるのか？どのような鎮静・鎮痛薬が適切か？合併症は？などの検討が必要である。

　以上のように，呼吸不全患者の鎮静・鎮痛には，「適切な鎮静・鎮痛による患者の安心・安楽・安全」に加えて，「自発呼吸下での鎮静・鎮痛管理」，「緊急気管挿管時の鎮静・鎮痛」，「各種人工呼吸法（NPPVを含む）における鎮静・鎮痛薬の使用法」，「呼吸不全の病態を考慮した鎮静・鎮痛薬の選択」，「気管挿管患者と気管切開患者の鎮静・鎮痛の比較」，などが重要であると考えられる。

表1 人工呼吸開始基準

呼吸数	35 breaths/min以上，5 breaths/min以下
1回換気量	3～5 mL/kg以下
肺活量	10 mL/kg以下
Pa_{O_2}	70 mmHg以下（酸素吸入下）
Sp_{O_2}	90％以下（酸素吸入下）
Pa_{CO_2}	55 mmHg以上
吸息力が弱い	
著明な努力呼吸	

以上のいずれか一つでもあれば人工呼吸を考慮する．
（行岡秀和．必須手技を始めるとき，止めるとき．人工呼吸管理．救急・集中治療2004；16：167-72より引用）

表2 NPPVの対象疾患

1. 高二酸化炭素血症を伴う呼吸不全
   - 慢性閉塞性肺疾患（COPD）の急性増悪
   - 喘息の重積発作
   - 睡眠時無呼吸症候群
2. 低酸素血症を伴う呼吸不全
   - 心原性肺水腫
   - 術後の呼吸障害
   - 外傷に伴う呼吸障害
   - 無気肺
   - 急性呼吸窮迫症候群
   - 重症肺炎・間質性肺炎
3. その他
   - 抜管後の呼吸障害
   - 呼吸器離脱困難

1 重症呼吸不全症例の特徴

重症呼吸不全は，「肺内に原因がある場合（肺に対する直接障害）」と「肺外に原因がある場合」の大きく2つに分けられる．肺内に原因がある場合は，肺炎（誤嚥を含む），気管支喘息，肺気腫などの慢性閉塞性肺疾患の急性増悪，胸部外傷・肺挫傷などであり，予後は肺障害の程度に直接関係する．肺感染より敗血症・菌血症に陥った場合は，より重症で予後不良である．肺外の原因としては，心不全，敗血症，重症急性膵炎などがある．肺に対する治療とともに，原疾患の治療を行うことが重要である．多臓器不全に伴う重症呼吸不全は最重症であり，予後はきわめて悪い．

重症呼吸不全では，気管挿管による人工呼吸管理が原則であり，補助・調節呼吸（従量式，従圧式），ファイティングを起こしにくい圧支持換気（pressure support ventilation：PSV）や同期的間欠的強制換気（synchronized intermittent mandatory ventilation：SIMV）などがよく用いられる．また，呼気終末陽圧（positive end-expiratory pressure：PEEP）が有用である．特殊な換気法として，high frequency oscillatory ventilation（HFO）がある．

表3　ALI/ARDSの診断基準

1. 急性発症
2. 低酸素血症：$Pa_{O_2}/F_{I_{O_2}}$ 300 mmHg以下：ALI
   $Pa_{O_2}/F_{I_{O_2}}$ 200 mmHg以下：ARDS
3. 胸部X線写真で両側性浸潤陰影
4. 左心不全兆候なし（肺動脈楔入圧18 mmHg以下）

表4　SIRSの診断基準

1. 体温＞38℃または＜36℃
2. 心拍数＞90 beats/min
3. 呼吸数＞20 breaths/minまたはPa_{CO_2}＜32 mmHg
4. 末梢血白血球数＞12,000/mm³
   または＜4,000/mm³
   あるいは未熟顆粒球＞10％

以上4項目のうち2項目以上を満たす場合をSIRSと診断.

　急性肺傷害（acute lung injury：ALI）と急性呼吸窮迫症候群（acute respiratory distress syndrome：ARDS）はともに重症呼吸不全であり，肺内，肺外の原因を問わず，「急性発症」，「肺酸素化能の低下」，「胸部X線写真で両側浸潤陰影」，「左心不全を伴わない」により診断する（表3）[4]。ALIよりもARDSのほうが重症である。ALI/ARDSは肺の炎症と透過性亢進を特徴とする非心原性肺水腫であり，全身性炎症反応症候群（systemic inflammatory response syndrome：SIRS）を伴うことが多い（表4）[5]。

　ARDSは人工呼吸管理に難渋するが，通常の人工換気ではさらに肺損傷が悪化する。1回換気量を減らし（低容量換気：10 mL/kg以下），気道内圧を低く保つ（最高気道内圧30 cm H_2O以下）ことが推奨されている。

2　鎮静・鎮痛の概要

1）自発呼吸下での鎮静・鎮痛管理

　重症呼吸不全患者でも，意識が十分に保たれており呼吸困難感が強くない場合，あるいは酸素投与下にPa_{O_2}，Pa_{CO_2}がある程度の値を保っている場合は，自発呼吸で管理されることも多い（表1）[1]。これらの患者が，不穏，不眠，努力呼吸，頻呼吸を呈する場合には，疼痛があれば鎮痛薬，安静を必要とすれば鎮静薬の投与を考慮するが，気管挿管・人工呼吸の準備を行ったのちにこれらの薬物を投与すべきである。

　鎮痛薬としては，ペンタゾシン7.5～15 mg筋注や非ステロイド性抗炎症薬（nonsteroidal anti-inflammatory drugs：NSAIDs）であるジクロフェナク，インドメタシン坐剤25 mgなどの呼吸抑制の弱いものを用いる。敗血症などを合併し，循環動態が不安定な場合は，NSAIDsにより血圧低下が生じることがあるので注意する。鎮静薬の選択はより難しいが，

表5 気管挿管による合併症

1. 挿管操作と陽圧人工呼吸中に起こるもの
   ・嘔吐と誤嚥
   ・歯牙の損傷
   ・咽頭，喉頭，気管の粘膜損傷，出血
   ・異所挿管（後咽頭，気管穿通，食道）
   ・不整脈，低血圧，高血圧
   ・低酸素血症
   ・心停止
   ・肺気腫，皮下気腫，縦隔気腫
2. 上気道の防御機能喪失によるもの
   ・上気道に細菌コロニー形成の長期化
   ・炎症
   ・気道線毛運動への障害
   ・院内感染性肺炎
   ・副鼻腔炎
   ・発声が不可能
   ・摂食が不可能
   ・気管吸引による諸問題
3. 気管チューブ抜去後に起こるもの
   ・嗄声
   ・咽頭痛，嚥下痛
   ・誤嚥
   ・肉芽形成，気道狭窄

（上野直子，丸川征四郎．NIPPV．救急医学2000；24：1709-12より引用）

ヒドロキシジン25 mg筋注などの呼吸抑制の少ないものを用いる。呼吸状態が悪化すれば，気管挿管を行い人工呼吸を開始する。鎮静・鎮痛薬投与後1時間ぐらいしてから呼吸抑制が生じる場合もあるので，ICUなどで十分な監視のもとに行うべきである。

2）緊急気管挿管時の鎮静・鎮痛

重症呼吸不全患者に対する緊急気管挿管は，きわめて困難な手技の一つである。気管挿管により多くの合併症が生じることを十分に認識する必要がある（表5）[6]。

意識レベルの低下がある場合は，原則として鎮静・鎮痛薬を用いないで気管挿管する。気管挿管後，不穏・体動が強ければ，鎮静・鎮痛薬の1回静注を行う。気管挿管直後は，循環動態が不安定であるため，ペンタゾシン15 mg，ブプレノルフィン0.1 mg，フェンタニル50～100 μg，ミダゾラム2～3 mg，ジアゼパム5～10 mgなど，循環抑制の少ない鎮静・鎮痛薬を静注する。

意識が保たれていれば，鎮静・鎮痛薬を投与後に気管挿管を行う。一般には呼吸抑制の少ない，ペンタゾシン15 mg，ジアゼパム5 mg静注などが選択される。鎮静・鎮痛薬投与前

表6 人工呼吸患者に使用されるオピオイドの投与法・投与量

オピオイドの種類	持続静注	1回静注	筋注	硬膜外
モルヒネ	0.5～3 mg/hr	0.5～5 mg （2～4時間ごと）	5～15 mg （3～8時間ごと）	2～5 mg （6～24時間ごと）
フェンタニル	15～100 µg/hr	15～75 µg （1～2時間ごと）	———	25～150 µg （3～8時間ごと）
ブプレノルフィン	0.015～0.04 mg/hr	0.1～0.2 mg （4～8時間ごと）	0.2～0.3 mg （6～12時間ごと）	0.06～0.2 mg （6～24時間ごと）
ペンタゾシン	———	15～30 mg （1.5～3時間ごと）	15～45 mg （3～8時間ごと）	———

（行岡秀和．鎮痛薬と鎮静薬の薬物療法の実際．救急・集中治療2005；17：1287-92より引用）

表7 人工呼吸患者に使用される鎮静薬の投与法・投与量

鎮静薬の種類	持続静注	1回静注
プロポフォール	0.5～5 mg/kg/hr	———
ミダゾラム	0.04～0.3 mg/kg/hr	0.02～0.08 mg/kg（30min～2時間ごと）
ジアゼパム	———	0.03～0.15 mg/kg（30min～6時間ごと）
ハロペリドール	0.04～0.15 mg/kg/hr	0.03～0.15 mg/kg（30min～6時間ごと）
デクスメデトミジン	0.2～0.7 µg/kg/hr	———

（行岡秀和．鎮痛薬と鎮静薬の薬物療法の実際．救急・集中治療2005；17：1287-92より引用）

に胃管を挿入し，胃内容物を除去しておく．100％酸素マスクで十分に酸素化を行ったのちに気管挿管を行う．

3） 各種人工呼吸法における鎮静・鎮痛薬の使用法

　重症呼吸不全で，気管挿管下に人工呼吸を施行されている患者の鎮静・鎮痛には，鎮静・鎮痛薬の持続静注が基本である．使用薬物は，鎮静・鎮痛のレベルを容易にコントロールでき，作用が遷延しないものが良い（**表6，7**）[7]．鎮痛薬では，ブプレノルフィン，フェンタニル，鎮静薬としては，プロポフォール，ミダゾラムが適している．

　鎮静・鎮痛薬の持続静注は，人工呼吸期間やICU滞在日数を延長し，神経学的検査を困難にするかもしれない．毎日，一時的に患者を覚醒させることにより，人工呼吸期間，ICU滞在日数が短縮し，合併症が減少すると報告されている[8]．プロポフォール，ミダゾラムで鎮静するが，フェンタニルを少量併用するとスムースに覚醒させることができる．

　デクスメデトミジンは，選択的α_2アドレナリン受容体作動薬で，鎮静・鎮痛作用を有するが，重症呼吸不全急性期患者の鎮静薬としてはやや鎮静作用が弱い．一方，呼吸抑制がないので人工呼吸離脱（ウイーニング）時には有用である．

　重症呼吸不全患者は，体動・不穏（アジテーション）を生じやすい．アジテーションにより，不慮の抜管，ライン抜去，外傷後ストレス障害，ICU滞在日数・人工呼吸期間の増加などのリスクが増加する．ハロペリドールはせん妄によりアジテーションを生じている場合に

表8　人工呼吸患者に対する筋弛緩薬の使用

1. 通常の鎮静・鎮痛薬では人工呼吸器との同調が得られない場合
2. 著明なアジテーション
3. 重症呼吸不全
   ARDS などで，特に permissive hypercapnia, HFO, 腹臥位，高PEEP, 高気道内圧の場合
4. 頭蓋内圧亢進症
5. 痙攣重積状態，破傷風

（行岡秀和．鎮静薬・筋弛緩薬．救急医学2000；24：1048-50より引用）

有効であり，死亡率が低下する可能性がある。ハロペリドールは循環系への影響が少ないので大量投与が可能であるが，重症不整脈（torsades de pointe），悪性症候群，錐体外路症状発生に注意する必要がある。

a. ARDSに対する低容量換気

　低い1回換気量で人工呼吸を行うとARDS患者の予後が改善するといわれている。また，ARDS患者には，酸素化改善のためしばしば高いPEEPが用いられる。これらの呼吸モードは，呼吸数が増加し，人工呼吸器との不同調が生じやすいかもしれない。鎮静・鎮痛薬の投与量が増え，過量投与による副作用の危険性が懸念されるが，最近の研究では，低1回換気量や高PEEPにより鎮静・鎮痛薬の必要量は増加しないと報告されている[9,10]。不必要な深鎮静はできるだけ避けるべきであろう。

　意図的に分時換気量を減じる人工呼吸法（permissive hypercapnia）では，プロポフォールの必要量が増加すると報告されている[11]。Hypercapniaによる呼吸ドライブの増加を抑制し，permissive hypercapniaや人工呼吸器との同調性を維持するために，プロポフォール高用量投与を必要とするのかもしれない。なお，ミダゾラムはpermissive hypercapnia中，高用量を必要としない。

　重症ARDS患者では，筋弛緩薬の持続静注（パンクロニウム0.02〜0.03 mg/kg/hr，ベクロニウム0.05〜0.07 mg/kg/hr）を必要とする場合があるが（表8）[12]，筋弛緩薬には鎮静・鎮痛・健忘作用はないことを理解し，十分な鎮静・鎮痛薬投与のもとで行われるべきである。筋弛緩薬投与中は神経刺激装置などにより，筋弛緩状態をモニターすることが望ましい。筋弛緩薬は，投与の必要がなくなれば速やかに中止する。

b. PSV

　ARDS患者は高率に鎮静・鎮痛薬の投与を必要とするが，PSVではこれらの薬物の投与を減少することができるかもしれない。浅い鎮静状態を保つことは，人工呼吸器関連肺炎の発生頻度を減少させる可能性があり有意義である。一方，重症患者においては睡眠異常がよく生じる。睡眠中，PSVでは覚醒時より呼吸数が減少し，睡眠の中断が多いと報告されている[13]。ベンゾジアゼピンのような鎮静薬も睡眠障害を起こすので注意が必要である。

c. CPAPとNPPV

持続気道陽圧（continuous positive airway pressure：CPAP）やNPPVにおいても，アジテーションは大きな問題である。重症呼吸不全患者において，デクスメデトミジンはアジテーションを抑制し，CPAPやNPPVの施行を容易にすると報告されている[14]。

d. HFO

ARDS患者に対するHFO中は，鎮静・鎮痛・筋弛緩薬をより必要とする。特に筋弛緩薬は高頻度で使用される[15]。パンクロニウム，ベクロニウムは腎不全を合併すると作用が遷延するので注意する。

4）呼吸不全の病態を考慮した鎮静・鎮痛薬の選択

敗血症・敗血症性ショック，重度胸部外傷・肺挫傷，ショックを伴う重症急性膵炎などで循環動態が不安定な場合は，フェンタニル50μg，ペンタゾシン7.5mgなどの循環抑制の少ない鎮痛薬少量静注を行う。循環動態が悪化すると，呼吸状態も悪くなるので細心の注意が必要である。呼吸が不安定であれば，筋弛緩薬を投与し調節呼吸を行う。

a. 心原性肺水腫

急性心筋梗塞の肺水腫に対してはモルヒネが有効であるが，血圧低下の危険性，ヒスタミン遊離作用があるので，1回静注を避け少量持続静注（0.5～1mg/hr）を行う。腎不全を合併している場合はモルヒネの作用が遷延するので注意が必要である。ブプレノルフィンはモルヒネよりも循環動態に与える影響が少ないので，より使いやすい鎮痛薬である。鎮静作用も強いので0.2～0.3mg投与すれば良好な鎮静が得られる。

b. 気管支喘息

重症気管支喘息患者の人工呼吸には，permissive hypercapnia（あるいはcontrolled hypoventilationとも呼ばれる）が用いられ，合併症（低血圧，圧外傷）や死亡率を減じるかもしれないと考えられている[16]。本法を円滑に施行するには，呼吸ドライブを抑制し人工呼吸器との同調を維持するためオピオイド（フェンタニル，レミフェンタニル）による深鎮静が必要であり，調節呼吸（従量式）を要する場合が多い。一方，ミオパチーの危険性（特にステロイドの併用は危険）があるため，筋弛緩薬の使用はできるだけ避けるべきであるとされている。

Controlled hypoventilation時の鎮静には，プロポフォール，ベンゾジアゼピン，ケタミンが選択される。プロポフォールは気管支拡張作用があるため好ましいが，循環抑制に注意する。ケタミンは気管支拡張作用があり循環抑制が少ない利点を有するが，気道分泌物の増加に注意する。

難治性重症気管支喘息患者に，セボフルラン，イソフルランのような吸入麻酔薬が著効する場合があると報告されている。

表9 硬膜外鎮痛の禁忌

1. 頭蓋内圧亢進
2. 脊髄損傷
3. 敗血症
4. 穿刺部位の皮膚感染
5. 出血凝固異常

c.胸部外傷

鈍的胸部外傷では，肺挫傷，多発肋骨骨折を合併することも多い。重度胸部外傷では肺傷害に加えて，強い痛みのため呼吸運動が抑制され，重症呼吸不全に陥る。受傷早期からの積極的な除痛が重要である。

硬膜外鎮痛はオピオイドの静注や筋注に比べて，肺合併症の頻度や死亡率が低く，重度胸部外傷にもっとも適した鎮痛法である。禁忌となるもの（**表9**）がなければできるだけ早期（受傷48時間以後）に実施する[17]。モルヒネあるいはブプレノルフィンにブピバカインあるいはロピバカインを併用した硬膜外鎮痛により，良好な鎮痛が得られ不穏状態が改善する。胸部外傷に頭部外傷を合併している症例は少なくない。硬膜外鎮痛は意識レベルにあまり影響しないので，頭・胸部外傷症例の鎮痛に適している。頭蓋内圧亢進がなければ試みるべきである。

人工呼吸患者では，硬膜外鎮痛にミダゾラムあるいはプロポフォールの少量持続静注を併用する。

5）鎮静・鎮痛に関する気管挿管と気管切開の比較

一般に，気管切開患者は気管挿管患者に比べて，鎮静・鎮痛薬の必要量が少ないと考えられている。気管切開後，速やかに鎮静・鎮痛薬の投与量が著減し深鎮静が減少するが，アジテーションは増加しないと報告されている[18]。これは重症呼吸不全患者に対する気管切開の利点の一つであるが，鎮静・鎮痛薬の量が何故減少するのか？患者の満足度は損なわれないか？など，検討課題も多い。

---

pit fall

プロポフォールによる呼吸不全

重症呼吸不全で人工呼吸中の患者の鎮静薬として，プロポフォールはきわめて有用であるが，プロポフォールが原因と思われる呼吸不全が報告されている[19)20]。プロポフォールは脂肪乳剤であり，肺に脂肪沈着が生じ，肺血管抵抗やガス交換に悪影響を及ぼす可能性があるので注意が必要である。

pit fall

Propofol infusion syndrome（プロポフォール静注症候群）

　Propofol infusion syndromeは，小児ならびに重症成人患者（特に頭部外傷患者）にプロポフォールを長期（48 hr以上），大量投与（5 mg/kg/hr以上）したときに生じる．心不全，横紋筋融解，代謝性アシドーシス，腎不全，カテコラミン抵抗性の循環不全などを特徴とする致死的症候群である[21]．Propofol infusion syndromeは，ステロイド，カテコラミンを投与されていると，少量のプロポフォール持続静注でも生じる危険性がある[22]．

症例　鎮静・鎮痛の実際

■術後間質性肺炎から重症呼吸不全に陥った患者に対する鎮静・鎮痛の実際

　83歳，男性（150 cm，40 kg）．

　60年前に肺炎の既往があり，％肺活量59％，一秒率98％であった．胸部単純X線写真では，右下肺野にわずかに網状陰影を認めたが，空気呼吸下でSpo$_2$は97％と良好であった．腰椎すべり症，腰部脊柱管狭窄症に対して，神経根除圧術，腰椎後側方椎体間固定術を施行された．麻酔は，亜酸化窒素-酸素-セボフルラン，レミフェンタニル持続静注，フェンタニル静注で行われ，手術時間6時間40分，麻酔時間8時間10分であった．

　手術直後の胸部X線写真で心拡大を認め，CTでは両側胸水と間質性変化を認めたが（図1），抜管直後のSpo$_2$は空気呼吸下で98％であった．覚醒は良好で，疼痛はそれほど強くなかったため，鎮痛薬としてはジクロフェナク坐剤を用いたのみであった．その後，Spo$_2$は徐々に低下し，空気呼吸下では87〜89％であったが，胸部X線写真がやや改善していること，酸素投与でSpo$_2$が十分上昇するため，術後2日目にICUを退室した．

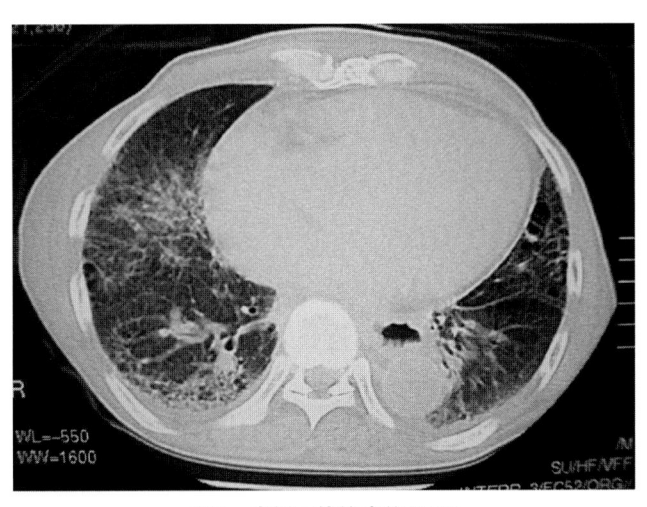

図1　症例：抜管直後のCT
両側胸水と間質性変化が認められる．

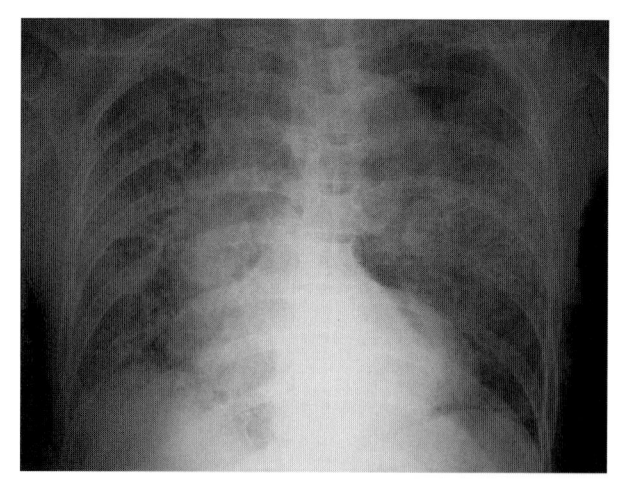

図2　症例：術後7日目の胸部単純X線写真
間質性肺炎の悪化を認める．

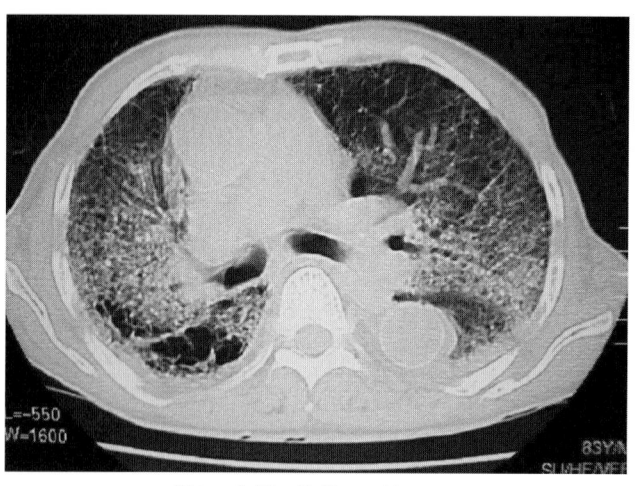

図3　症例：術後7日目のCT
間質性肺炎の悪化を認める．

　その後，一般病棟で経過観察されていたが，術後5日目には空気呼吸下でSpO₂が77〜85％へ低下し，不穏状態が出現するようになった。術後6日目に，5 L/min酸素マスク下でpH 7.484，PaO₂ 49 mmHg，PaCO₂ 41 mmHgと著明な低酸素状態となり，術後7日目の胸部単純X線写真，CTでも間質性肺炎の悪化を認めたため（図2，3），ICUへ再度入室した。
　ICU入室時，10 L/min酸素マスク下でSpO₂ 94％であり，会話や体動により90％以下に低下した。CRP 11 mg/dL，プロカルシトニン＜0.5 ng/mL，KL-6 715 U/mLであった。ステロイドパルス療法を3日間行うとともに，鼻マスクによるNPPV（BiPAP VISION）を施行し，シベレスタット投与を開始した。NPPV中，FIO₂ 0.6でSpO₂ 98％と酸素化は改善した（図4）が，徐々に不穏状態が強くなったため，術後9日目にジアゼパム10 mg，ペンタゾシン30 mg静注後，経口気管挿管を行った。なお，NPPV中，鎮静・鎮痛薬は使用しなかった。
　気管挿管後，SIMV＋PSV＋PEEPで人工呼吸管理を行った（図5）。プロポフォール持続

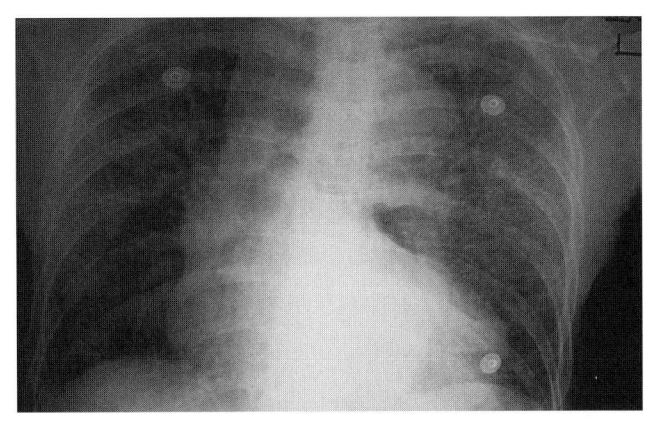

図4　症例：NPPV中の胸部単純X線写真
少し改善が認められる．

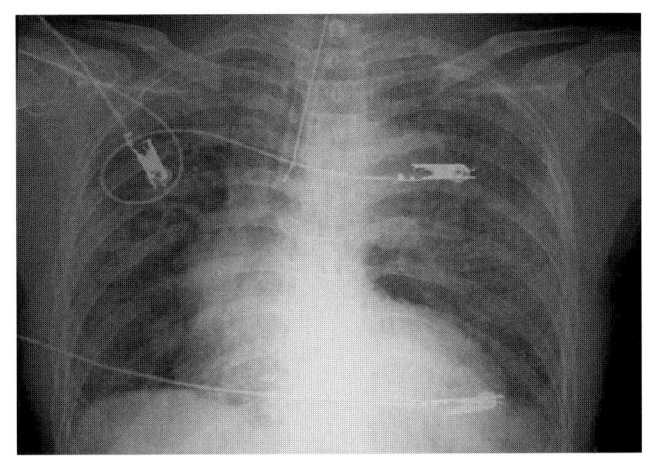

図5　症例：気管挿管後の胸部単純X線写真
プロポフォール，ブプレノルフィンで鎮静・鎮痛中．

静注（1 mg/kg/hr）を開始したところ，血圧が低下したためドパミンを併用した。Richmond Agitation-Sedation Scale（RASS）[23]は−3〜−4に維持されていたが，術後10日目には，RASSが＋2〜＋3（アジテーションの状態）になるため，プロポフォール1.5〜3 mg/kg/hr持続静注で鎮静するとともに，ブプレノルフィン0.1 mg静注した（その後，RASSは−1〜−3で維持された）。術後11日目には，シクロスポリンの投与を開始した。術後12日目，血液ガス値が著明に改善したため，CPAPにするとともに，プロポフォール，ブプレノルフィンの投与を中止し，デクスメデトミジン持続静注（0.2 μg/kg/hr）を開始した。術後13日目気管チューブを抜去したが，3 L/min酸素マスク下でSpO$_2$ 99％と酸素化は良好であり，胸部X線写真も著明に改善していた（図6）。3ヶ月後のCTでは間質性肺炎は著明に改善していた（図7）。

　以上の経過を，図8に示す。

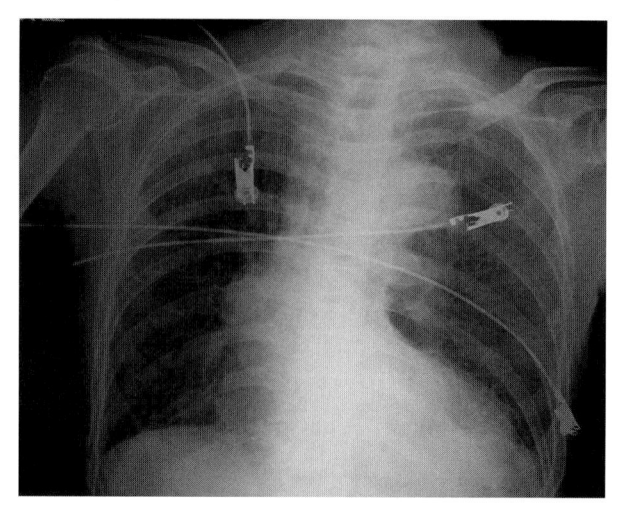

図6　症例：抜管後の胸部単純X線写真
著明な改善が認められる．

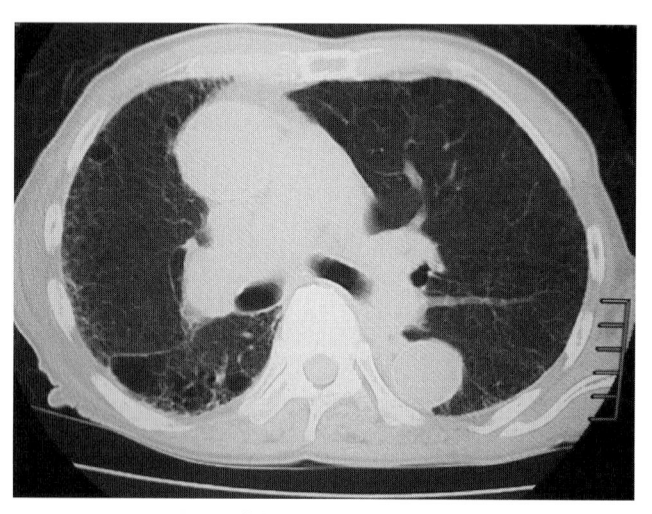

図7　症例：術後3ヶ月のCT
間質性肺炎は著明に改善している．

おわりに

　重症呼吸不全患者に対する鎮静・鎮痛のポイントは，人工呼吸モードを考慮し適切な人工呼吸管理が可能なように，鎮静・鎮痛薬を選択することである。同時に，呼吸不全の病態や重症度に応じて鎮静・鎮痛薬を投与することが望ましい。NPPVや気管切開下の人工呼吸患者の鎮静・鎮痛法はまだ確立しているとはいえない。今後，さらに検討が必要と思われる。

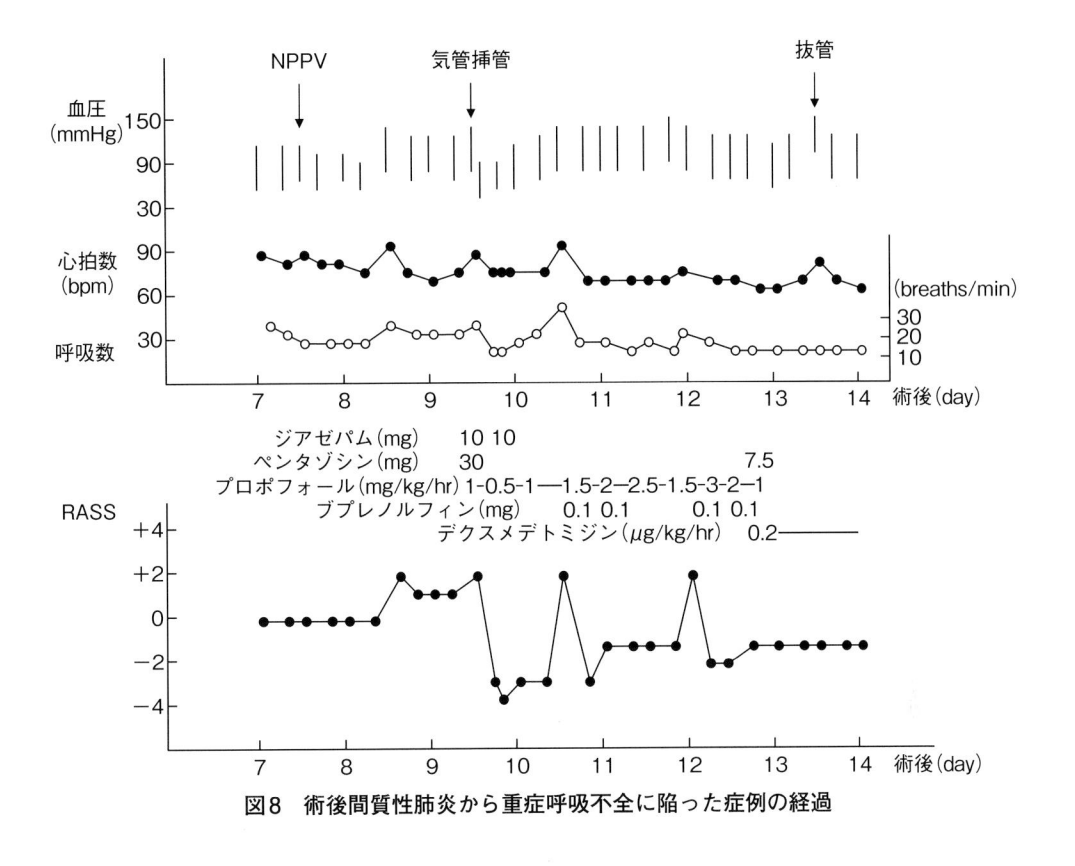

図8 術後間質性肺炎から重症呼吸不全に陥った症例の経過

【文 献】

1) 行岡秀和．必須手技を始めるとき，止めるとき．人工呼吸管理．救急・集中治療 2004；16：167-72．
2) 今中秀光．心不全とNPPV．集中治療 1999；11：1207-15．
3) Devlin JW, Nava S, Fong JJ, et al. Survey of sedation practices during noninvasive positive-pressure ventilation to treat acute respiratory failure. Crit Care Med 2007；35：2298-302.
4) Bernard GR, Artigas A, Brigham KL, et al. The American-European Consensus Conference on ARDS. Definitions, mechanisms, relevant outcomes, and clinical trial coordination. Am J Respir Crit Care Med 1994；149：818-24.
5) 社団法人日本呼吸器学会ARDSガイドライン作成委員会編．ALI/ARDS診療のためのガイドライン．東京：秀潤社；2005. p.7-8.
6) 上野直子，丸川征四郎．NIPPV．救急医学 2000；24：1709-12．
7) 行岡秀和．鎮痛薬と鎮静薬の薬物療法の実際．救急・集中治療 2005；17：1287-92．
8) Kress JP, Pohlman AS, O'Connor MF, et al. Daily interruption of sedative infusions in critically ill patients undergoing mechanical ventilation. N Engl J Med 2000；342：1471-7.
9) Wolthuis EK, Veelo DP, Choi G, et al. Mechanical ventilation with lower tidal volumes does not influence the prescription of opioids or sedatives. Crit Care 2007；11：R77.
10) Arroliga AC, Thompson BT, Ancukiewicz M, et al. Use of sedatives, opioids, and neuromuscular blocking agents in patients with acute lung injury and acute respiratory distress syndrome. Crit Care Med 2008；36：1083-8.
11) Vinayak AG, Gehlbach B, Pohlman AS, et al. The relationship between sedative infusion requirements and permissive hypercapnia in critically ill, mechanically ventilated patients. Crit Care Med 2006；34：1668-73.
12) 行岡秀和．鎮静薬・筋弛緩薬．救急医学 2000；24：1048-50．

13) Parthasarathy S, Tobin MJ. Sleep in the intensive care unit. Intensive Care Med 2004；30：197-206.
14) Akada S, Takeda S, Yoshida Y, et al. The efficacy of dexmedetomidine in patients with noninvasive ventilation：A preliminary study. Anesth Analg 2008；107：167-70.
15) Sessler CN. Sedation, analgesia, and neuromuscular blockade for high-frequency oscillatory ventilation. Crit Care Med 2005；33：S209-16.
16) Oddo M, Feihl F, Schaller M-D, et al. Management of mechanical ventilation in acute severe asthma：practical aspects. Intensive Care Med 2006；32：501-10.
17) 行岡秀和．外傷，熱傷患者の鎮痛・鎮静法．ICUとCCU 1999；23：735-41.
18) Nieszkowska A, Combes A, Luyt C-E, et al. Impact of tracheotomy on sedative administration, sedation level, and comfort of mechanically ventilated intensive care unit patients. Crit Care Med 2005；33：2527-33.
19) Chondrogiannis KD, Siontis GCM, Koulouras VP, et al. Acute lung injury probably associated with infusion of propofol emulsion. Anaesthesia 2007；62：835-7.
20) El-Ebiary M, Torres A, Ramirez J, et al. Lipid deposition during the long-term infusion of propofol. Crit Care Med 1995；23：1928-30.
21) Vasile B, Rasulo F, Candiani A, et al. The pathophysiology of propofol infusion syndrome：a simple name for a complex syndrome. Intensive Care Med 2003；29：1417-25.
22) Merz TM, Regli B, Rothen H. Propofol infusion syndrome-A fatal case at a low infusion rate. Anesth Analg 2006；103：1050.
23) 妙中信之，行岡秀和，足羽孝子ほか．人工呼吸中の鎮静のためのガイドライン．人工呼吸 2007；24：146-67.

（行岡　秀和）

3. 神経系障害患者の鎮静と鎮痛

A 中枢神経系手術後

> **Key Point**
> - 中枢神経系手術後患者では，疼痛・ストレスが頭蓋内圧亢進を引き起こし病態を悪化させる可能性がある。
> - 鎮静・鎮痛を行う場合，各薬物の呼吸・循環系への作用だけでなく，脳血流や頭蓋内圧への影響を十分理解する必要がある。
> - 頻回の神経学的評価のためにはキレ（調節性）のよい鎮静薬の使用が必要である。

はじめに

　これまで，中枢神経系手術後患者は疼痛を感じることは少ないとの考えが受け入れられてきた傾向がある。さらに，過剰な鎮静・鎮痛は呼吸・循環系を抑制するだけでなく，神経学的評価の妨げになるという問題点も存在する。したがって，中枢神経系手術後患者に対しては十分な鎮静薬・鎮痛薬が投与されず，患者への疼痛・ストレスの負荷が見過ごされてきた可能性は否定できない。興奮，疼痛，あるいは体位変換・理学療法などは，著しい血圧の変動や頭蓋内圧亢進を引き起こす可能性があるが，中枢神経系手術後患者の鎮静・鎮痛に関しては，他のクリティカルケアを要する重症患者の場合と異なる点が多く，エビデンスは乏しい。しかし，近年，新しい鎮静薬・鎮痛薬が開発されてきており，この領域においても適切な鎮静・鎮痛に対する関心が高まってきている。本項ではこれらの特徴を概説し，中枢神経系手術後症例における適応や問題点をまとめる。

1 中枢神経系手術後症例の特徴

　一般に健常者では，恐怖や不安により脳代謝亢進や脳血流量増加が生じるといわれている[1]。有害刺激や疼痛は頭蓋内圧を上昇させるため，中枢神経系手術後患者では，頭蓋内（ときには頭蓋外，例えば頸部の血管）に病変が残存するか，あるいは所期の目的を達する手術が行われている場合でも，さまざまな刺激や状況の変化で病態が悪化する危険性がある。適切な鎮静・鎮痛はこの反応を弱めるが，中枢神経系手術後患者では，鎮静・鎮痛薬に

よるわずかな呼吸・循環系の変動でも容易に病態が悪化する可能性がある。例えば鎮静により呼吸が抑制され高二酸化炭素血症になると，脳血管は拡張し頭蓋内圧亢進が起こりうる。また，血圧が低下した場合，自己調節能が障害されていれば，わずかな血圧の低下でも脳血流の減少を来しうる。これが，鎮静・鎮痛薬の投与がためらわれる理由の一つでもある。

開頭術後患者の疼痛を検討した報告は限られるが，Quineyら[2]は，さまざまな頭蓋内病態に対する予定開頭術後で早期に覚醒させた患者において，術後24時間までの疼痛を検討し，平均疼痛スコアは低いものの，半数以上の患者が，特に術後2時間は相当な疼痛を自覚しており，コデインの筋注投与を受けているものの，不十分な鎮痛しか得られていないことを報告している。同時に，嘔気，嘔吐の頻度も40％近くの患者でみられるとしている。また，同グループの報告[3]では鎮静・鎮痛の必要性は症例によりさまざまであったという。

鎮静・鎮痛が不十分なために血圧の上昇や循環系が不安定になる，あるいは人工呼吸がうまく行えない場合は，適切な鎮静・鎮痛を図ることがむしろ好都合なこともある。人工呼吸器同調不良によるバッキングは，胸腔内圧や脳静脈圧の上昇をまねき，頭蓋内圧亢進の引き金になるため，脳浮腫が進行する可能性のある患者や頭蓋内圧亢進の強い患者では，鎮静薬・鎮痛薬の使用が必要であり，場合によっては筋弛緩薬の使用も考慮する。画像診断や電気生理学的モニターなどで頭蓋内病態を評価し，意識レベルや神経学的所見の評価が必要であれば，適宜鎮静薬・鎮痛薬投与を中断して評価する。

開頭術後の疼痛の大部分は，頭蓋の皮膚と髄膜（硬膜），反転された筋肉由来のものである。閉頭時，局所麻酔薬を創部に浸潤することも，術後痛を軽減するのに役立つ。長期人工呼吸を必要としない患者では，術後可能なかぎり早期に覚醒させ，なおかつ十分な鎮痛を図る。非ステロイド性抗炎症薬（nonsteroidal anti-inflammatory drugs：NSAIDs）をうまく利用するのも一つの方法である。インドメタシンはその脳血管収縮作用により，頭部外傷による頭蓋内圧亢進患者で頭蓋内圧を低下させるとの報告がある[4]。また，呼吸を十分観察しながら短時間作用性麻薬であるフェンタニルを使用するのもよい。

2 鎮静・鎮痛の概要

1）鎮静・鎮痛の評価基準

a. 鎮静の主観的評価

Ramsay Sedation Scale（表1-A）[5]では興奮状態を評価することができないが，Sedation-Agitation Scale（表1-B）[6]，Richmond Agitation-Sedation Scale（RASS）（表1-C）[7]では興奮状態をそれぞれ3段階，4段階に分けて評価ができる。当施設では看護師により，Ramsay Sedation Scale，RASSの両方で評価を行っている。

b. BISによる鎮静度モニター

BIS（Bispectral Index）モニターは，脳波を特殊解析して鎮静度を評価するもので，筋電図アーチファクトを除去できるものが近年開発されている。集中治療室でのデータは少な

表1　鎮静の評価法

A：Remsay Sedation Scale

スコア	状態	説明
1	覚醒	不安でかつ興奮あるいは落ち着かない
2		協力的で見当識があり穏やかである
3		命令に従うのみ
4	睡眠	眠っているが，刺激に対し速やかに反応する
5		眠っており，刺激に対しゆっくり反応する
6		刺激しても反応しない

B：Sedation-Agitation Scale

スコア	状態	説明
7	危険な興奮	チューブやカテーテルを引っぱる，ベッドを乗り越えようとする，スタッフをたたく，左右に動きまわる
6	強い興奮	頻繁に声をかけても安静が保てず抑制が必要，気管チューブを噛む
5	興奮	不安な感じでそわそわしているが，声をかけると平静になる
4	平静で協力的	平静で容易に覚醒，命令に従う
3	鎮静	言葉の刺激や軽く揺すると覚醒するが反応しにくい，簡単な命令は従えるが，またすぐ眠ってしまう
2	深い鎮静	身体刺激で覚醒するが，意思疎通や命令に従えない，自発的運動はある
1	未覚醒	侵害刺激に対して，わずかに反応があるかもしくは無反応，意思疎通や命令に従ったりはできない

C：Richmond Agitation-Sedation Scale

スコア	状態	説明
+4	闘争的	明らかに闘争的で暴力的，スタッフに対する差し迫った危険
+3	強い興奮	チューブ，カテーテル類の自己抜去，スタッフに対して攻撃的な態度
+2	興奮	頻回に意味のない動き，人工呼吸器との非同調性
+1	落ち着きのない	不安な感じ，ただし，動きは攻撃的でも活発でもない
0	意識清明で落ち着いている	
-1	傾眠	完全に清明ではないが，呼びかけに対して覚醒して10秒以上視線を合わせられる
-2	軽度の鎮静	呼びかけに対して10秒以下の短時間，覚醒して視線を合わせられる
-3	中等度の鎮静	呼びかけに対して動きで反応，ただし，視線は合わせられない
-4	深い鎮静	呼びかけには無反応，ただし，身体刺激で体動あり
-5	未覚醒	呼びかけ，身体刺激に対して無反応

（A：Ramsay MA, Savege TM, Simpson BR, et al. Controlled sedation with alphaxalone-alphadolone. Br Med J 1974；22；2：656-9．B：Riker RR, Fraser GL, Cox PM, et al. Continuous infusion of haloperidol controls agitation in critically ill patients. Crit Care Med 1994；22：433-40．C：Sessler CN, Gosnell MS, Grap MJ, et al. The Richmond Agitation-Sedation Scale：validity and reliability in adult intensive care unit patients. Am J Respir Crit Care Med 2002；166：1338-44より引用）

表2 Behavioral Pain Scale

評価項目	説明	スコア
表情	くつろいだ	1
	部分的にこわばった（例えば，眉間にしわを寄せる）	2
	全体的にこわばった（例えば，まぶたを閉じる）	3
	しかめ面	4
上肢の動き	動きなし	1
	部分的に屈曲	2
	指の屈曲を伴った完全な屈曲	3
	常に収縮	4
人工呼吸器の同調性	同調している	1
	咳はあるが，大半の時間は同調している	2
	ファイティングしている	3
	換気がコントロールできない	4

（Payen JF, Bru O, Bosson JL, et al. Assessing pain in critically ill sedated patients by using a behavioral pain scale. Crit Care Med 2001；29：2258-63より引用）

いが，麻酔領域でのエビデンスは多く，手術麻酔中にBIS値が低値（45未満）の時間が多いほど，手術1年後の死亡率が高いという報告もある[8]。解析法の詳細が公表されていないなどの問題が残されるが，鎮静のタイトレーションに有用と考えられる。

c. 鎮痛の評価

患者自身による評価には，Simple Verbal Rating Scale（VRS），Visual Analogue Scale（VAS），Numerical Rating Scale（NRS）の3つが用いられる。VRSは痛みの程度を，「なし」「少し」「中等度」「激しい」の4段階で評価する。VASは，100 mmの長さのスケールに印をつけることで痛みの程度を表現する。「痛みなし」から「最悪の痛み」まで，患者の示したポイントの長さを測定する。NRSは痛みを0～10までの11段階で評価する。いずれも中枢神経系術後の評価としては信頼度にやや難点がある。

医療者による評価法には，Behavioral Pain Scale（BPS）（表2）[9]が用いられる。人工呼吸中の意思疎通ができない患者での評価法で，表情，上肢の動き，人工呼吸器との同調性をそれぞれ4段階で評価する。

2）各種鎮静・鎮痛薬の特徴と脳循環・代謝への影響（表3）

a. 鎮静薬

中枢神経系に障害のある患者の周術期に鎮静薬を使用する場合，まず求められるのがその薬物の使用を中止した場合の覚醒の速さである。ただし，急激な鎮静効果の消失により離脱症状の出現がないことも大切である。また，脳血流量，脳酸素消費量，頭蓋内圧などに影響を及ぼさないことも重要である。これらの点をふまえて，各種薬物の特徴を理解し，病態に

表3 鎮静・鎮痛薬の脳循環・代謝への影響

	薬物の種類	脳血流量	脳酸素消費量	頭蓋内圧
鎮静薬	デクスメデトミジン	↓	→	→/↓
	プロポフォール	↓↓	↓↓	↓
	ミダゾラム	↓	↓	→/↓
	チオペンタール	↓↓	↓↓	↓↓
鎮痛薬	NSAIDs	→/↓	→/↓	↓
	フェンタニル	→/↓	→	→/↑
	ペンタゾシン	↑		↑
	ブプレノルフィン	→		→

応じた使い分けが必要となる。

■デクスメデトミジン

① 特徴・副作用

$α_2$アドレナリン受容体作動薬で，抗不安作用，鎮痛作用を併せ持つ。鎮静中でも簡単なコミュニケーションが可能である。加えて，臨床的に有意な呼吸抑制がなく，気管チューブ抜管後も継続して使用できる。これらの特徴から中枢神経系に障害のある患者にも適する。わが国では人工呼吸中および抜管後の鎮静に適応があるが，現在のところ24時間を超える投与は認められていない。

頻度の多い副作用としては低血圧，高血圧，徐脈がある。特にボーラス投与は高血圧の危険性が高いので，必ず持続静注とする。

② 脳循環・代謝への影響と神経保護作用

用量依存性（血中濃度：0.43～1.01 ng/mL）に脳血流速（経頭蓋ドップラー，transcranial doppler：TCD）を減少させる[10]。また，0.2および0.6μg/kg/hrでともに脳血流量（ポジトロン断層法，positron emission tomography：PET）を30％程度減少させる[11]。動物実験では脳血流の減少にもかかわらず脳酸素代謝は減少しない[12,13]。頭蓋内圧は低用量で30％程度低下し，高用量では変化がないと報告されている[14]。

一過性脳虚血後の神経細胞の生存率の改善が認められるなど，神経保護効果が知られており[15〜17]，その機序としてfocal adhesion kinaseの関与[18]や，星状細胞でのグルタミン除去促進[19]などの報告がある。一方では，グルタミン酸やカテコラミンの濃度上昇を抑制しないという報告[20]もあり，さらなる検討が必要である。

③ 臨床使用

通常，成人には6μg/kg/hrの投与速度で10分間持続静注し（初期負荷投与），維持量として0.2～0.7μg/kg/hrの範囲で持続注入する（維持投与）。中枢神経周術期の臨床応用については，覚醒の速さ，呼吸抑制のないことの特徴を活かして，意識下の手術（てんかんの焦点切除術[21]，頸動脈内膜切除術[22]など）に使用されているが，わが国では術中の使用は適応外となっている。開頭手術ではイソフルランとの併用で，より安定した血行動態が得られ

るとされている[23]。脳神経外科手術後の使用例では，術前意識レベルが清明であった症例においては，デクスメデトミジン投与下でも神経学的評価が可能であったことが示されている[24]。また，神経系障害患者の集中治療室での使用に関しては，高度の不安と不穏を認める脳損傷患者での安全性が報告されている[25]。

■プロポフォール
① 特徴・副作用

　全身麻酔の導入・維持，集中治療における人工呼吸中の鎮静に使用される。抜管前には呼吸抑制作用を避けるために中止する。鎮痛作用はなく，疼痛を伴う処置時には鎮痛薬との併用が必要となる。作用発現が速く確実で，覚醒までの時間も短い。人工呼吸器との同調性も良くなる。デクスメデトミジンと異なり，保険適応上も長時間の使用が可能である。

　小児で，高用量・長期間使用による死亡例が報告されている[26]。突然の治療抵抗性の徐脈，高脂血症，脂肪肝，高度の代謝性アシドーシス，筋肉症状（横紋筋融解やミオグロビン尿症）などが症候の特徴で，propofol infusion syndrome（PRIS）とよばれている。プロポフォール投与量が4 mg/kg/hr以上，投与期間が48時間以上で発生頻度が高まり[27]，その他の危険因子として組織への酸素供給不足，敗血症，重症頭部外傷などが挙げられている[28)29)]が，原因は不明である。2006年に英国小児集中治療医学会より公表された重症患児の鎮静・鎮痛ガイドライン[30]でもPRISの発症などを考慮して，小児では鎮静にプロポフォールを使用すべきではないとされている。わが国でも小児への投与は認められていない。

　成人でも同様の症例が報告されている。乳酸アシドーシスと高脂血症はPRISの初発症状として重要であり，これらを認めたらただちに投与を中止する。

② 脳循環・代謝への影響と神経保護作用

　脳血流量，脳酸素代謝，頭蓋内圧を低下させるが，過度の血圧低下には注意が必要である。健常ボランティアでは，局所の脳血流量（PET）は意識消失時には平均で20%減少する。視床と帯状回後部で減少し，海馬と小脳で増加する[31]。全身麻酔量のプロポフォール（BIS値：40%）は局所脳血流量と脳酸素代謝をそれぞれベースラインの53〜70%，および50〜68%と，ほぼパラレルに減少させる[32]。二酸化炭素に対する脳血管の反応性は比較的よく保たれる。

　脳虚血時の梗塞範囲の減少や運動機能の改善をもたらす[33)〜35)]など，プロポフォールには脳保護効果が期待され，その機序としてアポトーシスの抑制[36]，脳ミトコンドリアの腫脹抑制[37]，フリーラジカルの消去作用[38]などが考えられている。

③ 臨床使用

　しばしば脳神経外科手術中にフェンタニルと併用される。イソフルラン，セボフルランなどの吸入麻酔薬と比較して，頭蓋内圧のコントロールも良好である[39]。麻酔以外の適応は，「集中治療における人工呼吸中の鎮静」で，投与量は0.3〜3.0 mg/kg/hr程度である。非気管挿管下の管理では意識下手術（てんかんの焦点切除術）の報告がある[40]。当施設では短期間の使用に限り，脳動脈瘤破裂によるくも膜下出血などの緊急手術の待機時間に，厳重な呼吸・循環系のモニター下に非挿管下にプロポフォールによる鎮静を行っている。

■ミダゾラム

① 特徴・副作用

　超短時間作用型に分類されるベンゾジアゼピン系薬で，投与終了後の覚醒は非常に速い。適応は「麻酔前投薬」，「全身麻酔の導入および維持」，「集中治療における人工呼吸中の鎮静」である。鎮痛作用はないため，全身麻酔時には鎮痛薬の併用が必要となる。小児の鎮静薬としても使用できる[30]。

　集中治療での鎮静にガイドラインでも推奨されているが，100時間を超える場合，効果が減弱するとの報告[41]がある。投与量の調整や鎮痛薬との併用を考慮する。副作用としては，呼吸抑制，循環抑制，依存性が挙げられる。急激な減量や中止により，痙攣発作，せん妄，振戦，不眠，不安，幻覚，妄想，不随意運動などの離脱症状が現れることがあるので，投与を中止する場合には徐々に減量する必要がある。

② 脳循環・代謝への影響と神経保護作用

　脳血流量と脳酸素消費量を減少させる。脳血流量は低濃度（目標血中濃度：70 ng/mL，投与量：7.5 mg）で約10%，高濃度（目標血中濃度：100 ng/mL，投与量：9.7 mg）で約30%減少する[42]。減少部位は主に島部，帯状回，前頭・頭頂・側頭葉，視床である[42]。また，頭蓋内圧は，亢進患者で低下し，正常の場合は影響を受けない[43]。ミダゾラムの中枢神経保護作用については，プロポフォールと同様にγ-アミノ酪酸typeA（GABA_A）受容体を介するものとされている[44]。

③ 臨床使用

　初回投与は，0.03 mg/kgを少なくとも1分以上かけて静注する。維持は0.03 〜 0.06 mg/kg/hrより持続静脈内投与を開始し，鎮静状態を見ながら適宜増減する（0.03 〜 0.18 mg/kg/hr）。呼吸抑制はプロポフォールより強いが，血圧の変化，調節性，鎮静の質，健忘作用，コストの面ではミダゾラムがよいと報告されている[45]。理由は明らかでないが，ミダゾラムの使用で不穏の頻度が高く，自己抜管の危険性が高いという報告[46]もあり，注意が必要である。デクスメデトミジンやプロポフォールと比較して長期間の鎮静にも適しているが，中枢神経系周術期に鎮静が長期間必要となることは少なく，肺炎などの呼吸器系合併症や痙攣重積などが起こった場合に限られる。

　過度の鎮静が疑われる場合はフルマゼニルで拮抗できるが，急に拮抗すると頭蓋内圧が上昇する。フルマゼニルは作用持続時間が短いので，いったん鎮静がとれても再度鎮静，呼吸抑制が起こることがあるので注意する。

■チオペンタール

① 特徴・副作用

　鎮痛作用はない。抗痙攣作用は強力で，難治性の痙攣重積時などに有用である。呼吸・循環系の抑制作用が強いため，人工呼吸や血圧管理が必要になる。総投与量が2.5 〜 3 gを超えると飽和量に達し，投与を止めても覚醒遅延を来す。このため，通常では中枢神経系手術の周術期に，単なる鎮静薬として使用されることはない。

② 脳循環・代謝への影響と神経保護作用

チオペンタールは，脳波が平坦化するまで用量依存性に脳血流量，脳酸素代謝を減少させる。脳波がburst-suppressionの状態では，脳血流量と脳酸素代謝は覚醒時の40％まで減少する。麻酔薬の中ではもっとも強い頭蓋内圧低下作用を有するが，循環抑制が強いため，適宜カテコラミンなどによる血圧維持が必要である。

局所脳虚血に対する脳保護作用があり，作用機序として脳代謝抑制以外にも，ナトリウムチャネルの抑制，細胞内カルシウムチャネルの抑制，フリーラジカル産生抑制などが知られている。

③ 臨床使用

頭部外傷後などの頭蓋内圧亢進時に，頭蓋内圧管理目的にチオペンタール2～10 mg/kgのボーラス投与後，1～6 mg/kg/hrの持続投与が行われてきたが，予後改善のエビデンスはない。脳梗塞にも理論的には有用性が期待されるが，人工呼吸管理が必須で，循環動態にも注意が必要である。痙攣重積時，呼吸・循環動態をモニターしながら2～5 mg/kgを痙攣が止まるまで徐々に静注する。

b.鎮痛薬

中枢神経系疾患で術前に鎮痛薬が必要となるのは，突然の激しい頭痛を伴うくも膜下出血で，激痛により血圧が上昇し，頭蓋内圧亢進が悪化するためである。一般に中枢神経系手術後には強い痛みを伴うことは少ないと考えられていたが，術後早期はかなり強い痛みをもつ患者が相当数存在することが分かってきた。理想的な鎮痛薬は意識レベルや呼吸・循環系に影響しないものであるが，このような鎮痛薬はない。継続的に意識レベルや神経学的機能評価が必要な場合にはNSAIDsを選択することが多い。NSAIDsで対処できない疼痛に対してはオピオイド鎮痛薬が必要になるが，呼吸抑制，高二酸化炭素血症による頭蓋内圧亢進に注意が必要である。オピオイド鎮痛薬には咳嗽反射を抑制する作用があり，人工呼吸器への同調性を改善する。神経学的評価時には麻薬による縮瞳が起こることを念頭に置いておく。麻薬を使用する場合，嘔気，嘔吐対策が大切である。

■非ステロイド性抗炎症薬（NSAIDs）

NSAIDsの抗炎症・鎮痛・解熱作用はシクロオキシゲナーゼ（cyclooxygenase：COX)-2の阻害作用により，同時にCOX-1の阻害による胃腸障害，腎障害，血小板凝集抑制作用を示す。中枢神経系障害患者はストレス性潰瘍を形成しやすいので，COX-2選択性の弱いものでは抗潰瘍薬などを併用する。血圧低下にも注意が必要である。インドメタシンはその脳血管収縮作用により，頭部外傷患者で頭蓋内圧を低下させるとの報告[4]がある。一般的にNSAIDsは脳血流量を減らし頭蓋内圧を下げるとされている[47]が，フルルビプロフェン（静注薬もある）は脳血流に影響しないという報告[48]もある。これらの薬物は少なくとも頭蓋内圧を上昇させる方向には働かないと考えられ，中枢神経系手術後の鎮痛に応用できる。ジクロフェナクの坐剤は内服の困難な術後でも使用できる。体格や痛みの程度で量を調節する。

■フェンタニル

術後疼痛に対して1〜2μg/kgを緩徐に静注後，1〜2μg/kg/hrで持続静注する。ただし，自発呼吸下では高二酸化炭素血症が起こらないよう注意が必要である。手術中からの使用で，脳外科手術後早期の鎮痛に応用できる。近年，わが国でも麻酔中，短時間作用性のレミフェンタニルの使用が可能になった。現時点では術後の使用は認められていないが，呼吸・循環系の厳重なモニター下で，集中治療室でも応用できると考えられる。

麻薬の効果が原因で神経学的評価が難しい場合は，拮抗薬であるナロキソンを少量ずつ（0.1mgずつ，計2〜20μg/kg）投与する。急速な拮抗は肺水腫を起こすことがあるので注意する。

■その他のオピオイド鎮痛薬

その他，使用頻度の高い鎮痛薬としてペンタゾシン，ブプレノルフィンがある。これらの薬物はオピオイド受容体に対しagonistあるいはantagonistとしての作用を併せ持ち，拮抗性鎮痛薬とよばれる。わが国においては麻薬の使用がやや煩雑なため，これらの拮抗性鎮痛薬が頻繁に使用される傾向がある。両者ともにκ受容体にはagonistとして働き鎮痛作用を発揮する。μ受容体にはペンタゾシンはantagonist，ブプレノルフィンはpartial agonistとして働く。ペンタゾシンは脳血流量を増加させ，頭蓋内圧を上昇させると報告されている[49]。ブプレノルフィンは脳血流量，頭蓋内圧を変化させないという報告[50]もあるが，呼吸抑制を来すと血中二酸化炭素分圧の上昇から脳血管拡張を来し，頭蓋内圧の上昇をもたらす可能性がある。術後痛に対してペンタゾシン15mgを筋肉内または皮下注射するか，十分な監視の下に静注することもあるが，頭蓋内圧亢進患者への使用には注意が必要である。ブプレノルフィンには注射剤と坐剤がある。術後痛に対して0.2〜0.3mg（4〜6μg/kg）を筋注するか0.4mgを直腸内投与する。十分監視の下に静注することもある。

> **pit fall**
>
> - これまで，中枢神経系手術後患者の疼痛・ストレス負荷が見過ごされてきた可能性は否定できない。鎮静・鎮痛が不十分なため頭蓋内病変が悪化する場合があることを忘れてはならない。
> - 麻薬を使用する場合，呼吸抑制に目が向きやすいが，嘔気・嘔吐も頭蓋内圧を上げる大きな要因で，その対策を忘れないことが大切である。
> - デクスメデトミジンの初期負荷投与（6μg/kg/hrで10分間）時は循環動態が不安定になりやすく，特に注意が必要である。
> - 鎮静・鎮痛薬を減量あるいは中止する際には離脱症状が起こりうる。特にミダゾラムの急激な減量・中止は，痙攣発作，せん妄，振戦，不眠，不安，幻覚，妄想，不随意運動などの症状が発現することがあるため，徐々に減量する必要がある。
> - 鎮静・鎮痛薬の拮抗を行う場合，急激な拮抗は合併症を起こすことがあるので十分なタイトレーションが必要である。

3 鎮静・鎮痛の臨床

1）脳動脈瘤破裂に伴うくも膜下出血

突然発症する激しい痛みのため，安静が保たれなくなることが多い。痛み刺激は血圧上昇，脳血流増加，頭蓋内圧亢進の増悪につながるため，術前から鎮静薬や鎮痛薬が必要となるものも少なくない。当施設では通常鎮静にはプロポフォールを使用しているが，鎮静レベルは呼名に反応できる程度（目標はRASS－1〜－2程度）とし，投与量として1〜2 mg/kg/hr程度となることが多い。痛みが強く安静が保てない場合には，適宜ペンタゾシン7.5 mgを静注する。

2）脳腫瘍

脳腫瘍の周術期管理において鎮静薬が必要となることは少ないが，頭痛に対する鎮痛が必要となることがときにある。しかし，手術前に存在する頭痛は頭蓋内圧亢進に伴うものが多く，鎮痛薬での改善はあまり期待できない。頭蓋内圧を下げる処置（浸透圧利尿薬投与など）が重要である。術後の痛みは頭蓋内圧がコントロールできていれば創部痛であることが多く，NSAIDsで対応できる。

3）術後の過灌流症候群

疾患により病態は多少異なるが，内頸動脈狭窄に対する内頸動脈血栓内膜剥離術，ステント留置術，浅側頭動脈-中大脳動脈吻合術や，もやもや病に対する浅側頭動脈-中大脳動脈吻合術，脳動静脈奇形摘出術などの施行後に，頭痛，痙攣，脳出血を来す過灌流症候群がある。当施設では，術後の^{123}I-IMPを用いた脳血流SPECTもしくは，キセノンCTによる評価で過灌流症候群が疑われる場合，それが改善するまで，鎮静下に厳重な血圧管理を行う。目標鎮静レベルはRASS－1〜－2で，プロポフォール1〜2 mg/kg/hr程度を投与する。

症例　鎮静・鎮痛の実際（図1）

74歳，男性。

右上肢麻痺が出現し，左内頸動脈狭窄症による脳梗塞と診断され，局所麻酔下に左内頸動脈ステント留置術が施行された。術後，明らかな神経脱落症状や頭痛，痙攣はなかったが，キセノンCTで左被殻領域の過灌流が確認された。術前からの降圧薬（シルニジピン，テルミサルタン，フマル酸ビソプロロール，メシル酸ドキサゾシン）の内服と，ニカルジピン持続静注を行ったが，血圧コントロールが困難で，鎮静のためプロポフォールの持続投与を開始した。2日後，キセノンCTで過灌流の改善を確認後，プロポフォールを中止した。その後も神経脱落症状，頭痛，痙攣などはなく，入室6日目に集中治療室を退室した。

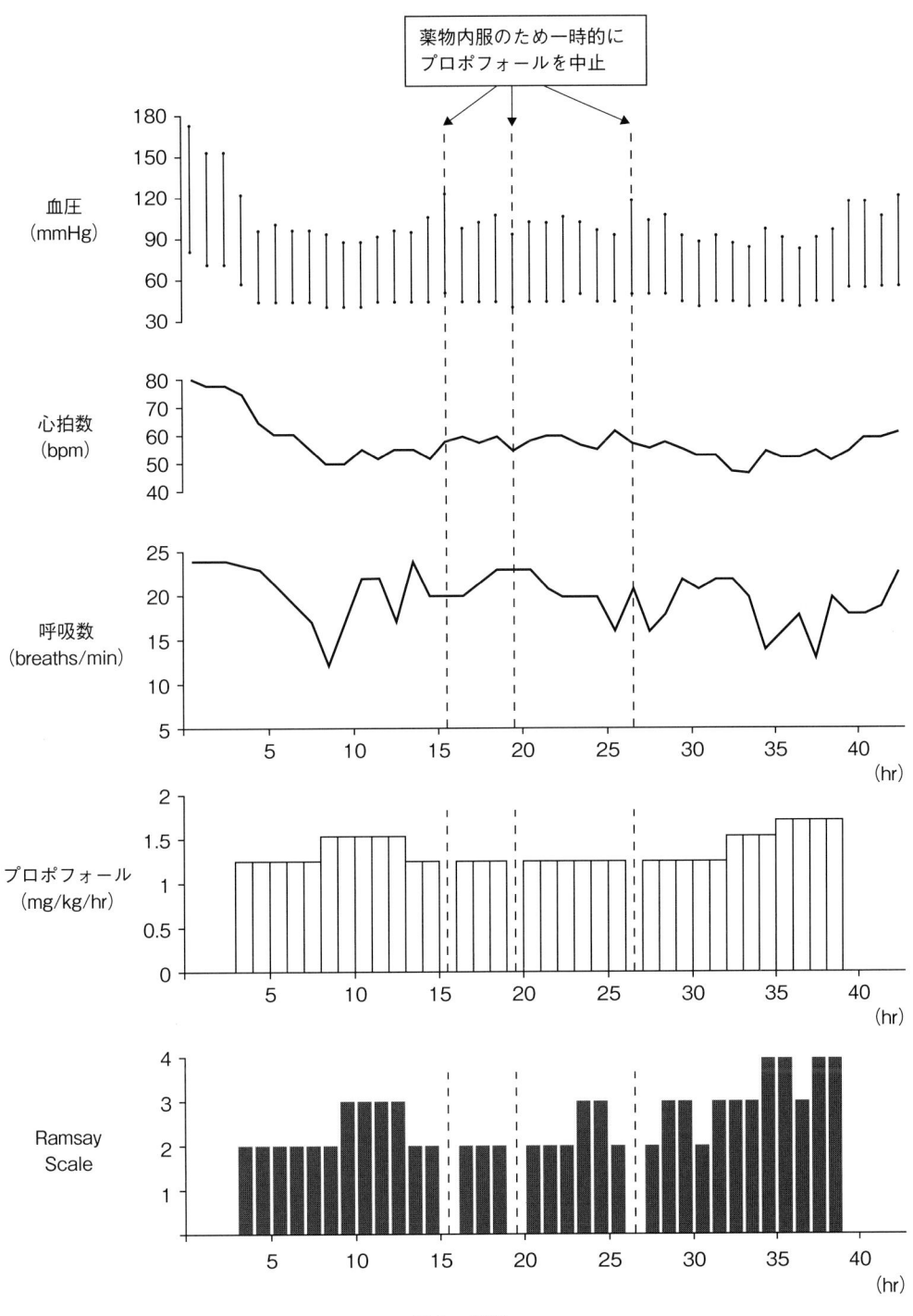

図1 症例

おわりに

　人工呼吸を必要とする重症患者に対し，鎮静・鎮痛状態を十分に評価し，プロトコールやガイドラインを用いて薬物投与を行っている施設では，そうでない施設と比べ，鎮静薬・鎮痛薬を使用される患者が有意に少ないという報告がある[51]。この報告は，基準が設定されていないと鎮静薬・鎮痛薬を不必要に投与する可能性があることを示すものでもあるが，これに対して中枢神経系術後患者では，これまでの経緯から，鎮静・鎮痛に関しては，むしろ十分な処置を受けていない可能性がある。今後，多施設検討を行い，エビデンスに基づく対処法の確立が望まれる。

【文　献】

1) Lassen NA, Christensen MS. Physiology of cerebral blood flow. Br J Anaesth 1976；48：719-34.
2) Quiney N, Cooper R, Stoneham M, et al. Pain after craniotomy. A time for reappraisal? Br J Neurosurg 1996；10：295-9.
3) Stoneham MD, Cooper R, Quiney NF, et al. Pain following craniotomy：a preliminary study comparing PCA morphine with intramuscular codeine phosphate. Anaesthesia 1996；51：1176-8.
4) Jensen K, Öhrström J, Cold GE, et al. The effects of indomethacin on intracranial pressure, cerebral blood flow and cerebral metabolism in patients with severe head injury and intracranial hypertension. Acta Neurochir(Wein)1991；108：116-21.
5) Ramsay MA, Savege TM, Simpson BR, et al. Controlled sedation with alphaxalone-alphadolone. Br Med J 1974；22；2：656-9.
6) Riker RR, Fraser GL, Cox PM, et al. Continuous infusion of haloperidol controls agitation in critically ill patients. Crit Care Med 1994；22：433-40.
7) Sessler CN, Gosnell MS, Grap MJ, et al. The Richmond Agitation-Sedation Scale：validity and reliability in adult intensive care unit patients. Am J Respir Crit Care Med 2002；166：1338-44.
8) Monk TG, Saini V, Weldon BC, et al. Anesthetic management and one-year mortality after noncardiac surgery. Anesth Analg 2005；100：4-10.
9) Payen JF, Bru O, Bosson JL, et al. Assessing pain in critically ill sedated patients by using a behavioral pain scale. Crit Care Med 2001；29：2258-63.
10) Zornow MH, Maze M, Dyck JB, et al. Dexmedetomidine decreases cerebral blood flow velocity in humans. J Cereb Blood Flow Metab 1993；13：350-3.
11) Prielipp RC, Wall MH, Tobin JR, et al. Dexmedetomidine-induced sedation in volunteers decreases regional and global cerebral blood flow. Anesth Analg 2002；95：1052-9.
12) Zornow MH, Fleischer JE, Scheller MS, et al. Dexmedetomidine, an alpha 2-adrenergic agonist, decreases cerebral blood flow in the isoflurane-anesthetized dog. Anesth Analg 1990；70：624-30.
13) Karlsson BR, Forsman M, Roald OK, et al. Effect of dexmedetomidine, a selective and potent alpha 2-agonist, on cerebral blood flow and oxygen consumption during halothane anesthesia in dogs. Anesth Analg 1990；71：125-9.
14) Zornow MH, Scheller MS, Sheehan PB, et al. Intracranial pressure effects of dexmedetomidine in rabbits. Anesth Analg 1992；75：232-7.
15) Hoffman WE, Kochs E, Werner C, et al. Dexmedetomidine improves neurologic outcome from incomplete ischemia in the rat. Reversal by the alpha2-adrenergic antagonist atipam-

ezole. Anesthesiology 1991 ; 75 : 328-32.
16) Maier C, Steinberg GK, Sun GH, et al. Neuroprotection by the alpha2-adrenoreceptor agonist dexmedetomidine in a focal model of cerebral ischemia. Anesthesiology 1993 ; 79 : 306-12.
17) Kuhmonen J, Haapalinna A, Sivenius J. Effects of dexmedetomidine after transient and permanent occlusion of the middle cerebral artery in the rat. J Neural Transm 2001 ; 108 : 261-71.
18) Dahmani S, Rouelle D, Gressens P, et al. Effects of dexmedetomidine on hippocampal focal adhesion kinase tyrosine phosphorylation in physiologic and ischemic conditions. Anesthesiology 2005 ; 103 : 969-77.
19) Huang R, Chen Y, Yu AC, et al. Dexmedetomidine-induced stimulation of glutamine oxidation in astrocytes : a possible mechanism for its neuroprotective activity. J Cereb Blood Flow Metab 2000 ; 20 : 895-8.
20) Engelhard K, Werner C, Kaspar S, et al. Effect of the alpha2-agonist dexmedetomidine on cerebral neurotransmitter concentrations during cerebral ischemia in rats. Anesthesiology 2002 ; 96 : 450-7.
21) Ard JL Jr, Bekker AY, Doyle WK. Dexmedetomidine in awake craniotomy : a technical note. Surg Neurol 2005 ; 63 : 114-7.
22) Bekker AY, Basile J, Gold M, et al. Dexmedetomidine for awake carotid endarterectomy : efficacy, hemodynamic profile, and side effects. J Neurosurg Anesthesiol 2004 ; 16 : 126-35.
23) Tanskanen PE, Kytta JV, Randell TT, et al. Dexmedetomidine as an anaesthetic adjuvant in patients undergoing intracranial tumour surgery : a double-blind, randomized and placebo-controlled study. Br J Anaesth 2006 ; 97 : 658-65.
24) Higashi H, Otsuka S, Nishimoto K, et al. Beneficial effects of dexmedetomidine for postoperative neurosurgical patients care. Jpn J Neurosurg 2007 ; 16 : 646-51.
25) Changani S, Papadakos P. The use of dexmedetomidine for sedation in patients with traumatic brain injury. Anesthesiology 2002 ; Supplement for ASCCA : B20.
26) Parke TJ, Stevens JE, Rice AS, et al. Metabolic acidosis and fatal myocardial failure after propofol infusion in children : five case reports. BMJ 1992 ; 305 : 613-6.
27) Bray RJ. Propofol infusion syndrome in children. Paediatr Anaesth 1998 ; 8 : 491-9.
28) Ahlen K, Buckley CJ, Goodale DB, et al. The 'propofol infusion syndrome' : the facts, their interpretation and implications for patient care. Eur J Anaesthesiol 2006 ; 23 : 990-8.
29) Fudickar A, Bein B, Tonner PH. Propofol infusion syndrome in anaesthesia and intensive care medicine. Curr Opin Anaesthesiol 2006 ; 19 : 404-10.
30) Prins S, van Dijk M, Tibboel D. Sedation and analgesia in the PICU : many questions remain. Intensive Care Med 2006 ; 32 : 1103-5.
31) Byas-Smith M, Frolich MA, Votaw JR, et al. Cerebral blood flow during propofol induced sedation. Mol Imaging Biol 2002 ; 4 : 139-46.
32) Kaisti KK, Langsjo JW, Aalto S, et al. Effects of sevoflurane, propofol, and adjunct nitrous oxide on regional cerebral blood flow, oxygen consumption, and blood volume in humans. Anesthesiology 2003 ; 99 : 603-13.
33) Gelb AW, Bayona NA, Wilson JX, et al. Propofol anesthesia compared to awake reduces infarct size in rats. Anesthesiology 2002 ; 96 : 1183-90.
34) Wang J, Yang X, Camporesi CV, et al. Propofol reduces infarct size and striatal dopamine accumulation following transient middle cerebral artery occlusion : a microdialysis study. Eur J Pharmacol 2002 ; 452 : 303-8.
35) Bayona NA, Gelb AW, Jiang Z, et al. Propofol neuroprotection in cerebral ischemia and its effects on low-molecular-weight antioxidants and skilled motor tasks. Anesthesiology 2004 ; 100 : 1151-9.
36) Engelhard K, Werner C, Eberspacher E, et al. Influence of propofol on neuronal damage and apoptotic factors after incomplete cerebral ischemia and reperfusion in rats : a long-

term observation. Anesthesiology 2004 ; 101 : 912-7.
37) Adembri C, Venturi L, Tani A, et al. Neuroprotective effects of propofol in models of cerebral ischemia : inhibition of mitochondrial swelling as a possible mechanism. Anesthesiology 2006 ; 104 : 80-9.
38) Wilson JX, Gelb AW. Free radicals, antioxidants, and neurologic injury : possible relationship to cerebral protection by anesthetics. J Neurosurg Anesthesiol 2002 ; 14 : 66-79.
39) Petersen KD, Landsfeldt U, Cold GE, et al. Intracranial pressure and cerebral hemodynamic in patients with cerebral tumors : a randomized prospective study of patients subjected to craniotomy in propofol-fentanyl, isoflurane-fentanyl, or sevoflurane-fentanyl anesthesia. Anesthesiology 2003 ; 98 : 329-36.
40) Skucas AP, Artru AA. Anesthetic complications of awake craniotomies for epilepsy surgery. Anesth Analg 2006 ; 102 : 882-7.
41) 松原　泉．呼吸管理中の鎮静剤としてのミダゾラム（ドルミカム®）の使用経験．Prog Med 1992 ; 12 : 2131-6.
42) Veselis RA, Reinsel RA, Beattie BJ, et al. Midazolam changes cerebral blood flow in discrete brain regions : An H2(15)O positron emission tomography study. Anesthesiology 1997 ; 87 : 1106-17.
43) Papazian L, Albanese J, Thirion X, et al. Effect of bolus doses of midazolam on intracranial pressure and cerebral perfusion pressure in patients with severe head injury. Br J Anaesth 1993 ; 71 : 267-71.
44) Ito H, Watanabe Y, Isshiki A, et al. Neuroprotective properties of propofol and midazolam, but not pentobarbital, on neuronal damage induced by forebrain ischemia, based on the $GABA_A$ receptors. Acta Anaesthesiol Scand 1999 ; 43 : 153-62.
45) Weinbroum AA, Halpern P, Rudick V, et al. Midazolam versus propofol for long-term sedation in the ICU : a randomized prospective comparison. Intensive Care Med 1997 ; 23 : 1258-63.
46) Tung A, Tadimeti L, Caruana-Montaldo B, et al. The relationship of sedation to deliberate self-extubation. J Clin Anesth 2001 ; 13 : 24-9.
47) Forderreuther S, Straube A. Indomethacin reduces CSF pressure in intracranial hypertension. Neurology 2000 ; 55 : 1043-5.
48) Yoshitani K, Kawaguchi M, Tatsumi K, et al. Intravenous administration of flurbiprofen does not affect cerebral blood flow velocity and cerebral oxygenation under isoflurane and propofol anesthesia. Anesth Analg 2004 ; 98 : 471-6.
49) Spargo PM, Howard WV, Saunders DA. Sedation and cerebral angiography. The effects of pentazocine and midazolam on arterial carbon dioxide tension. Anaesthesia 1985 ; 40 : 901-3.
50) Shintani S, Umezato M, Toba Y, et al. [Pharmacological properties of buprenorphine, a new analgesic agent. Part II. (author's transl)]. [Japanese]Nippon Yakurigaku Zasshi-Folia Pharmacologica Japonica 1982 ; 79 : 173-91.
51) Payen JF, Chanques G, Mantz J, et al. Current practices in sedation and analgesia for mechanically ventilated critically ill patients : a prospective multicenter patient-based study. Anesthesiology 2007 ; 106 : 687-95.

（松本　聡，松田　憲昌，坂部　武史）

B 頭部外傷

Key Point

- 頭部外傷患者の治療にあたり，頭蓋内圧亢進を避けるために興奮や不穏を抑えることは重要である。特に重症頭部外傷患者（Glasgow coma scale：GCS合計点8点以下）では，迅速な気道確保やその後の人工呼吸を効果的に行うために，鎮静がしばしば必要となる。
- 気管挿管や体位変換，気管内吸引，包交など，集中治療に伴う痛み刺激もまた大きい。したがって鎮静だけでなく，十分な鎮痛を併用する必要がある。
- 現在までに，世界的に標準化されたEBM（evidence based medicine）に基づくプロトコールはないが，一般的に使用されている薬物に関してはその作用を十分に理解し，使用法を熟知するべきである。

はじめに

　鎮静薬，鎮痛薬および筋弛緩薬は，初療室や救急外来のみならず，血管造影などの諸検査，術後あるいは初期治療後の集中治療室など，多くの状況で使用される。本項では，神経系障害，特に頭部外傷患者に対するこれらの薬物使用の適応と有用性ならびに具体的な投与方法について概説する。

1 頭部外傷症例の特徴

　頭部外傷は若年者を多く含むことと，特にその治療の質が予後に大きく影響することが，クリティカルケア領域における他の疾患に比べた特徴として挙げられている[1]。また外傷に限らず，脳外科領域疾患管理に共通する特徴の一つは，"頭蓋内圧（intracranial pressure：ICP）"を常に念頭に置く必要がある点である。ICPは，腰椎穿刺，脳室ドレーンなどの脳室もしくは脊髄くも膜下腔より導出された髄液圧で表現される。正常頭蓋内腔は，脳実質，血管床および髄液腔の3成分から構成されるが，ここに外傷による頭蓋内血腫や浮腫などの新たな頭蓋内成分が加わることによりICPは増大する[2]。ICPの増大は，平均動脈圧（mean arterial pressure：MAP）よりICPを引いた値で定義される脳灌流圧（cerebral perfusion pressure：CPP）の低下を来し脳虚血を進行させるとともに，脳ヘルニアを惹起し不可逆的な神経損傷を来すことになる。一次性脳損傷が生じると一般的に浮腫が生じる。この浮腫は，血管原性浮腫と細胞毒性浮腫の2つの機序によると考えられている。血管原性浮腫は血液脳関門の障害に次いで起こってくるもので，血管外への水分の漏出を引き起こす。細胞毒性浮腫は細胞構造の破壊とイオン勾配の調節障害による急激な浸透圧の上昇により生じると考えられている[3]。ICP亢進を防ぐために，脳脊髄液（cerebral spinal fluid：CSF）などのさまざまな緩衝系があるが，それらで緩衝できない場合にICPは急峻に亢進し，前述のよう

にCPPの低下を来し，脳ヘルニアを起こし不可逆的な損傷が生じる。

2 鎮静・鎮痛の概要

　痛みとストレスは脳酸素代謝率（cerebral metabolic rate of oxygen：$CMRO_2$）を大きく増加させ，脳血流量（cerebral blood flow：CBF）増加とICP上昇を招く。動物実験では痛みとストレス刺激で$CMRO_2$は2～3倍増加することが報告されている[4)5)]。ヒトにおいても気管チューブの存在やカテーテル，ドレーン，あるいは気管内吸引などのルーチンの看護ケアや体位制限などによって引き起こされるさまざまな不快感や痛みが，ICPを上昇させることもよく知られている[6)～10)]。また，咳によって胸腔内圧上昇に伴う静脈還流減少が生じ，ICPは一過性に上昇する[11)]。さらに人工呼吸管理中の興奮状態は，呼吸器非同調や酸素消費量増加，カテーテル抜去トラブルなどを生み[12)]，ICP，$CMRO_2$，血圧の上昇を引き起こす。また気管挿管操作時には，低酸素血症，高二酸化炭素血症，気管への直接刺激によってICPが上昇することが知られている[13)]。以上より，頭部外傷患者に対する鎮静・鎮痛薬および筋弛緩薬の使用目的は，痛み，ストレス，有害刺激，興奮状態などに伴うICP，$CMRO_2$の上昇の軽減や血圧上昇に伴う出血巣の拡大，再出血，動脈瘤再破裂の防止などである。したがって気管挿管時，人工呼吸管理中，厳重な血圧管理を必要とする症例，脳圧亢進症例，激しい頭痛，不穏・せん妄などがこれらの薬物使用の適応になる。しかしながら，脳神経外科領域に対する鎮静・鎮痛薬や筋弛緩薬の使用は，その管理上もっとも重要といえる神経学的所見の評価の妨げとなる。したがってこれら薬物使用時は，他覚的所見（体動，表情，体位など）や生理学的パラメータ（心拍数，血圧，呼吸数など）の薬物投与前後の変化から評価することが推奨されている[6)]。

　頭部外傷症例に対する鎮静・鎮痛薬の具体的な使用方法は多岐にわたり，現時点で十分に合意の得られたガイドラインは存在しない。したがってその使用方法や薬物選択は医師個々人に委ねられているのが現状であるが，近年，改訂外傷初期診療ガイドライン（JATECガイドライン）[14)]および日本神経外傷学会による重症頭部外傷治療・管理のガイドライン第2版（JSNTガイドライン）[15)]において，鎮静・鎮痛薬の使用に関する記載をみることができる。JATECガイドラインは迅速気管挿管（rapid sequence intubation：RSI）時の薬物使用の例を提示している（表1）。一方，JSNTガイドラインではGCSスコア8以下，もしくはGCSスコアの最良運動反応が5（M5）以下であれば気管挿管を原則とした確実な気道確保が望ましいとし，その際RSIによることが多いこと，多くの鎮静薬は低血圧を来す可能性があること，神経学的所見の経時的観察の必要性を考慮して鎮静薬は短時間作用発現型（プロポフォールなど）の使用が望ましいこと，不十分な鎮静下での喉頭展開や脱分極性筋弛緩薬（サクシニルコリン：SCC）の使用はICP亢進・徐脈・不整脈・高カリウム血症を招くので避けることが望ましいことなどを強調しているが，鎮痛薬に関する記載はなく，また鎮静薬に関してもジアゼパム，ミダゾラム，バルビツレート，プロポフォール，デクスメデトミジンなどの薬物名の記載はあるが，具体的な投与方法については言及していない。

表1 外傷患者に対する確実な気道確保（気管挿管）における静脈内薬物投与法の例

	病態	鎮静薬	鎮痛薬	筋弛緩薬	備考
A異常	気道閉塞（顔面・頸部外傷に伴う気道閉塞でdifficult airwayが予測される場合）	—	フェンタニル 0.5〜1μg/kg 適宜 少量ずつ	—	適宜麻薬使用の下、意識下経口挿管、内視鏡下挿管を選択する
B異常	酸素化不十分・低換気	チオペンタール 2〜5mg/kg（効果発現まで少量ずつ投与）またはミダゾラム 0.2〜0.3mg/kg（効果発現まで少量ずつ投与）またはプロポフォール 0.5mg/kg/10secの速度で、2.0〜2.5mg/kg	フェンタニル 1〜2μg/kg 適宜	ベクロニウム 0.28mg/kgまたはロクロニウム 1.2mg/kgまたはサクシニルコリン 1.5mg/kg	チオペンタールで導入する場合には、健忘効果を期待してミダゾラム 1〜2mgを追加する
C異常	ショック SBP<80	—	フェンタニル 0.5〜1μg/kg 適宜	サクシニルコリン 1.5mg/kgまたはベクロニウム 0.28mg/kgまたはロクロニウム 1.2mg/kg	血圧上昇が得られたらミダゾラム 1〜2mgを追加する。患者の協力が得られれば意識下挿管を選択してもよい
	ショック SBP 80〜100	チオペンタール 0.3〜1mg/kg（効果発現まで少量ずつ投与）またはミダゾラム 0.1〜0.3mg/kg（効果発現まで少量ずつ投与）またはケタミン 1mg/kg	フェンタニル 1〜2μg/kg 適宜		チオペンタールで導入する場合には、健忘効果を期待してミダゾラム 1〜2mgを追加する
D異常	頭部外傷、GCS 4〜8 ショックなし	適宜リドカイン 1.5mg/kg（咳反射抑制、ICP上昇抑制）後に、チオペンタール 2〜5mg/kg（効果発現まで少量ずつ投与）またはミダゾラム 0.2〜0.3mg/kg（効果発現まで少量ずつ投与）またはプロポフォール 0.5mg/kg/10secの速度で、2.0〜2.5mg/kg	フェンタニル 1〜2μg/kg 適宜	ベクロニウム 0.28mg/kgまたはロクロニウム 1.2mg/kgまたはサクシニルコリン 1.5mg/kg	サクシニルコリンは挿管後早期にGCS評価が必要な場合に選択する。また開放性眼外傷がある場合には選択しない

SBP：収縮期血圧
注：上記各薬物の投与量は参考値であり、症例に応じた量の調節が必要である。
[外傷と気道・呼吸. 日本外傷学会・日本救急医学会編. 改訂第3版外傷初期診療ガイドライン（JATEC）. 東京：へるす出版：2008. p.31より一部改変引用]

1）迅速気管挿管（RSI）に使用される薬物とその投与方法

　迅速気管挿管（rapid sequence intubation：RSI）とは，薬物投与によって入眠，筋弛緩，気管挿管をひと続きに（連続して）施行する方法である。気管挿管に代表される確実な気道確保が必要と判断された外傷患者において，気道緊急の場合や挿管困難が予測される場合以外は，原則として全例フルストマックと考え，RSIの適応と考えてよい。頭部外傷患者に対する適切な経口気管挿管がICP上昇を防ぐ点で必要であることは，多くの報告により一致をみている。しかし使用される薬物と投与方法に関しては，完全な合意は得られていない。

a. 鎮静・鎮痛

　バルビツレートの中で汎用されているチオペンタールは，気管挿管に伴うICP上昇を抑えるとされている[16]。チオペンタールは，短時間作用と迅速な効果発現の点から有用である。また$CMRO_2$を低下させることによって血流の乏しい領域や境界領域の組織への血流保持の点でも有用と考えられる[17]。チオペンタールの3〜5 mg/kg投与による気管挿管はICP上昇抑制の点で有用であるが，あくまでも「気管挿管を迅速かつ円滑に施行する」ことが大事である。また，チオペンタール使用の際には血圧低下に伴うCPPおよびCBFの低下に留意する必要がある。循環動態が不安定な症例には，より少量のチオペンタール，もしくは他の鎮静薬の使用が推奨されている[18]。プロポフォールの使用も容認されるが，通常の麻酔使用量（2.0 mg/kg）では低血圧が生じるため，頭部外傷患者には投与量に注意が必要[19]で，1.0 mg/kgを10〜20秒かけて投与する方法（いわゆるstun dose）を選択すれば有用性と安全性が増すとされている[17]。ミダゾラム 0.2〜0.3 mg/kgも汎用されるが，RSIに特化した有用性に関する報告は認められていない。

　気管挿管後のバッキングや激しい体動を防止するためには，麻薬（フェンタニル，モルヒネなど）の併用が有用である。リドカインの使用もICP上昇を防ぐ点で有用と考えられる。鎮痛薬であるケタミンのRSIでの使用については，近年肯定的な報告を認めており，その有用性が指摘されている。2006年にSehdevら[20]は，RSIの際にチオペンタール，プロポフォール，フェンタニルの使用は，特に血管内容量減少患者で低血圧を起こす傾向があるのに対し，ケタミンは循環動態への影響やICPの変化も少なかったと報告し，これまでのケタミンの副作用（ICP上昇）は根拠がないとしている。

b. 筋弛緩

　病院前におけるRSIでは，「迅速な気管挿管」と「ICP上昇を最低限に抑える」ことを両立させる必要がある[15]。病院前気管挿管の最大のリスクは，「筋弛緩薬投与後に気道確保ができない状況に陥る」ことである[17]。このリスクを軽減するうえで，「作用発現までが短い」かつ「作用時間が短い」サクシニルコリン（SCC）が有用とされている[21]。短時間作用のSCCは神経学的所見を観察するうえでも有用である。ICPの一時的上昇という副作用よりも得られる利点が大きいと考えられており，「米国では多くの臨床医が頭部外傷患者の気道確

保にSCCを選択している」と，その使用を推奨する教科書記載が認められる[17]。救急外来や初療室においても，ICP上昇というリスクはあるが病院前と同じ理由でSCCを使用した経口挿管がRSIにもっとも適しているとする報告は多い[22]。米国心臓協会（American Heart Association：AHA）は，SCCよりも副作用が少なく，短時間作用発現型であるロクロニウムやベクロニウム（VB）も使用可能であるとしているが，多くの熟練者がSCCよりもこれら薬物を好むという記載[23]にとどまっており，詳細には言及していない。Eastern Association for the Surgery of Trauma（EAST）は，近年の外傷患者に対する気管挿管ガイドラインにおいても，「GCS合計点8以下の頭部外傷患者に対して，リドカイン1.5 mg/kg静注後にチオペンタール＋SCCを使用する」ことを推奨している[24]。

SCCがICP上昇とCBF増加を招くことは古くからいわれているが，これらは動物実験や脳腫瘍に対する選択的手術患者を対象にした報告による[25)～27)]。他方，SCC投与後にICP上昇を認めなかったとする報告も散見される[28)29)]が，いずれも受傷12時間以内の急性期を対象としておらず，エビデンスレベルは高くない。なお，precurizationによるICP上昇抑制効果に関する頭部外傷患者を対象とした報告は認められていない[26]。

各国の薬物選択の現況では，近年のイギリスの220人の大学病院勤務医へのアンケート調査によれば，院内のRSIで使用する筋弛緩薬の99％がSCCで，66％はprecurizationなしでSCCを単独使用すると回答しているが，その一方で2人の指導医は「絶対に」SCCを使用しないとコメントしている[30]。フランスの院外救急医療支援組織（SAMU）は，医師による病院前気管挿管時に通常SCCを選択している。また近年の検討では病院前のRSIにはetomidate-suxamethoniumが最良の組み合わせである可能性を指摘している。ドイツのRSIに関するアンケート調査では，86.8％の麻酔施設でSCCを選択しており，そのうち56.5％がprecurizationなしでSCCを単独使用していると回答している。

一方わが国では，副作用（ICP上昇，高カリウム血症，胃内圧上昇，悪性高熱など）の点からSCCの使用に関しては消極的な感があり，またJSNTガイドライン[15]は，SCCの使用は「頭蓋内圧亢進作用や徐脈，不整脈および外傷による高カリウム血症の可能性があり，禁忌と考えてよい」と明記している。ちなみに著者らの施設では，後述するように，VB 0.3 mg/kg投与の，いわゆるtiming principle法を選択し，おおむね投与1分後に筋弛緩を得て気管挿管を実施している。

2）初療室，術後，ICU，検査時，病院間搬送時に使用される薬物とその投与方法

重症頭部外傷に対する鎮静・鎮痛薬および筋弛緩薬の使用は気道確保時，静脈路確保時，その他のモニタリング施行時だけでなく，診断的検査搬送時や脳の二次障害に対しても有用と考えられる[31]。さらに体位変換や清拭などのルーチンの看護ケアによるICPへの影響を軽減するためにも有用である。

a. 鎮静・鎮痛

■適応

　2000年の米国脳神経外科学会による頭部外傷に関するガイドラインは，重症頭部外傷患者の初期診療において気管挿管，初期輸液，換気，酸素化に次いで，「鎮静薬単独使用あるいは鎮静薬と短時間作用型の筋弛緩薬の併用」を位置付けている[32]。JSNTガイドライン[15]においても，ICU管理の章に「鎮痛，鎮静，不動化」を独立して項目立てている。頭部外傷に起因したconfusionやagitationが頻繁に起こる場合も鎮静薬使用の適応である[13]。鎮静薬はICP上昇抑制に有用であり，シバリング予防にも使用される。他国のいくつかの調査によれば，頭部外傷患者に対する鎮静の目的は，「循環動態の安定化」が12施設（34％），「目標のCPPを得るため」が17施設（49％），「目標の鎮静深度を得るため」が4施設（11％），「標準的な用量を使用するため」との回答が2施設（6％）であった[33]。なお，鎮静薬は鎮痛作用を有していないのでICU管理上，鎮痛薬を併用する必要がある。

■投与方法

　持続投与と間欠的投与の優劣については議論のあるところである。意識状態の確認を容易にするためには間欠的投与が有利と考えられるが，不十分な鎮静時に起こりうる血圧上昇やICP上昇の可能性を考えると持続投与が推奨される。この際，神経学的所見がとりにくくなるため，内頸静脈血酸素飽和度や酸素分圧（Sjv_{O_2}, Pjv_{O_2}）モニタリングや脳波モニター（EEG）を駆使して管理している施設もある。また目標鎮静レベルの指標としてRamsay Sedation Scaleを使用する場合には，レベル5～6の状態で管理することが望ましい[34]。

■薬物の選択（表2）

　バルビツレートは頭部外傷患者のICPコントロールや脳保護作用の点で有用とされている。成人，小児ともにバルビツレート療法の適応は，循環動態が安定していて救命可能な重症頭部外傷で，最大限の内科的外科的治療に抵抗する難治性のICP亢進である[31][32]。一般に初回10 mg/kgを30分で，その後5 mg/kgを1時間かけて3回静注し，維持量を1～2 mg/kg/hrとする。血清濃度が30～50 μg/mLないしEEG上burst and suppression patternが得られるように調節する。しかし，バルビツレート療法の頭部外傷患者に対する予後や死亡率への影響に関する一定の結果は出ていない。現在は低血圧などの副作用と，中止後の鎮静作用遷延の点から使用されない傾向にある[33]。

　近年ICP亢進患者に対して汎用されている薬物は，ベンゾジアゼピン，プロポフォールおよび麻薬である[34]。ベンゾジアゼピンは$CMRO_2$，CBF双方を低下させ，かつICPに大きな影響を与えない。ジアゼパムを8人の重症頭部外傷患者に対して投与したところ，25％以下の$CMRO_2$とCBFの低下を認め，その際血圧に大きな変化を与えなかったと報告されている[31]。小児では，2005年の総説[35]で，acute neurological injuryの小児に対するICP管理では麻薬，ベンゾジアゼピン，バルビツレートの使用がもっとも一般的であるとしている。

　プロポフォールは鎮静中断後の覚醒が速く，間欠的に理学所見をとることができる。したがって迅速な覚醒を必要とする場合（神経学的検査，抜管）に推奨される。プロポフォールはCBFと$CMRO_2$を低下させ[6]，ICP亢進患者のICPコントロールに有用とする報告も多い。

表2 頭部外傷患者に汎用される鎮痛薬，鎮静薬，筋弛緩薬

鎮痛薬

	モルヒネ	フェンタニル
初回投与量	2〜5 mg iv [48]	25〜50 μg iv [48] 200 μg iv [6]
間欠的投与時投与量	0.01〜0.15 mg/kg iv 1〜2時間ごと [6]	0.35〜1.5 μg/kg iv 0.5〜1時間ごと [6]
維持量	2〜5 mg/hr [48] 0.07〜0.5 mg/kg/hr [6]	50〜100 μg/hr [48] 0.7〜10 μg/kg/hr [6]
半減期（時間）[6]	3〜7時間	1.5〜6時間
代謝 [6]	肝（グルクロン酸抱合）	肝（酸化）
中間代謝産物の薬理作用 [6]	あり（特に腎機能低下時）	なし（ただし代謝されない状態で蓄積は起こす）
血圧への影響 [48]	↓	↓
ICPへの影響 [48]	↑	↑
CBFへの影響 [48]	―	―

鎮静薬

	ミダゾラム	プロポフォール
気管挿管時使用量	0.05〜0.15 mg/kg iv	2〜2.5 mg/kg iv
初回投与量	0.025〜0.35 mg/kg iv [48]	1〜2 mg/kg iv [48]
間欠的投与時投与量	0.02〜0.06 mg/kg iv 2〜6時間ごと [6]	―
作用発現時間	2〜5分 [6]	1〜2分 [6]
維持量	0.05〜5 μg/kg/min [48] 0.04〜0.2 mg/kg/hr [6]	5〜50 μg/kg/min [48] 5〜80 μg/kg/min [6] 0.3〜3 mg/kg/hr
除去（排泄）半減期	1.7〜2.6時間	4〜7時間
クリアランス（mL/kg/min）	6.4〜11	20〜30
代謝 [6]	肝（酸化）	肝（酸化）
中間代謝産物の薬理作用 [6]	あり （鎮静効果遷延．特に腎機能障害時）	なし
血圧への影響 [48]	↓	↓↓
ICPへの影響 [48]	―または↓	↓
CBFへの影響 [48]	↓	↓

筋弛緩薬

	サクシニルコリン	ベクロニウム
気管挿管時使用量	1 mg/kg iv [48] 1〜2 mg/kg iv [23] 1.5 mg/kg precurlarization施行時 [47]	0.1 mg/kg iv [48] 0.1〜0.2 mg/kg iv [23]
作用発現時間	30〜60秒 [23]	90〜120秒 [23]
持続投与初回投与量	―	0.08〜0.1 mg/kg iv [47]
維持量	―	4〜10 mg/hr [48] 0.8〜1.2 μg/kg/min [47]
作用時間	3〜5分 [23] 5〜10分*	45〜60分 [45] 35〜45分 [47] 30〜60分 [23]
中止後回復時間 [47]	12〜15分**	45〜60分 [47]
腎排泄 [47]	<2%	50%
胆汁排泄 [47]	―	35〜50%
肝不全時 [47]	―	多様あるいは軽度増強
中間代謝産物の薬理作用 [47]	―	あり（3-desacetylvecuronium）
血圧への影響 [48]	―	―
ICPへの影響 [48]	↑	―
CBFへの影響 [48]	↑	―

*Twichで25%回復の状態
**Train-of-fourで70%およびTwichで90%以上回復

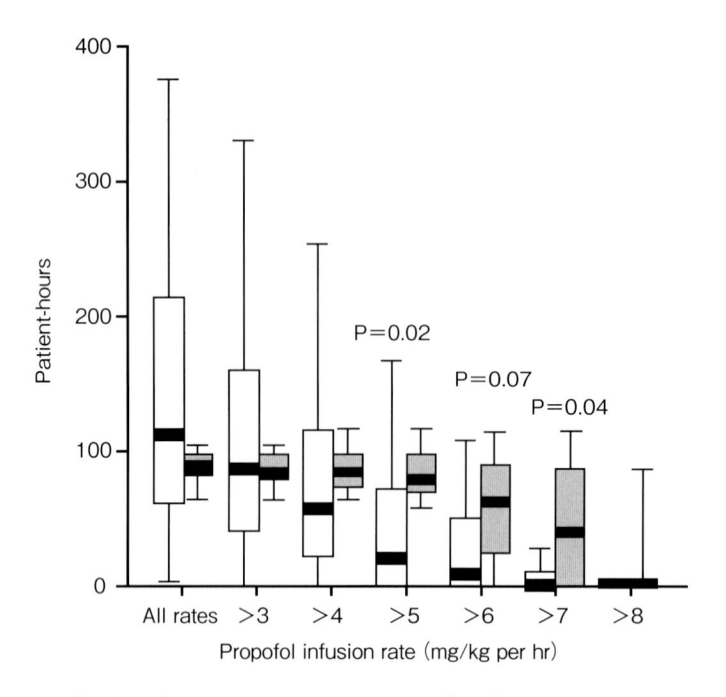

Number of patient-hours at various propofol infusion rates
Open boxes=patients without the syndrome (n=60); shaded boxes=patients with the syndrome (n=7). Boxes show medians and IQR.

図1 プロポフォール投与速度とPRIS発生の関係
非PRIS（白：60人），PRIS（灰色：7人）
縦軸はプロポフォール投与を受けた総計の時間（時間），横軸は投与速度（mg/kg/hr）．投与速度が5 mg/kg/hr以上になるとPRIS群では有意に全投与時間が長いことを示している．
（Cremer OL, Moons KG, Bouman EA, et al. Long-term propofol infusion and cardiac failure in adult head-injured patients. Lancet 2001；357：117-8より引用）

　重症頭部外傷症例において，プロポフォールはフェンタニルよりもICP低下作用が大きいとする報告[6]や，プロポフォールとモルヒネの併用はモルヒネ単独よりもICPを低下させたという報告[36]もある．なお近年，プロポフォールは長期使用でも免疫抑制はないとする報告[37]や，頭部外傷患者においてもflow-metabolism couplingを保つ[38]，抗痙攣作用，気管支拡張作用がある可能性[39,40]なども報告されている．一方，小児への使用はpropofol infusion syndrome（PRIS）発生の可能性があるため推奨されていない[31]．PRISは代謝性アシドーシスを主とした致死的な病態で，典型的な症状は進行性の心不全，各種不整脈，心筋を含んだ横紋筋融解，代謝性アシドーシス，高カリウム血症である．成人重症頭部外傷症例においてもPRIS発生の報告があり，Cremerら[41]が報告した7例は全例死亡の転帰をとっており，致死率は高い．この報告ではプロポフォール5.8〜13.3 mg/kg/hrを58時間以上，投与後第4〜5日にPRISを発症しており，5 mg/kg/hr以上の使用は避けるべきと勧告している（図1）．また，カテコラミンとの併用もPRIS発症のリスクの一つである．治療法はアシドーシスの早期発見とプロポフォールの即時中止で，2006年に初めて成人発症PRISの生存例が報告さ

れている[42]。

　麻薬（フェンタニル，モルヒネなど）はCMRO$_2$やCBFに影響を与えないが，頭部外傷患者のICPを上昇させることが知られている[35]。11歳の重症頭部外傷患児に対するフェンタニル5μg/kg投与によってICP上昇を認めたとする報告や，スフェンタニル1μg/kgを10人の昏睡頭部外傷症例に対して投与し，ICPが9±7mmHg上昇，CPPが38％低下したとする報告[31]がある。しかしこれらのICP上昇が臨床的に問題となるレベルであるかどうかについて一致した見解は得られていない[6]。また副作用としてICP上昇が知られるケタミン1.5および3.5mg/kgを，プロポフォール鎮静下の8人の重症頭部外傷症例に投与したところ，逆にICPは2〜5mmHg低下したという報告[43]もある。したがって，麻薬はICP上昇作用を有する可能性はあるものの，その鎮痛効果によって気管挿管後のバッキングや激しい体動を防止することができるため有用と考えられる[22]。レミフェンタニルは，ICUにおける気管支鏡検査や体位ドレナージの際のICP変化を抑えるのに有用である。また超短時間作用型であることから，神経学的所見を得るために鎮痛薬を中断したい際にも有用である。2004年のヨーロッパにおける多施設研究でも，同様の有用性が指摘されている[44]。しかし，レミフェンタニルでは気管吸引による咳反射やICPの上昇を抑えることはできず，重症頭部外傷患者には推奨できないとする報告[45]もあり，今後の検討が必要と考えられる。なお，わが国におけるレミフェンタニルの現時点での適応は全身麻酔時のみである。

　興奮状態，せん妄には，ハロペリドールが推奨されている[6]が，頭部外傷に対する向精神薬使用に関する報告は少ない。頭部外傷後の回復過程においてせん妄を来した25人において，ハロペリドール使用群（n＝11）が非使用群（n＝14）に比べて有意にpost traumatic amnesiaの期間が長かったという報告が認められている[6]。その他，リドカインの静注は頭部外傷患者の気管吸引や肺理学療法時のICP上昇を予防・抑制する。

b. 筋弛緩

　VB自体はICPに影響を与えないが，筋弛緩薬は成人において「シバリング，体位，人工呼吸器非同調などによる胸腔内圧上昇とそれに伴う脳静脈還流量低下およびICP上昇」を軽減することが知られている[46]。ただし，適切な量の鎮静薬を併用しないと循環系への影響やストレスが生じ，ICU滞在が延長するリスクがある[31) 46)]。その際，筋弛緩モニターはICUでの筋弛緩薬使用期間を短くするので有用である。また，神経学的所見を確認するために定期的に筋弛緩薬投与を中止する必要がある[47]。Hsiangら[46]は514人の重症頭部外傷患者に対して，受傷早期から筋弛緩薬を12時間以上，ICPコントロール目的ではなく使用した結果，使用群でICU滞在期間が長く，肺炎発症率が高く，さらに敗血症発症頻度が増加し，予後改善も来さなかったと報告している。したがって筋弛緩薬はルーチンに使用するよりも，「ICP亢進や搬送の際」に適応を限定して使用することが推奨される。特にICP亢進を認めない症例や，他に適応がない場合には使用は勧められない[48]。

　小児頭部外傷に対する筋弛緩薬の使用は，現時点では積極的には推奨されていないが，筋弛緩薬を使用する場合はICPセンサーの使用が推奨されている[35]。わが国のJSNTガイドラ

イン[15]では，筋弛緩薬がICPとCMRO$_2$の低下に有用としている。

> **pit fall**
> - 鎮静薬および鎮痛薬は，その多くが用量依存性に低血圧を来す。これによりICPの上昇を招きCPPを低下させることがある。
> - 筋弛緩薬の使用は，神経学的所見の変化を経時的に判断することができなくなることを十分に理解したうえで使用する。また長期間の使用は人工呼吸器関連肺炎（VAP）の原因にもなる。
> - プロポフォールは，汎用される鎮静薬の一つであるが，高濃度（5 mg/kg/hr）での長期投与（24時間以上）とカテコラミンの併用では，有意にPRIS発症のリスクが高まる。生存例の報告も認められてはいるが，致死率は非常に高いので，その使用には十分な注意が必要である。

3 鎮静・鎮痛の実際

1）RSIの実際

① 100%酸素の投与を1分間行う。
② ミダゾラム0.2〜0.3 mg/kgの投与に引き続き，厳密な血圧コントロールの必要があればフェンタニル1〜2 μg/kgを投与したうえで，ベクロニウム0.3 mg/kgを静注する。
③ 患者の意識が消失したらセリック手技により誤嚥防止を図る。
④ 原則として薬物投与から気管挿管までの間は陽圧換気をしない。ただし，酸素飽和度が90%以下になるようであればセリック手技を併用したうえで注意深く陽圧換気を行う。
⑤ 顎関節が弛緩したら，気管挿管を行う。カフを膨らませ，5点聴取で気管挿管が一次確認されたのちにセリック手技による圧迫を解除する。

2）ICUでの鎮静の実際

① 原則としてプロポフォールによる鎮静（小児ではミダゾラム）と，フェンタニルによる鎮痛を組み合わせる。
② プロポフォールの投与量が5 mg/kg/hrを超えても十分な鎮静が得られない，または低血圧などの副作用が出てCPPが維持できない場合，ミダゾラムの併用を考慮する。
③ 筋弛緩薬は極力使用しない。ただし，手術室移送時や病院間搬送時などの場合には適宜ベクロニウムを使用する。

症例　鎮静・鎮痛の実際（図2）

56歳，男性。

3段程度の階段からの転落により頭部を強打した。現場での意識レベルはJapan coma scale（JCS）3であった。病院到着時はGCSでE4V2M5，不穏状態であった。瞳孔は両側2 mm，対光反射は迅速であった。血圧140/90 mmHg，心拍数149/min（心房細動），呼吸数30/min。初療室でミダゾラム，ベクロニウムを使用しRSIにて気管挿管を施行し，プロポフォールおよびフェンタニルで鎮静を行った。頭部CTで外傷性くも膜下出血，急性硬膜外血腫を認めた。来院後2時間で瞳孔不同（4 mm/2 mm）が出現し，対光反射消失。頭部CTで血腫の増大およびmid line shiftを認めた。緊急開頭血腫除去，外減圧術を施行し，ICPモニターを挿入した。術後のICPコントロールは良好で，バルビツレートや低体温などの特殊療法は行わなかった。意識レベルは鎮静下でJCS200程度で推移し，大きな変化はなかった。第5病日にVAPを発症し，第9病日に気管切開を施行した。徐々に鎮静薬を減量し，第13病日から経腸栄養を開始，第15病日，プロポフォールの投与を終了した。

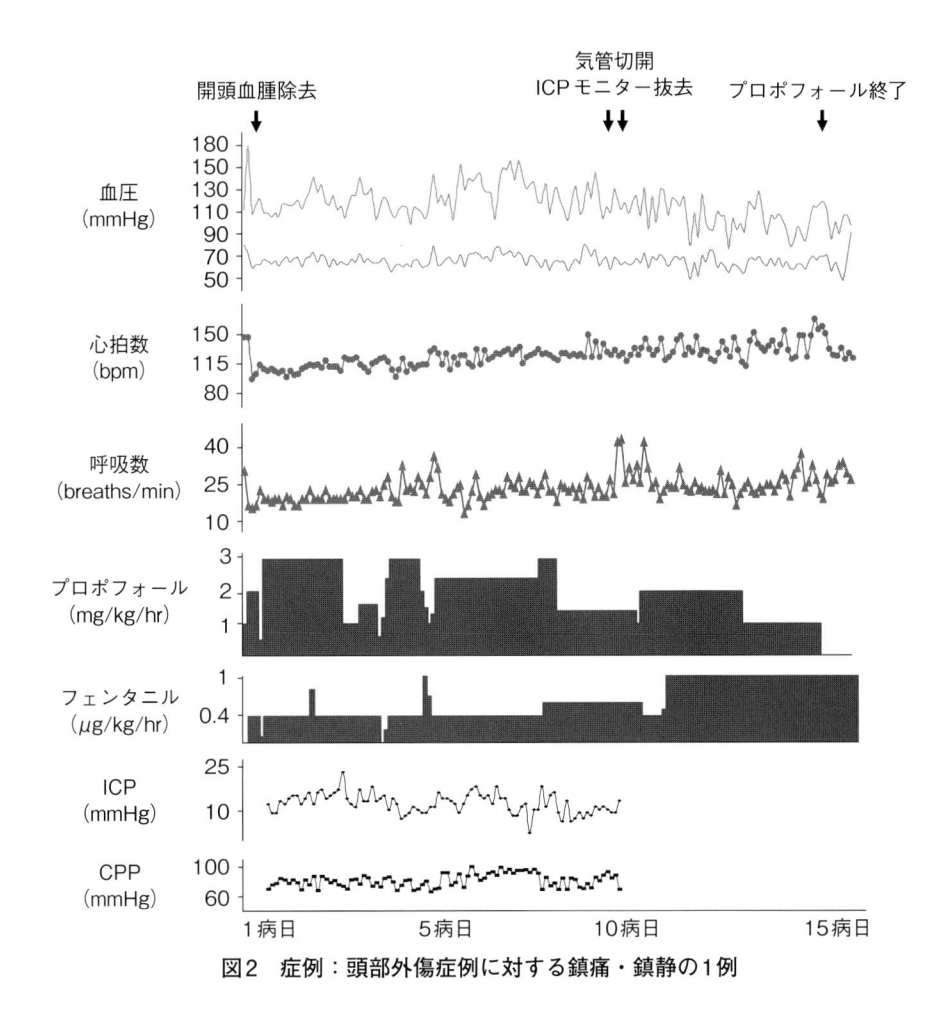

図2　症例：頭部外傷症例に対する鎮痛・鎮静の1例

おわりに

頭部外傷患者における鎮静・鎮痛の基本的なアプローチと当施設での治療の実際，現時点でのそのエビデンスを記した．

頭部外傷患者に対する薬物の使用にあたっては，その作用を十分に理解し使用法を熟知するべきである．

今後は，近年報告が散見されるレミフェンタニルやロクロニウムのエビデンスの集積を併せ，鎮静・鎮痛の根本的方法が確立されていくと思われる．

【文献】

1) Bulger EM, Nathens AB, Rivara FP, et al. Management of severe head injury: Institutional variations in care and effect on outcome. Crit Care Med 2002; 30: 1870-6.
2) Vincent JL, Berré J. Primer on medical management of severe brain injury. Crit Care Med 2005; 33: 1392-9. [erratum appears in Crit Care Med 2005; 33: 2157.]
3) MacGregor DG, Avshalumov MV, Rice ME. Brain edema induced by in vitro ischemia: causal factors and neuroprotection. J Neurochem 2003; 85: 1402-11.
4) Nilsson B, et al. Coupling of cerebral metabolism and blood flow in epileptic seizures, hypoxia and hypoglycemia. In: Purves M, editor. Cerebral vascular smooth muscle and its control. Amsterdam: Excerpta Medica, Elsevier; 1978. p.199-218.
5) Rehncrona S, Siesjo BK. Metabolic and physiologic changes in acute brain failure. In: Grenvik A, Safar P. editors. Brain failure and resuscitation. New York: Churchill Livingstone; 1981. p.11-33.
6) Jacobi J, Fraser GL, Coursin DB, et al. Clinical practice guidelines for the sustained use of sedatives and analgesics in the critically ill adult. Crit Care Med 2002; 30: 119-41. [erratum appears in Crit Care Med 2002; 30: 726.]
7) White PF, Schlobohm RM, Pitts LH, et al. A randomized study of drugs for preventing increases in intracranial pressure during endotracheal suctioning. Anesthesiology 1982; 57: 242-4.
8) Raju TN, Vidyasagar D, Torres C, et al. Intracranial pressure during intubation and anesthesia in infants. J Pediatr 1980; 96: 860-2.
9) Kerr ME, Weber BB, Sereika SM, et al. Effect of endotracheal suctioning on cerebral oxygenation in traumatic brain-injured patients. Crit Care Med 1999; 27: 2776-81.
10) Fortune JB, Feustel PJ, Weigle CG, et al. Continuous measurement of jugular venous oxygen saturation in response to transient elevations of blood pressure in head-injured patients. J Neurosurg 1994; 80: 461-8.
11) Ropper AH, et al. Management of intracranial hypertension and mass effect. In: Ropper AH, et al. editors. Neurological and neurosurgical intensive care. 4th ed. Philadelphia: LWW; 2004. p.26-51.
12) Cohen D, Horiuchi K, Kemper M, et al. Modulating effects of propofol on metabolic and cardiopulmonary responses to stressful intensive care unit procedures. Crit Care Med 1996; 24: 612-7.
13) Burney RG, Winn R. Increased cerebrospinal fluid pressure during laryngoscopy and intubation for induction of anesthesia. Anesth Analg 1975; 54: 687-90.
14) 外傷と気道・呼吸．日本外傷学会・日本救急医学会編．改訂第3版外傷初期診療ガイドライン(JATEC)．東京：へるす出版；2008. p.31.
15) 日本神経外傷学会編．重症頭部外傷治療・管理のガイドライン(第2版)．東京：医学書院；

2007.
16) Walls RM. Rapid-sequence intubation in head trauma. Ann Emerg Med 1993 ; 22 : 1008-13.
17) Valadka AB, Pepe PE. Prehospital management. In : Marion DW, editor. Traumatic brain injury. New York/Stuttgart : Thieme ; 1999. p.55-65.
18) Stene JK, Grande CM. General anesthesia : management considerations in the trauma patient. Crit Care Clin 1990 ; 6 : 73-84.
19) Miller JD, Dearden NM, Piper IR, et al. Control of intracranial pressure in patients with severe head injury. J Neurotrauma 1992 ; 9 : S317-26.
20) Sehdev RS, Symmons DAD, Kindl K. Ketamine for rapid sequence induction in patients with head injury in the emergency department. Emerg Med Australa 2006 ; 18 : 37-44.
21) Walls RM. Airway management. Emerg Med Clin North Am 1993 ; 11 : 53-60.
22) Kelly DF. Emergency Department management. In : Marion DW, editor. Traumatic brain injury. New York/Stuttgart : Thieme ; 1999. p.67-79.
23) American Heart Association. The sequence of tracheal intubation. In : Cummins RO, editor. ACLS-The reference textbook, ACLS : Principles and Practice. Dallas : American Heart Association ; 2003. p.154-69.
24) An EAST Practice Management Guidelines Workgroup. Trauma practice guideline. Emergency Tracheal Intubation Following Traumatic Injury Revised 2002.
25) Stirt JA, Grosslight KR, Bedford RF, et al. "Defasciculation" with metocurine prevents succinylcholine-induced increases in intracranial pressure. Anesthesiology 1987 ; 67 : 50-3.
26) Clancy M, Halford S, Walls R, et al. In patients with head injuries who undergo rapid sequence intubation using succinylcholine, does pretreatment with a competitive neuromuscular blocking agent improve outcome? A literature review. Emerg Med J 2001 ; 18 : 373-5.
27) Lanier WL, Milde JH, Michenfelder JD. Cerebral stimulation following succinylcholine in dogs. Anesthesiology 1986 ; 64 : 551-9.
28) Kovarik WD, Mayberg TS, Lam AM, et al. Succinylcholine does not change intracranial pressure, cerebral blood flow velocity, or the electroencephalogram in patients with neurologic injury. Anesth Analg 1997 ; 78 : 469-73.
29) Brown MM, Parr MJ, Manara AR. The effect of suxamethonium on intracranial pressure and cerebral perfusion pressure in patients with severe head injuries following blunt trauma. Eur J Anaesthesiol 1996 ; 13 : 474-7.
30) Morris J, Cook TM. Rapid sequence induction : a national survey of practice. Anaesthesia 2001 ; 56 : 1090-7.
31) Adelson PD, Bratton SL, Carney NA, et al. Guidelines for the acute medical management of severe traumatic brain injury in infants, children, and adolescents. Chapter 9. Use of sedation and neuromuscular blockade in the treatment of severe traumatic brain injury. Crit Care Med 2003 ; 31 : S450-3.
32) Anonymous. The brain trauma foundation. The American association of neurological surgeons. The joint section on neurotrauma and critical care. Management and prognosis of severe traumatic brain injury. Part 1. Guidelines for the management of severe traumatic brain injury. Initial management. J Neurotrauma 2000 ; 17 : 463-9.
33) Matta B. Menon D. Severe head injury in the United Kingdom and Ireland : a survey of practice and implications for management. Crit Care Med 1996 ; 24 : 1743-8.
34) Ropper AH, et al. Management of intracranial hypertension and mass effect. In : Ropper AH, et al. editors. Neurological and neurosurgical intensive care. 4th ed. Philadelphia : LWW ; 2004. p.35-6
35) Marcoux KK. Management of increased intracranial pressure in the critically ill child with an acute neurological injury. AACN Clin Issues 2005 ; 16 : 212-31.
36) Kelly DF, Goodale DB, Williams J, et al. Propofol in the treatment of moderate and severe head injury : A randomized, prospective double-blinded pilot trial. J Neurosurg 1999 ; 90 :

1042-52.

37) Huettemann E, Jung A, Vogelsang H, et al. Effects of propofol vs methohexital on neutrophil function and immune status in critically ill patients. J Anesth 2006 ; 20 : 86-91.

38) Johnston AJ, Steiner LA, Chatfield DA, et al. Effects of propofol on cerebral oxygenation and metabolism after head injury. Br J Anaesth 2003 ; 91 : 781-6.

39) De Cosmo G, Congedo E, Clemente A, et al. Sedation in PACU : the role of propofol. Curr Drug Targets 2005 ; 6 : 741-4.

40) Marik PE. Propofol : therapeutic indications and side-effects. Curr Pharm Des 2004 ; 10 : 3639-49.

41) Cremer OL, Moons KG, Bouman EA, et al. Long-term propofol infusion and cardiac failure in adult head-injured patients. Lancet 2001 ; 357 : 117-8.

42) Corbett SM, Moore J, Rebuck JA, et al. Survival of propofol infusion syndrome in a head-injured patient. Crit Care Med 2006 ; 34 : 2479-83.

43) Albanese J, Arnaud S, Rey M, et al. Ketamine decreases intracranial pressure and electroencephalographic activity in traumatic brain injury patients during propofol sedation. Anesthesiology 1997 ; 87 : 1328-34.

44) Engelhard K, Reeker W, Kochs E, et al. Effect of remifentanil on intracranial pressure and cerebral blood flow velocity in patients with head trauma. Acta Anaesthesiol Scand 2004 ; 48 : 396-9.

45) Leone M, Albanese J, Viviand X, et al. The effects of remifentanil on endotracheal suctioning-induced increases in intracranial pressure in head-injured patients. Anesth Analg 2004 ; 99 : 1193-8.

46) Hsiang JK, Chesnut RM, Crisp CB, et al. Early, routine paralysis for intracranial pressure control in severe head injury : is it necessary? Crit Care Med 1994 ; 22 : 1471-6.

47) Murray MJ, Cowen J, DeBlock H, et al. Clinical practice guidelines for sustained neuromuscular blockade in the adult critically ill patient. Crit Care Med 2002 ; 30 : 142-56.

48) Gopinath SP, Robertson CS. Intensive care unit management. In : Marion DW, editor. Traumatic brain injury. New York/Stuttgart : Thieme ; 1999. p.101-18.

〔大貫　隆広，森村　尚登〕

C 痙攣重積・破傷風

> **Key Point**
> - 痙攣重積発作の持続時間定義は提唱者によってさまざまであるが，不可逆的脳損傷，全身損傷を避ける意味からも速やかに痙攣を止めることが重要であり，初期治療薬としてジアゼパム，フェニトインを使用する。
> - 痙攣重積の原因は多岐にわたるため，頭部CT・MRI所見以外に代謝性因子（血糖，ビタミンB_1，血清電解質，肝・腎機能），アルコール歴・薬物中毒の有無，治療薬の服用コンプライアンスを確認する。
> - 難治性痙攣重積（RSE）に対しては，ミダゾラム，プロポフォール，バルビツレートのいずれかあるいは併用で用い，脳波上burst and suppression patternを指標として，これを最低24時間維持する。
> - 破傷風は病期の認定が重要で，前駆期，開口障害期の筋硬直（muscle rigidity），筋攣縮（muscle spasms）を見逃さないことであり，痙攣持続期には時機を失せず人工呼吸を開始する。
> - 破傷風症例での鎮静・鎮痛は，筋硬直，筋攣縮に伴う痛みに対してだけでなく，交感神経過緊張（SOA）に対しても有効であり，鎮静・鎮痛を十分に行ったうえで，α，β遮断薬などの循環作動薬や伝達麻酔の使用を考慮する。
> - 破傷風に対する硫酸マグネシウムは筋硬直・攣縮とSOAの両病態に有用であり，早期から投与する。

はじめに

鎮静・鎮痛を要する重症患者の中で，中枢神経系術後や頭部外傷以外の神経系疾患としては，痙攣重積患者や破傷風患者の頻度が比較的高い。

これらの疾患は，痙攣もしくは筋硬直・攣縮により窒息や呼吸器合併症を引き起こす可能性があるため，診断より治療が優先することが多い。初期治療の優劣は予後を左右するため，これら症状に対するfirst-line therapy（最初に行うべき救急処置や鎮静・鎮痛薬の処方）は最低限の知識として身につけておく必要がある。確定診断後に人工呼吸管理が必要と判断されたら個々の症例に応じた鎮静・鎮痛薬投与を行う。

I 痙攣重積

1 痙攣重積症例の特徴

痙攣は発作性かつ不随意に起こる持続性（強直性）あるいは断続性（間代性）の筋収縮現

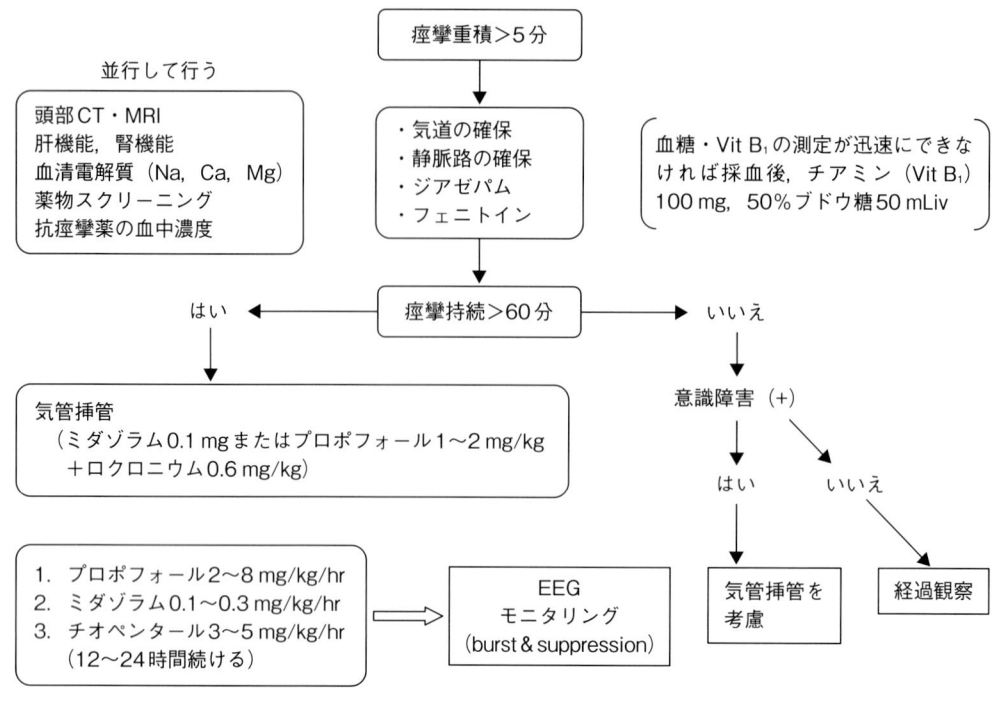

図1 痙攣重積に対する治療プロトコール

象で，特異的な機序を意味する用語ではない．痙攣重積状態（status epilepticus：SE）は，ILAE（International League Against Epilepsy, 1981）により「発作がある程度の長さ以上に続くか，または短い発作でも反復しその間意識の回復がないもの」と定義されている[1]．この時点では，持続時間については明示されずに慣習的に30分以上と解釈された．その後，1991年にBleck[2]は20分以上の発作，1993年にEpilepsy Foundation of America[3]は10分以上の発作，1999年にLowensteinら[4]は5分以上と，より短い基準を提唱している．

SEが持続すると，神経学的には不可逆的脳損傷を，また全身的には不整脈，代謝・自律神経機能の不均衡，神経原性肺水腫，高体温，誤嚥性肺炎，横紋筋融解などを引き起こす可能性がある[5]．このため，クリティカルケア領域においては，診察時に痙攣が持続していれば，持続時間にかかわらず速やかに治療を開始すべきである．

2 鎮静・鎮痛の概要

1）痙攣重積の初期管理

気道確保，酸素供給，静脈路確保，循環維持を開始する（図1）．低血糖やビタミンB₁欠乏の有無が明らかでない場合は，採血後にチアミン100 mgおよび50％ブドウ糖40～50 mLを静注する．SEに対してはジアゼパム5～10 mgを1分以上かけて静注し，3分ごとに計20 mgまで反復する．ジアゼパムの効果は約30分であるため，ジアゼパム投与5～10分後にフェニトイン250 mgを心電図モニター下に50 mg/minで静注する．フェニトインの急速

表1　痙攣重積の原因

原因 発生頻度	成人：＞16歳 （％）	小児：≦16歳 （％）
脳血管障害	25.2	3.3
治療薬の服用中断・変更	18.9	19.8
低酸素	10.7	5.3
アルコール・薬物	12.2	2.4
代謝性（電解質，低血糖など）	8.8	8.2
不明	8.1	9.3
発熱／感染	4.6	35.7
外傷	4.6	3.5
腫瘍	4.3	0.7
脳炎，髄膜炎など	1.8	4.8
先天性	0.8	7.0

（Anonymous. Proposal for revised clinical and electroencephalographic classification of epileptic seizures. From the Commission on Classification and Terminology of the International League Against Epilepsy. Epilepsia 1981；22：489-501より改変引用）

静注では血圧低下，徐脈，不整脈などを生じやすいので，その後はフェニトイン750～1000 mg/生理食塩液200 mLとして50 mg/minで点滴静注してもよい。総量15～20 mg/kgまでとする。SEに対するジアゼパムとフェニトインの初期治療の有効性は31～50％にすぎない[6)～7)]。

2）難治性痙攣重積（RSE）

初期治療に反応がみられず，治療開始から60分を経過してもSEが持続する場合は，難治性痙攣重積（refractory status epilepticus：RSE）とみなされる[8)]。RSEと診断した時点で気管挿管を行い，ICUでの静脈麻酔薬投与が推奨される（図1）。同時に，治療と並行してSEの原因を探索する。SEの原因は多岐にわたるため（表1）[3)]，頭部CT・MRI所見以外に代謝性因子（血糖，ビタミンB_1，血清電解質，肝・腎機能），アルコール歴・薬物中毒の有無，治療薬の服用コンプライアンスを確認する。

静脈麻酔薬として，バルビツレート（ペントバルビタール，チオペンタール，チアミラール），ミダゾラム，プロポフォールが使用されるが，RSEに対してどの薬物が優れているかを明らかにした報告はなく，統一した見解もない。しかし，後向き研究ながら，ペントバルビタール，ミダゾラム，プロポフォールをRSEに投与してその治療効果，合併症，死亡率を検討した報告[9)]がある。この研究での効果判定は，

① acute failure：治療を開始して6時間以内に臨床的（肉眼的）に痙攣を認めるかあるいは脳波モニタリングで痙攣波を認めたもの（どちらかがあればseizureとする）。
② breakthrough seizures：治療を開始して6時間後以降にseizureを認めたもの。

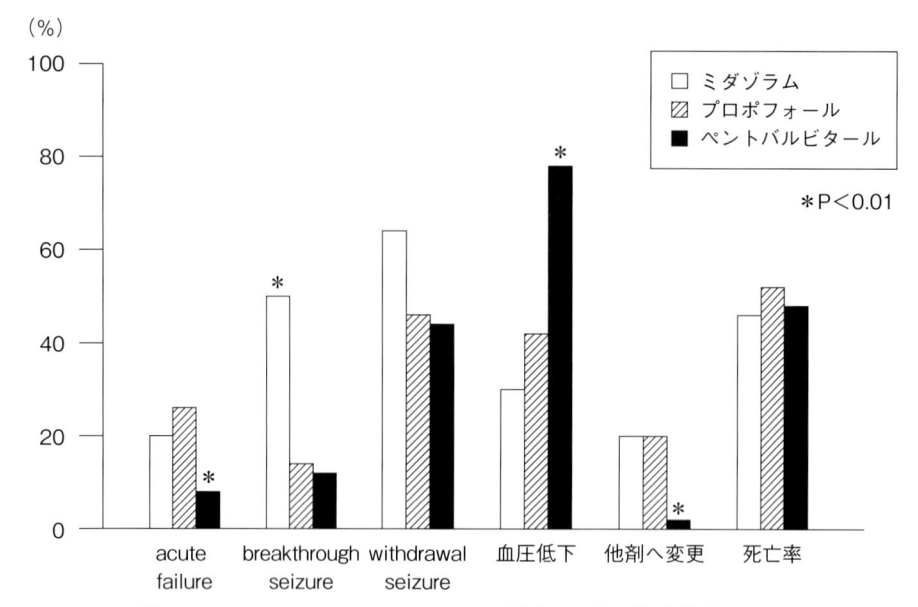

図2 Refractory status epilepticus に対する3剤の治療効果と予後
(Claassen J, Hirsch LJ, Emerson RG, et al. Treatment of refractory status epilepticus with pentobarbital, propofol, or midazolam: a systematic review. Epilepsia 2002; 43: 146-53 より改変引用)

表2 わが国で使用できるRSEに対する静脈麻酔薬

	初回投与量	維持量	CSHT*	問題点
ミダゾラム	0.1〜0.2 mg/kg	0.1〜0.4 mg/kg/hr	70	breakthrough seizure
プロポフォール	1〜2 mg/kg	2〜10 mg/kg/hr	40	PIS#
チオペンタール	3〜5 mg/kg	3〜5 mg/kg/hr	180	低血圧, 呼吸器感染
ペントバルビタール	10〜15 mg/kg	0.5〜1.0 mg/kg/hr	?	低血圧, 呼吸器感染

注*: Context-sensitive half time
静脈麻酔薬投与中止後, 臨床効果消失の指標となるもの. 適切な日本語訳がない. Contextとは投与時間のことで, 血中濃度を一定に維持する注入法を所定の時間行ったのち, その静脈麻酔薬血中濃度が50%低下するのに要する時間.

注#: Propofol infusion syndrome
プロポフォール大量投与後にまれに発生する病態. 心不全, 横紋筋融解, 代謝性アシドーシスで特徴づけられる. ただし, この病態の存在自体を疑問視する意見もある.

③ withdrawal seizures: 治療を中止あるいは投与量の漸減を開始して48時間以内にseizureを認めたもの。
④ 治療薬の変更: seizureがコントロールできず, 他の治療薬に変更されたもの。

と定義された. 痙攣の抑制ではペントバルビタールがミダゾラム, プロポフォールよりも優れていたが, 低血圧の頻度が高かった. 死亡率は3剤間で差はなく, いずれも50%前後であった (図2)。

わが国でRSEに対して使用しうる静脈麻酔薬について表2にまとめた. また, 2006年に発表されたSE, RSEに対するEFNSガイドライン[7]を表3に示した. 表中のLevel Aとはエ

表3　痙攣重積に対するEFNSガイドライン（2006年）

1. 初期管理（GPP）
    気道確保，人工呼吸の必要性を評価する
    血液ガス分析を行い，低酸素，代謝性アシドーシスの有無を確認
    必要ならブドウ糖，チアミンの投与を行う
    抗痙攣薬の緊急血中濃度測定，血清電解質（Mg含む）
    迅速な原因検索とその治療を行う
2. GCSEとNCSEに対する初期薬物治療（Level A）
    1）ロラゼパム4 mgを静注し，痙攣が10分以上続くなら同量を再投与する
        必要ならフェニトイン15〜18 mg/kgもしくは等量のフォスフェニトイン
    2）ジアゼパム10 mgを静注し，その後フェニトイン15〜18 mg/kgもしくは等量のフォスフェニトインを静注．必要ならさらにロラゼパム4〜8 mgを投与
3. 難治性痙攣重積に対する全身管理（GPP）
    初期の抗痙攣薬に反応しない場合はICUで治療を行う
4. 難治性GCSE（GPP）
    脳波をモニタリングし，burst & suppression patternを最低24時間維持する
    服用予定の抗痙攣薬を同時に投与する
    1）バルビツレート
        チオペンタール：20秒かけて100 mgを単回静注し，痙攣が治まるまで，2〜3分ごとに50 mg静注し，以後3〜5 mg/kg/hrで持続点滴
        ペントバルビタール：10〜20 mg/kg単回静注し，0.5〜1 mg/kg/hrで持続点滴．1〜3 mg/kg/hrまで増量可．
    2）ミダゾラム：0.2 mg/kg単回静注，その後，0.1〜0.4 mg/kg/hrで持続点滴
    3）プロポフォール：2 mg/kg単回静注し，5〜10 mg/kg/hrで持続点滴
5. 難治性NCSE
    全身麻酔は避け，麻酔作用の少ない抗痙攣薬を使用する（GPP）
    1）フェノバルビタール：20 mg/kg静注．追加投与は注意深い監視が必要
    2）バルプロ酸：25〜45 mg/kg単回静注し，その後最大6 mg/kg/minまで可

注：ロラゼパム，フォスフェニトインはわが国で未販売．
　　フェノバルビタール，バルプロ酸の静注薬はわが国にはない．
EFNS：European Federation of Neurological Societies
GCSE：generalized convulsive status epilepticus（全身痙攣重積）
NCSE：non-convulsive status epilepticus（非痙攣性てんかん重積状態）
GPP：good practice points（本文参照）

ビデンスの質が高く，もっとも推奨度が高い治療方針を意味し，表中のGPP（good practice points）とは，エビデンスはないがガイドライン作成委員の合意が得られた事項である．

3）治療中の脳波モニタリング

　抗痙攣薬投与中の脳波モニターは有用であり，間欠的あるいは持続的にモニタリングを行う施設が多い．外見上の痙攣が消失しても脳波上では48％の患者で痙攣波が認められたとの報告もあり，痙攣治療の効果判定に脳波モニターは必須である[10]．痙攣が停止しても12時間はその状態を維持するが[8]，24時間の継続を推奨するものもある[7]．抗痙攣薬は脳波上

のburst and suppression patternを指標に調節することが推奨されており[4)~8)]，循環系合併症を避ける意味でも必要以上の高用量を投与すべきではない。Lowensteinら[4)]は平坦脳波あるいはburst間の長い脳波を避け，burst間を短時間（1秒未満）にする投与速度を勧めている。しかし，脳波抑制の度合いと痙攣消失率や生存率に相関はない[11)]。

> **pit fall**
>
> 痙攣重積では痙攣そのものの抑制のみに目が向けられがちであるが，高体温，高血糖が脳損傷を悪化させることが知られている[12)]。また，近年，血糖を80～110 mg/dLに維持する強化インスリン療法（intensive insulin therapy）が内科系ICU患者の予後を改善させることで注目されている[13)]。一般的にはここまで厳密な血糖管理は必要ないとされるが，少なくとも抗痙攣療法中には200 mg/dLを超える血糖値や，38℃を超える高体温は避けるべきである。

症例1　鎮静・鎮痛の実際（図3）

71歳，男性。

右頭頂部皮質出血に伴うRSEで入院し，ミダゾラム持続静注とバルプロ酸内服を開始した。しかし，ミダゾラムを増量しても痙攣発作は消失せず，第6病日の脳波でも痙攣波を認めた。チアミラールに変更し，脳波はburst and suppression patternとなった。9日間継続したのちチアミラールを中止し，バルプロ酸内服のみとしたが，2日後に左上肢と顔面の断続的な痙攣が再発したため，プロポフォール静注とフェニトイン内服を加えた。しかし，その後も脳波上の痙攣波が消失しないため，プロポフォールをミダゾラムに再度変更した。第31病日，バルプロ酸をゾニサミドに変更し，ミダゾラムを漸減した。痙攣重積は難治性で，経過中，痙攣波を抑制できたのはチアミラール持続静注時のみであった。抗痙攣薬で全身痙攣発作は抑制できたが，脳波上の痙攣波は抑制できず，脳萎縮が進行した。

II 破傷風

1 破傷風症例の特徴

破傷風は病期（図4）[14)]の認定が重要で，前駆期，開口障害期の筋硬直（muscle rigidity），筋攣縮（muscle spasms）を見逃さないことであり，痙攣持続期には時機を失せず人工呼吸を開始する。

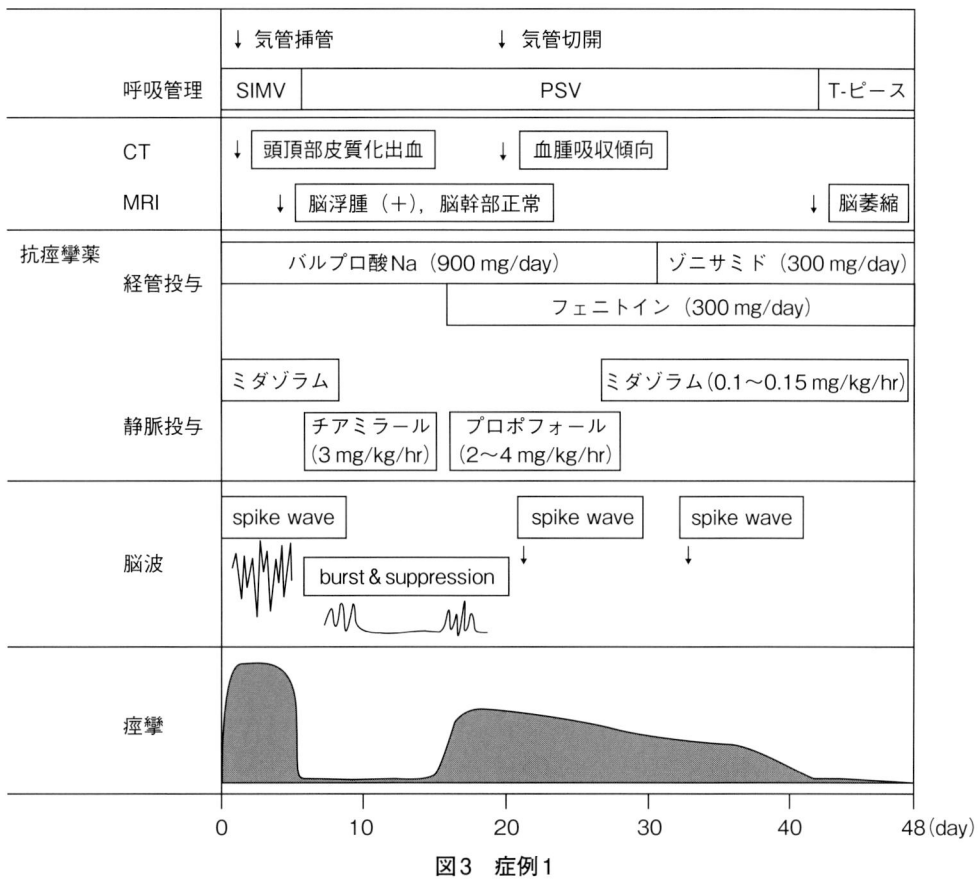

図3 症例1
SIMV：synchronized intermittent mandatory ventilation
PSV：pressure support ventilation

1）発症機序

　破傷風は，土壌の常在菌である*Clostridium tetani*が嫌気条件下に産生する神経毒素（tetanospasmin）による中毒性感染症である。産生された毒素は末梢神経末端より侵入し，逆行性軸索流を介して脳幹や脊髄の神経細胞に達する。その後，シナプスを移動し，シナプス前終末で抑制系神経伝達物質であるグリシンやγ-アミノ酪酸（GABA）の放出を阻害する。抑制性シナプスの伝達が減少することにより，α運動ニューロンが興奮し，筋硬直が起こる。刺激の多シナプス性拡散を抑えている反射（グリシン作動性）の低下により，アゴニストとアンタゴニストは抑制されることなく神経終末から放出されるため，筋攣縮が生じる[15]。

　抑制性シグナルの低下は脊髄灰白質の外側部に存在する節前性の交感神経にも影響を与え，交感神経の活性を異常に亢進させ，血中カテコラミン値を上昇させる。

2）毒素の中和

　抗破傷風ヒト免疫グロブリン（human tetanus immunoglobulin）は神経移行毒素には無

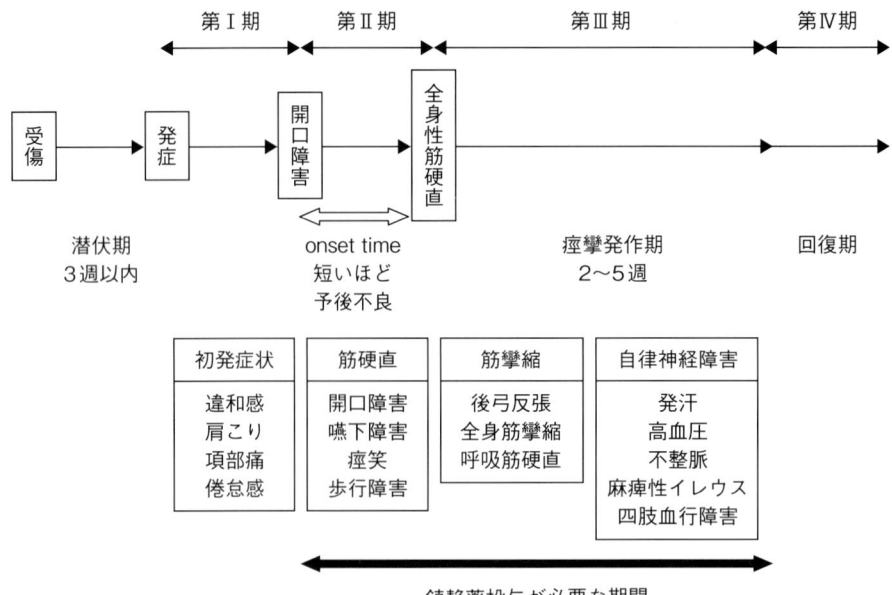

図4 破傷風の病期

(加藤高明. 忘れてはいけないこの疾患 破傷風. Medical Digest 2001；50：23-8 より改変引用)

表4　重症破傷風のAblett分類

Grade Ⅰ（mild）	開口障害
Grade Ⅱ（moderate）	開口障害，嚥下障害，全身の筋硬直
	（muscle rigidity with fleeting spasms），呼吸は保たれる
Grade Ⅲa（severe）	muscle rigidity with severe spasms，呼吸障害
Grade Ⅲb（very severe）	Grade Ⅲa＋Autonomic dysfunction

(Attygalle D, Rodrigo N. New trends in the management of tetanus. Expert Rev Anti Infect Ther 2004；2：73-84 より引用)

効で，血中毒素の中和目的で筋注投与する．適量は決まっていないが，一般に500単位が推奨される．慣習的に3,000〜6,000単位の大量投与が行われるが，500単位と効果に差はない[16]．破傷風感染でも免疫は獲得されないので，再発予防のため，回復期に破傷風トキソイドを接種する．

3）重症度スコア

破傷風の予後を左右する重症度評価はいくつか報告されているが，もっとも簡便で広く用いられているのはAblettの分類である（表4）[16]．潜伏期間，onset time（開口障害から全身痙攣まで），獲得免疫などを加味したDakerスコア（0〜5），Phillipsスコア（0〜30）もあり，それぞれ3, 17以上で死亡率が高くなることが報告されている[17]．

表5 破傷風の筋硬直・筋攣縮と交感神経過緊張に対する薬物療法

A 筋強直，筋スパズムの管理	B 交感神経過緊張の管理
1 毒素の中和 　◎ヒト免疫グロブリン 2 抗攣縮作用 　1）ベンゾジアゼピン 　○　　ジアゼパム 　◎　　ミダゾラム 　2）バルビツレート 　　　チオペンタール，ペントバルビタール 　○3）プロポフォール 　4）揮発性麻酔薬 　　　イソフルラン 3 非脱分極性筋弛緩薬 　1）パンクロニウム 　◎2）ベクロニウム 　3）ロクロニウム 4 その他 　○1）ダントロレン 　2）バクロフェン（くも膜下腔に） 　△3）マグネシウム（SOAにも有用）	1 中枢作用 　クロニジン（内服） 　デクスメトミジン（静注） 2 β遮断薬 　○1）プロプラノール 　2）エスモロール 　3）ランジオロール 3 α, β遮断薬 　ラベタロール 4 Ca拮抗薬 　ベラパミル 　ジルチアゼム 5 オピオイド 　1）モルヒネ 　◎2）フェンタニル 　3）レミフェンタニル 6 伝達麻酔 　持続硬膜外麻酔 　持続脊髄くも膜下麻酔

◎：2007年現在使用頻度の高い薬物
○：比較的使用頻度の高い薬物
△：今後使用頻度が増加すると思われる薬物

4）交感神経過緊張（SOA）

　交感神経過緊張（sympathetic over activity：SOA）は刺激の有無にかかわらず，変動する頻脈，不安定な血圧，発汗などで特徴づけられる。徐脈，低血圧，心停止のエピソードは，交感神経活動の突然のwithdrawal，カテコラミン高値による心筋のダメージや脳幹に対するtoxic damageなどが考えられている[16]。α，β遮断薬は効果的でもあるが，その使用は慎重に行う。適切な鎮静は筋の攣縮をコントロールするだけでなく，SOAに対しても有用である[18]。いったんSOAを発症すると，相当の鎮静・鎮痛を試みてもこの治療抵抗時期（第Ⅲ期）は1〜3週間持続する。破傷風は回復期を経て神経学的後遺症を残すことなく完治するため，このSOAをいかに乗り切るかが重要となってくる。

2 鎮静・鎮痛の概要

　破傷風に対して使用されている，あるいは使用された薬物を**表5**に示す。

1）鎮静・鎮痛薬

　破傷風管理における鎮静・鎮痛は重要で，急性期には筋硬直，筋攣縮によってもたらされる筋肉痛の緩和や窒息，誤嚥性肺炎の予防が可能となり，SOAの時期には循環作動薬の投与量を減少させる効果が期待できる。従来は長期使用でも安価であることから，ジアゼパム，バルビツレートなどのGABA$_A$アゴニストが破傷風鎮静薬としての地位を確立していた。しかし，しばしばジアゼパムは3～8 mg/kg/dayと高用量を必要とする[17]場合があり，近年はジアゼパムより効果発現が速く，水溶性で血管刺激性が少ないミダゾラムが好んで使用されている[18) 19)]。

　プロポフォールは，筋硬直を減少させ，覚醒も速やかで，酸素消費量を減少させるため，破傷風では有利に働く。また，急性耐性やaddiction，withdrawal syndromeも伴わない[19]。単独もしくはミダゾラム，フェンタニルとの併用により良好な鎮静効果を得られたとする報告が多い[15) 16)]。デクスメデトミジンは脳内青斑核を介して鎮静作用を発現する$α_{2A}$アゴニストであり，循環でも徐脈，低血圧を来す。このため，筋硬直，SOAのいずれにも効果があるが，高価なこと，保険上の制約で長期間使用ができない。

　鎮痛薬はオピオイド，特にフェンタニルの使用が多いが，レミフェンタニルによる管理も報告されている[20]。いずれにしても，重症破傷風では単剤のみでの十分な鎮静効果は疑わしく，各種薬物を併用し十分な鎮静を得ることが重要である。

2）筋弛緩薬・その他

　筋弛緩薬では交感神経刺激作用を示すパンクロニウムよりも，心血管作用やヒスタミン遊離作用がなく半減期も短いベクロニウムのほうが適していると考えられるが，臨床的には差はない[21]。ダントロレンは人工呼吸の必要がない破傷風患者の筋硬直・攣縮コントロール時に使用されているが，SOAには全く作用しない。その使用に関してはほとんどが症例報告で，無作為比較対象試験（randomized controlled trial：RCT）がないため有用性は検証されていない。欧米ではGABA$_B$アゴニストであるバクロフェンのくも膜下腔投与（血液脳関門を通過しないため）による筋攣縮コントロールが報告されている[16) 19)]が，わが国では保険適応上，その使用は難しい。

3）硫酸マグネシウム

　破傷風の治療薬としてマグネシウム（Mg）は100年の歴史がある[22]が，治療薬として重要視されていなかった。しかし，Mg単独投与で筋弛緩，中枢神経抑制作用，交感神経抑制作用が得られ，かつ廉価であることから，最近，Mgの大量持続投与の有用性が見直されつつある[23) 24)]。筋弛緩作用は神経筋接合部でカルシウムと競合し，アセチルコリンの放出を抑制することで生じる。また，副腎，交感神経末端よりカテコラミンの遊離を抑制する。

　破傷風40症例に対して，Mg 1～2 g/hrの持続点滴で，血清Mg濃度を2～4 mmol/Lに維持する投与方法で筋攣縮ならびにSOAを良好に管理し，約半数で人工呼吸器使用を回避

表6 マグネシウム治療のprimary and secondary outcome

	プラセボ群（n＝97）	マグネシウム群（n＝98）	P値
1. 患者背景			
年齢（歳）＊	47（31〜67）	49（34〜64）	
性別（男性）	67（69％）	73（74％）	
潜伏期間（日）＊	7（6〜10）	7（5〜10）	
発症-筋攣縮（時間）＊	24（24〜48）	24（24〜48）	
Dakarスコア＊	2（1〜3）	2（1〜3）	
Phillipsスコア＊	15（14〜17）	15（14〜17）	
2. Primary outcome			
研究期間中の人工呼吸	78（80％）	73（74％）	0.39
3. Secondary outcome			
入院中の人工呼吸	80（82％）	74（76％）	0.29
死亡率	16（16％）	13（13％）	0.65
ICU入室期間（day）	23（17〜30）	22.5（16〜28）	0.30
筋攣縮のコントロール			
ジアゼパム（mg/kg/day）	40.0（5.0〜68.6）	47.1（9.1〜80.0）	0.17
ミダゾラム（mg/kg/day）	7.1（0.1〜47.9）	1.4（0.0〜17.3）	0.026
ピペクロニウム（mg/kg/day）	2.3（0.0〜33.0）	0.0（0.0〜14.8）	0.005
自律神経系			
平均収縮期圧（mmHg）	121（115〜131）	122（116〜130）	0.77
平均収縮期圧（mmHg）	75（71〜78）	74（71〜78）	0.71
平均心拍数（bpm）	116（109〜124）	104（98〜112）	＜0.0001
平均体温（℃）	38.1（37.8〜38.3）	37.9（37.7〜38.2）	0.09
平均1回換気量（mL）	343（289〜405）	334（274〜385）	0.30
平均血清Ca（mmol/L）	2.2（2.1〜2.5）	1.9（1.8〜2.1）	＜0.0001

＊：中央値
(Thwaites CL, Yen LM, Loan HT, et al. Magnesium sulphate for treatment of severe tetanus：a randomised controlled trial. Lancet 2006；368：1436-43より引用)

できたとする報告があり，first-line therapyとして推奨されている[23]。しかし一方で，195名を対象として7日間のMg投与（1.5〜2.0 g/hr）を行ったRCTでは，筋弛緩薬，ミダゾラムの使用量は減少させられたが，人工呼吸回避率も生存率も改善できなかった（**表6**）[24]。Mg投与中は低Ca血症，呼吸抑制の発現に注意する必要がある。

pit fall

十分な鎮静・鎮痛を行っていてもSOAを制御できない場合，循環作動薬の使用はやむをえないが，昇圧薬の突然の中止，α・β遮断薬などの投与量を急激に変化することは危険である。こういった時期に原因不明の心停止が発生している。

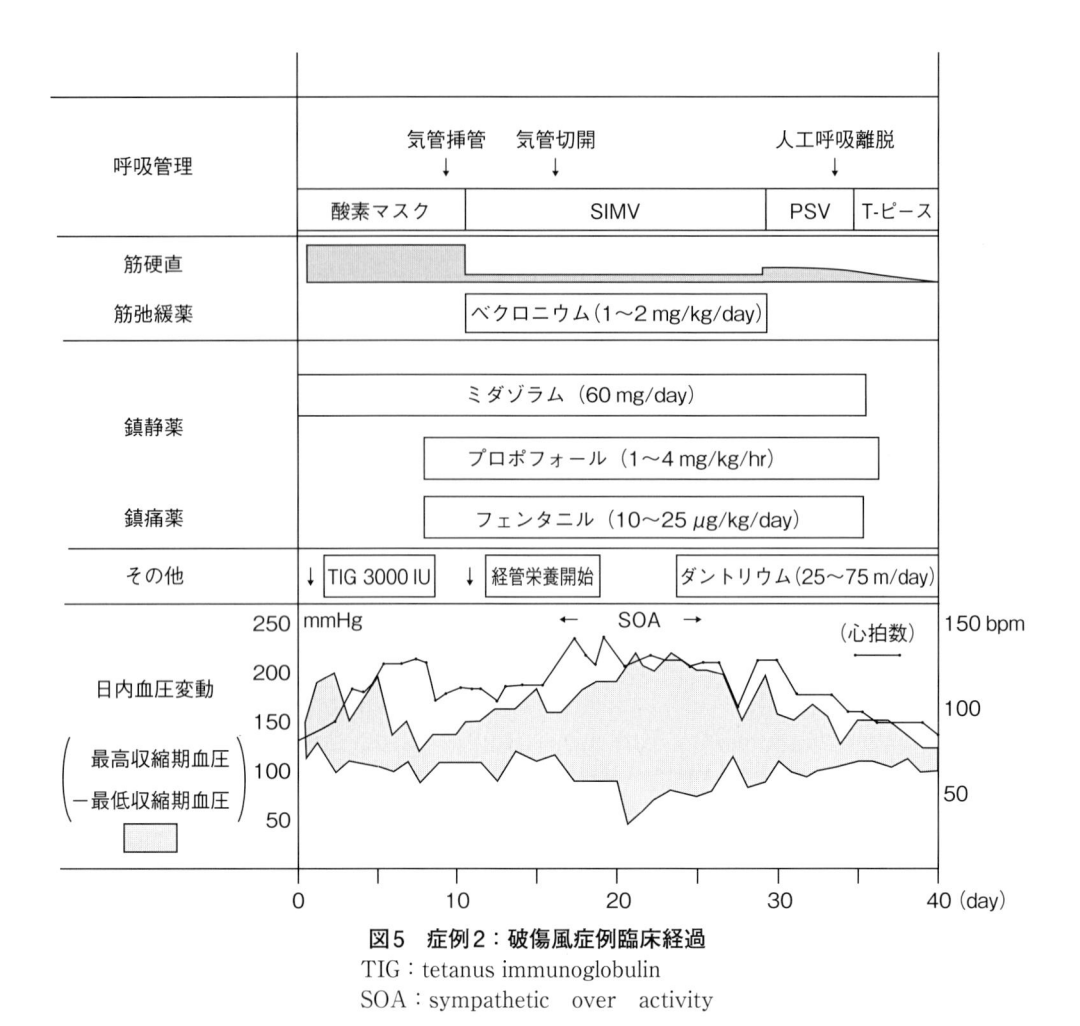

図5 症例2：破傷風症例臨床経過
TIG：tetanus immunoglobulin
SOA：sympathetic over activity

症例2　鎮静・鎮痛の実際（図5）

58歳，男性。

右中指挫創により潜伏期9日，onset time 1日で当院へ搬送された。来院時意識清明で痙笑，開口障害を認め，特に腰背部痛，上肢痛を強く訴えた。気管挿管はせず，筋攣縮にミダゾラムの持続投与を開始した。第9病日，肺炎による酸素化能の悪化と筋痛・筋攣縮の持続のため気管挿管し，プロポフォール・フェンタニル・ミダゾラムの持続投与を開始した。第16病日，筋強直は依然強く，ベクロニウムを追加した。第24病日，血圧変動が激しく，調節にノルアドレナリンを必要とした。また同日よりダントリウム内服を開始した。第31病日，ベクロニウムを中止。著明な血圧変動はないが軽度の筋強直は残存した。第36病日，リハビリ可能な程度の筋痛のみとなる。第38病日，持続鎮静を減量後も筋痛の増悪はなく，人工呼吸器を離脱し，経口摂取を開始，発声も良好であったため，第43病日，一般病棟へ退室した。

おわりに

痙攣重積と破傷風における鎮静・鎮痛薬使用は，補助的手段にとどまらず，原疾患治療の一翼を担っている．両疾患における鎮静薬使用の意義，特に痙攣重積では麻酔薬使用の判断とその使用法，破傷風においては新しく注目されているMgの使用について概説した．両疾患とも重症化すれば長期の集中治療を要する予後不良な疾患であり，積極的な鎮静薬の使用で病状悪化や合併症を回避することが重要である．

【文献】

1) Anonymous. Proposal for revised clinical and electroencephalographic classification of epileptic seizures. From the Commission on Classification and Terminology of the International League Against Epilepsy. Epilepsia1981；22：489-501.
2) Bleck TP. Convulsive disorders：status epilepticus. Clin Neuropharmacol 1991；14：191-8.
3) Anonymous. Treatment of convulsive status epilepticus. Recommendations of the Epilepsy Foundation of American's Working Group on Status Epilepticus. JAMA 1993；270：854-9.
4) Lowenstein DH, Alldredge BK. Status epilepticus. N Engl J Med 1998；338：970-6.
5) Marik PE, Varon J. The management of status epilepticus. Chest 2004；126：582-91.
6) Holtkamp M, Masuhr F, Harms L, et al. The management of refractory generalised convulsive and complex partial status epilepticus in three European countries：a survey among epileptologists and critical care neurologists. J Neurol Neurosurg Psychiatry 2003；74：1095-9.
7) Meierkord H, Boon P, Engelsen B, et al. EFNS guideline on the management of status epilepticus. Eur J Neurol 2006；13：445-50.
8) Kälviäinen R, Eriksson K, Parviainen I. Refractory generalised convulsive status epilepticus：a guide to treatment. CNS Drugs 2005；19：759-68.
9) Claassen J, Hirsch LJ, Emerson RG, et al. Treatment of refractory status epilepticus with pentobarbital, propofol, or midazolam：a systematic review. Epilepsia 2002；43：146-53.
10) DeLorenzo RJ, Waterhouse EJ, Towne AR, et al. Persistent nonconvulsive status epilepticus after the control of convulsive status epilepticus. Epilepsia 1998；39：833-40.
11) Krishnamurthy KB, Drislane FW. Depth of EEG suppression and outcome in barbiturate anesthetic treatment for refractory status epilepticus. Epilepsia 1999；40：759-62.
12) Longstreth WT Jr, Diehr P, Cobb LA, et al. Neurologic outcome and blood glucose levels during out-of-hospital cardiopulmonary resuscitation. Neurology1986；36：1186-91.
13) Van den Berghe G, Wilmer A, Hermans G, et al. Intensive insulin therapy in the medical ICU. N Engl J Med 2006；354：449-61.
14) 加藤高明. 忘れてはいけないこの疾患 破傷風. Medical Digest 2001；50：23-8.
15) Abrutyn E. Tetanus. In：Kasper DL, Fauci AS, Longo DL, et al. editor. Harrison's Principles of Internal Medicine. vol 1. 16th ed. New York：McGraw-Hill；2005. p.840-2.
16) Attygalle D, Rodrigo N. New trends in the management of tetanus. Expert Rev Anti Infect Ther 2004；2：73-84.
17) Farrar JJ, Yen LM, Cook T, et al. Tetanus. Neurol Neurosurg Psychiatry 2000；69：292-301.
18) Edlich RF, Hill LG, Mahler CA, et al. Management and prevention of tetanus. J Long Term Eff Med Implants 2003；13：139-54.
19) Reddy VG. Pharmacotherapy of tetanus—a review. Middle East J Anesthesiol 2002；16：419-42.

20) Beecroft CL, Enright SM, O'Beirne HA. Remifentanil in the management of severe tetanus. Br J Anaesth 2005 ; 94 : 46-8.
21) Cook TM, Protheroe RT, Handel JM. Tetanus : a review of the literature. Br J Anaesth 2001 ; 87 : 477-87.
22) Blake JA. The use of magnesium sulphate in the production of anaesthesia and in the treatment of tetanus. Surg Gynecol Obstet 1906 ; 2 : 541-50.
23) Attygalle D, Rodrigo N. Magnesium as first line therapy in the management of tetanus : a prospective study of 40 patients. Anaesthesia 2002 ; 57 : 811-7.
24) Thwaites CL, Yen LM, Loan HT, et al. Magnesium sulphate for treatment of severe tetanus : a randomised controlled trial. Lancet 2006 ; 368 : 1436-43.

〔郷原　徹，又吉　康俊〕

4. 外傷・熱傷患者の鎮静と鎮痛

> **Key Point**
> - 外傷患者の疼痛の程度も血圧，心拍数，呼吸数（またはSpO$_2$），体温などと同様にバイタルサインの一つとしてとらえ，予後改善をめざし積極的に鎮痛を行うべきである。
> - 救命のためには鎮静・鎮痛を行わずに，気管挿管・胸腔内チューブ挿入などの処置を行う場合もある。
> - 医療者による外傷・熱傷患者の疼痛や鎮静の評価は不正確になりがちで，鎮静・鎮痛に対するベストな薬物を常に選択することは困難である[1]ことを認識し，目的の効果が得られかつ患者にとって害が少ない薬物を選択するように心がけることが重要である。
> - 鎮静・鎮痛には使用する薬物の副作用（呼吸循環抑制，腸管運動抑制による嘔吐など）に留意しなければならない。
> - 外傷・熱傷においては創部の痛みに加えて，頻繁の創処置，拘縮による動きの制限，創部の醜形などによる精神的苦痛への配慮も求められる。

はじめに

　熱傷を含む外傷治療においてもっとも大事なことは，まず患者の"バイタル"を安定化させること，次に的確に診断して加療することである。したがって鎮静・鎮痛の際には，患者のバイタルを不安定にしないように，診断をミスリードしないように，細心の注意が必要である。

　外傷における痛みは一定ではなく，外傷の部位・程度・受傷からの時間経過により異なり，またその痛みを客観的かつ定量的に判断し，鎮静・鎮痛を的確に行うことは難しい。熱傷を例に考えると外傷の疼痛に対するケアの複雑さ，難しさが理解しやすい。日焼け程度であるⅠ度熱傷は，通常クリティカルケア領域の鎮痛の対象となることはないが，浅在性Ⅱ度熱傷は表在神経の障害による痛みの閾値低下によって痛覚過敏状態にあり強い痛みを訴える。深在性Ⅱ度熱傷やⅢ度熱傷の場合は神経終末も障害されるため，受傷直後には疼痛は少ないとされるが，広範囲熱傷ではさまざまな深度の熱傷が混在するため痛みの程度は一様ではない。また深達性熱傷の場合でも，創部治癒期には神経終末が再生して強い痛みを自覚するようになり[2]，創傷処置時や関節拘縮予防のリハビリ時の疼痛も激烈化する。このように外傷の経過により疼痛の程度や種類は変化する。こうした疼痛のため受傷直後は死への恐怖，入院中は創処置や創部醜形に対する恐怖といった心理的な痛みも伴うこととなり，必要なケアはより複雑となる。また，痛みや恐怖に敏感な小児や，痛みや恐怖を訴えにくい高齢者など，それぞれ個別に対応していく必要があり，的確なケアはより難しくなる。

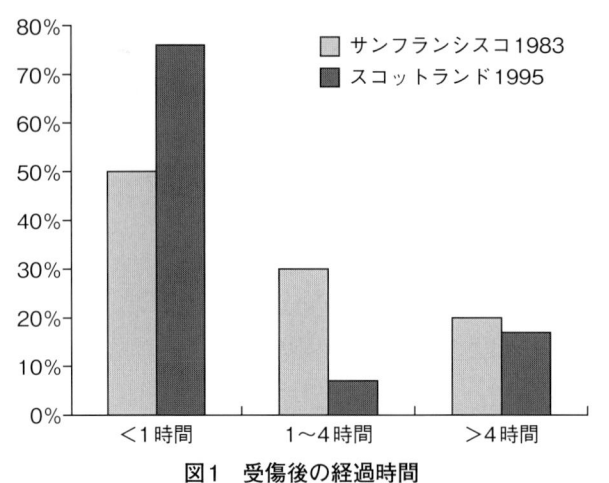

図1 受傷後の経過時間
外傷死は受傷後いつ発生しているか？
(Wyatt J, Beard D, Gray A, et al. The time of death after trauma. BMJ 1995；310：1502より作成)

以上より想像されるように，疼痛（心理的なものも含めて）の他覚的・理論的かつ的確な把握は困難であり，外傷・熱傷患者に標準化された最良の鎮静・鎮痛法というものはなく，個々の患者の状態に応じて試行錯誤しているのが現状である。

本稿では，外傷・熱傷患者で鎮静・鎮痛が必要な理論的背景と，実際に救急搬送された外傷患者診療時にどのような薬物をどのようにわれわれが使用しているかについて述べたい。

I 外傷

1 外傷患者の特徴

1）外傷の疫学

外傷による死亡は，受傷時より死亡までの時間によって3相に分けられる[3]。第1相は受傷後1時間以内に死亡する破滅的な外傷で，脳損傷，脊髄損傷，心損傷などが相当するが，ほとんどの受傷者は救命されず，死亡を減少させるには事故予防しかない。第2のピークは受傷後1〜4時間で死亡する外傷死で，脳内出血，血気胸，腹腔臓器損傷などが相当し，適切な判断と蘇生によるバイタルサインの安定化により救命しうるとされ，適切な鎮静・鎮痛も病態の安定化に寄与すると考えられる。この時間帯は「ゴールデンアワー」とよばれ，よく訓練された外傷チームが日頃の訓練の成果を発揮し，「防ぎ得た死」を減らすことができる時間帯と考えられている。実際，図1に示すように，このゴールデンアワーに死亡した外傷患者の割合は1983年のサンフランシスコでは30％を占めていたが，1995年のスコットランドでは7％となっている。これは外傷の初期治療の改善によりゴールデンアワー内の死亡

が減ったためと推察されている。第3相は受傷後4時間以降，多くは数日～数週間後に死亡するもので，敗血症や多臓器不全，重度脳障害が死因であることが多い。この時期の救命にも適切かつ早期の初期治療が重要で，鎮静・鎮痛も予後改善に寄与する可能性があり積極的に行われるべきである。

2）外傷の生体への影響

外傷や熱傷などの侵襲（ストレス）が加えられると，生体はまず血管を収縮させ低体温を惹起して酸素消費を抑え，出血や代謝などを抑えて侵襲の影響をできるだけ少なくして乗り切るように反応する。これはebb phase（干潮期）とよばれ，約1日続くと考えられている[4]。引き続いて組織灌流の改善とともに高酸素消費，高心拍出量，蛋白異化亢進を特徴とするflow phase（満潮期）が2～5日続いて組織修復への準備を行い，その後蛋白同化亢進期が数週間続いて，侵襲による傷害を修復していく。これらのストレス反応は神経内分泌・免疫・代謝・炎症・凝固反応などによって複雑に制御されている。

3）外傷時の疼痛

外傷時に認められる疼痛は体性痛，内臓痛，神経因性疼痛，心因性疼痛の4つに分けられる。体性痛は外傷時によくみられるもので，皮膚・筋肉・骨・関節などの直接障害による痛みであり，初期にはシャープな痛み，続いて拍動性の痛みとなる。皮膚の痛みは局在が明確であるが，ほかの深部組織の体性痛は局在がはっきりしない。内臓痛は内臓の障害により生じるもので，外傷時にも生じうるが，切断や熱傷などによる刺激で生じているのではなく，外傷による内臓の伸展・虚血・加圧などにより生じる。神経因性疼痛の症状にはallodynia（触覚刺激でも痛がる），hyperalgesia（痛み刺激の閾値が低下し，痛みの持続時間が長くなる）などがある。これらの神経因性疼痛は痛みを伝える感覚神経の直接損傷（軸索崩壊）で生じる。特に問題となるのは数日～数週間後に起こる慢性の疼痛で，切断肢の幻肢痛，腕神経叢や坐骨神経などの引き抜き損傷などで認められる。注意しなければいけないのは，これらの神経因性疼痛が感覚神経の直接障害がなくても体性痛などの絶え間ない痛み刺激によっても惹起される点である。絶え間ない痛み刺激により脊髄後角にワインドアップ（ポジティブフィードバック）が起こり，刺激受容領域の拡大が生じて発生する[5]。つまり頻繁の痛みが生じている場合，さらに痛みが悪化する可能性があることを示しており，当然のことながら外傷早期よりできるだけ痛みはコントロールするべきであると考えられる。実際，下肢切断時にあらかじめ硬膜外麻酔で手術前後の痛みを抑制していると，幻肢痛が抑制されることが報告されている[6]。

4）疼痛の影響

心血管系：痛み刺激は脊髄反射を介して，また視床下部を経て交感神経の緊張をもたらし，心拍数，体血管抵抗，心拍出量，冠動脈血管抵抗などの増大を招く。よって疼痛は心筋虚血をもたらす危険性を有することに留意する必要がある。

呼吸系：胸郭の疼痛は反射的な筋肉の収縮を来し換気量の低下を招く。直接的な筋肉損傷があればさらに換気量は低下し，VA/Qミスマッチングからガス交換不良となる。肋骨骨折や肺挫傷はさらに呼吸状態を悪化させる。
　消化器系：疼痛による交感神経緊張は腸管蠕動を低下させ，悪心・嘔吐を招く。このように痛みにより初期治療中に嘔吐が誘発され，誤嚥性肺炎を来す危険性に留意する必要がある。
　血液凝固：疼痛管理が不適切であるほど，また精神的な緊張も強いほど，より血液凝固亢進状態となり血栓形成の頻度が高くなることが知られている。

5）外傷における鎮静・鎮痛の影響

　これら一連のストレス反応の流れの中で，鎮静や鎮痛はどのような意味を持つのであろうか？
　適切な鎮静と鎮痛が外傷の予後を改善するというエビデンスはまだなく，疼痛も生体防御反応の一環として生じている以上，外傷における鎮静と鎮痛は人為的に生体防御反応を調節することになり，有利でない事象が生じる可能性もある。しかしながら外科手術や動物実験より推察される鎮痛の効果はすばらしく，鎮痛は交感神経の過緊張を減じ，ノルアドレナリンの濃度を下げて局所循環を改善し，換気を増大して酸素化を改善させ，消化管の動きを改善するとされる。動物実験においては，硬膜外麻酔などによる鎮痛とストレス反応の減弱化は，出血性ショックの予後をも改善している。したがって疼痛反応自体は外傷直後に生存率の上昇に寄与している可能性はあるものの，その後は適切に抑制されるべきものと考えられる。
　鎮静に関しては，最近精神的なストレスでも炎症反応や血小板の活性化，左心室機能の低下などが惹起されることが報告[7]されており，精神的ストレスも精神的疼痛ととらえ，肉体的な鎮痛と同様に精神的な鎮痛（すなわち鎮静）を適度に行うことが必要と考えられる。もちろん，薬物使用のみならず，気をそらしたり声かけを頻繁に繰り返したりして安心感を与え，患者の精神環境改善に努めることも必要である。

2　当科における外傷初期治療中の鎮静・鎮痛の概要

　初期治療での目標はバイタルの安定化を図ることであり，救命のためには鎮静・鎮痛なしに気管挿管・胸腔内チューブ挿入などの処置を行う場合がある。しかしバイタル安定後は疼痛もバイタルサインの一つとして認識し，鎮静・鎮痛をも蘇生活動の一部と考えるべきである。すなわち鎮静・鎮痛は単なる苦痛の除去のみならず，心血管系の安定化，ひいては各臓器灌流を得るために必要なものと認識することが重要である。しかしながら疼痛を客観的に評価する適切な方法はなく，特に初療時には疼痛は過小評価され，鎮静・鎮痛も過少となりやすいので注意が必要である。
　今まで述べてきたように，初期治療中の適度な鎮静・鎮痛の方法にはコンセンサスの得ら

れたものはなく，血圧低下や呼吸抑制に注意しながら経験的に各種薬物を使用するしかない。薬物選択で注意している患者の状態は以下のとおりである。

① 血圧が低下しやすい状態かどうか。
② 虚血性心疾患や心不全などの心疾患の有無。
③ 頭部外傷の有無。
④ 気管支喘息の既往の有無。
⑤ 呼吸抑制や努力様呼吸の有無。
⑥ 鎮静・鎮痛の両者が必要なのか，いずれかだけでよいのか，またどの程度の鎮静が必要なのか。

　これらの中でもっとも注意しなければならないのは血圧低下の可能性である。鎮痛薬や鎮静薬による血圧低下は，出血などによる循環血液量の減少が著しい場合や，それに対する治療が不完全な場合に発生しやすい。特にオピオイドの投与は鎮痛とともに交感神経の緊張も低下させるため，外傷による循環血液量減少が交感神経緊張によって代償されていた患者では，急激な血圧低下を招くことが多い。推定される出血量が全血液量の50％以上の場合には，低血圧かつ頻脈を呈していることが多く，意識レベルも低下して鎮静・鎮痛も必要でないことも多いが，蘇生が成功し血圧が安定したのちでも，少量の鎮痛薬で循環虚脱を引き起こす可能性が高いと認識すべきである。10～30％程度の出血の場合は，輸液量が十分であれば鎮静・鎮痛により低血圧が惹起される頻度は低いが，鎮静・鎮痛により血圧は下がるものと考え，より少量の薬物を使用するようにしている。

　以下に患者の状態に関連した薬物の注意すべき特徴を記載する。

1）ペンタゾシン・ブプレノルフィン

　当科では，外傷初期治療中の鎮痛には，ペンタゾシンやブプレノルフィンを10倍希釈して少量ずつ患者の反応（鎮痛の効果と循環動態の変動）をみながら投与している。両者の使用にあまり区別はしていないが，ペンタゾシンには血管抵抗を上昇させる作用や気管支攣縮誘発作用があるため，心血管障害や心電図上ST-Tの異常がある場合，あるいは喘息の既往がある場合などにはブプレノルフィンを使用している。ただし，ブプレノルフィンのほうがペンタゾシンより循環抑制が強いので注意が必要である。

2）フェンタニル・モルヒネ（麻薬系鎮痛薬）

　外傷初期治療時に海外でもっとも鎮静・鎮痛で使用されてきた薬物はフェンタニルとモルヒネであり，欧米では救急救命士により病院前で問題なく使用されている。フェンタニルはモルヒネに比してヒスタミン遊離や血圧低下が少なく汎用されている。循環動態が不安定な例や高齢者には0.5 μg/kg，不安軽減には1 μg/kg，鎮痛には1～2 μg/kgを2～3回に分けて1回1分以上かけて静注を行う。十分な鎮静を得るためには2～3 μg/kg以上の量が必要であるが，ミダゾラムなどを併用するとより少量で十分な鎮静が得られる。フェンタニルの効果発現は静注後1～2分で，モルヒネの5～20分より早いが，効果持続時間は30～60分

表1　各種薬物の健常成人の血行動態への影響

	MAP	HR	CO	SVR	静脈容量	CVD	CMRO$_2$
チオペンタール	↓	↑	↓	0/↑	↑	0	↓
プロポフォール	↓	↓/↑	↓	↓	↑	0	↓
ミダゾラム	0/↓	↓/↑	0/↓	0/↓	↑	0	↓
ケタミン	↑	↑	↑	↑	0	↑	↑
フェンタニル	0/↓	↓	0/↓	↓	↑	0	↓
ドロペリドール	↓	0/+	↓	↓	↑	0	↓
ベクロニウム	0	0/↓	0	0	0	0	0

MAP：mean arterial pressure, HR：heart rate, CO：cardiac output, SVR：systemic vascular resistance, CVD：cerebral vasodilatation, CMRO$_2$：cerebral O$_2$ consumption, ↓：decreased, ↑：increased, 0：unchanged
（Hamer M, Gibson EL, Vuononvirta R, et al. Inflammatory and hemostatic responses to repeated mental stress：individual stability and habituation over time. Brain Behav Immun 2006；20：456-9より改変引用）

で，モルヒネの2〜3時間より短い。作用時間の短い点は持続投与（0.5〜1.0μg/kg/hr）にて克服する方法を用いることも多い。両者ともに呼吸抑制と頭蓋内圧上昇作用があり注意が必要で，呼吸抑制や胸壁硬直（静注のスピードが速すぎると起きやすい）のリバースにはナロキソンを用いる。モルヒネは0.05〜0.2 mg/kgの静注が行われるが，呼吸抑制，頭蓋内圧上昇作用，ヒスタミン遊離による気管支攣縮や血圧低下作用に注意が必要であり，当科では初期治療では使用していない。

3）ケタミン（全身麻酔薬）

ケタミンはほかの鎮静薬と異なり，表1に示すように血圧が低下しにくく鎮痛作用も併せ持ち，外傷初期治療の鎮静・鎮痛に非常に使用しやすい薬物である[8]。ただし，モルヒネと同様に頭蓋内圧上昇作用があるため，頭部外傷合併時には使用しにくい。また心負荷を増し心筋抑制もあるので心機能の破綻を来しやすく，虚血性心疾患や高血圧を有する成人では使用しにくい。また分泌物が多くなる点にも注意が必要である。通常量では内臓痛には鎮痛作用はなく，四肢の処置や熱傷処置時に適しており，成人よりも小児外傷患者によく使用される。実際には1〜2 mg/kgを呼吸抑制や痙攣誘発に注意しながら1分以上かけて静注している。通常量投与では効果は30〜60分持続するとされるが，実際には15〜20分ごとくらいに0.5 mg/kgの追加が必要なことも多い。またケタミンは幻覚，激しい興奮などのemergence reactionを起こすことがあり，ミダゾラム少量（2〜5 mg）の併用により抑制されるとされるが，小児では成人のような抑制効果は認められていない[9]。ケタミンは呼吸や気道反射も維持され，また気管支拡張作用もあるので外傷患者の中でも特に口頸部の出血や気道損傷などの気道緊急時の鎮静・鎮痛に使用しやすい。留意すべきは喉頭痙攣誘発の可能性であるが，非常にまれで，最近では喉頭痙攣誘発について否定的な報告もある。

わが国でも外傷によく使用されていたが，麻薬指定を受け2007年1月より使用しにくく

なった。

4）チオペンタール・チアミラール（短時間作用性バルビタール）

不穏な頭部外傷患者に鎮静と頭蓋内圧低下作用を期待して使用されるが，頭部外傷患者の死亡率を改善するというエビデンスはいまだない。当科では経験的に頭部外傷患者のrapid sequence intubation（RSI）時，低体温療法（同様に予後を改善するというエビデンスはないが）時に3～5 mg/kgの静注または持続静注3～5 mg/kg/hrで使用している。ただしこの薬物は表1に示すように，心筋収縮力の低下と末梢静脈拡張による前負荷の減少に起因する著明な血圧降下作用がある。また呼吸数低下から換気量減少を主体とする呼吸抑制作用も著明で，呼吸循環が不安定な患者のRSI時にはフェンタニル（軽度の頭蓋内圧上昇作用はあるが）のほうが適当であると考えている。ほかの注意すべき点としては喉頭痙攣や気管支攣縮の誘発作用があり，喘息患者では使用しにくいことがあるが，大量投与では喉頭痙攣や気管支攣縮も抑制される。また鎮痛効果はなく疼痛の閾値も低下させるので単独使用の場合注意が必要である。

5）ベクロニウム・パンクロニウム（筋弛緩薬）

これら非脱分極性筋弛緩薬は，これまで集中治療室で人工呼吸維持が必要な場合によく使用されていたが，人工呼吸管理中にバッキングを起こしたくない外傷後仮性動脈瘤患者や心肺停止後・頭部外傷患者の低体温療法中のシバリング予防などを除いて，最近では使用しなくなった。初回量0.08～0.1 mg/kgを静注，必要に応じて0.02～0.04 mg/kgを追加投与するが，表1に示すように循環動態への影響がほとんどないベクロニウムを使用することが多い。パンクロニウムには交感神経心臓枝刺激と迷走神経遮断作用による頻脈，血圧上昇作用が認められる。

脱分極性筋弛緩薬サクシニルコリンは投与後30～60秒で線維束攣縮を起こすが，その時に胃食道逆流を来しやすい。当科ではあまり使用していないが，RSIにサクシニルコリンを用いる場合には誤嚥予防のため，defasciculationとしてベクロニウム0.01 mg/kgをサクシニルコリン（1.5 mg/kg）投与1～2分前に静注して繊維束攣縮を予防したほうがよい。

6）ミダゾラム・プロポフォール（鎮静薬）

初期治療中に鎮痛が得られれば鎮静などの不安緩和や感情的ストレス反応予防などの必要性は少なくなるが，不安感が強い場合や気管挿管が必要なときには，同時に鎮静も行っている。鎮静については主にドルミカム5～10 mg，プロポフォール1～3 mg/kgを使用し，適度な鎮静が得られるように追加投与（持続の場合同量を1時間で持続投与）している。特にプロポフォールはミダゾラムより半減期が短く，脳保護作用もより期待できるので頭部外傷合併患者にも使用しやすいが，血圧が低下しやすいので注意が必要である。ミダゾラムなどのベンゾジアゼピン系薬物の鎮静，呼吸抑制の解除にはフルマゼニルを初回0.2 mg，以降0.1 mg追加で使用する。

7）その他

ほかにはレミフェンタニル，デクスメデトミジン（a_2遮断薬）やNSAIDs（非ステロイド消炎鎮痛薬），イソフルランなどの吸入麻酔薬が，鎮静・鎮痛に使用されている。また少量のステロイドを併用すると鎮痛薬の量が減量できると報告されている[10]。慢性疼痛はa_2遮断薬であるクロニジンやフェントラミン，ケタミンやリドカインなどにより抑制される。

> **pit fall**
> - 高齢の外傷患者が痛みを訴えているとき，頻脈がないから循環は大丈夫と鎮痛薬を安易に投与していると遷延性の低血圧を招くことがある。
> - 鎮静・鎮痛により誤診や診断の遅れが生じる可能性も常に認識しながら，頻回の診察や検査を行わねばならない。
> - 小児では鎮痛が十分に行われないことが多い。
> - 鎮静・鎮痛薬によるアナフィラキシーショックを出血性ショックと誤診してしまうことがあるので，薬物投与時にアレルギーの既往を聞くように心がけ，アナフィラキシーの発生を常に心に留めておかねばならない。

症例　鎮静・鎮痛の実際

■症例1：四肢外傷（図2）

> 当科では上肢単独損傷の場合，損傷部位により腕神経叢ブロックなどで対応することも多いが，大腿など下肢損傷では鎮痛薬（ペンタゾシン，ブプレノルフィン）を全身投与することが多い。

40歳，女性。

事故により右大腿部切断，左股関節離断となったが，創部が汚染されていたため開放創として連日の洗浄処置を余儀なくされた。当初はあまり疼痛を訴えないようだったが，洞性頻脈は120/min程度で持続していた。そのため創傷処置時のみ，ミダゾラム5 mg，ケタミン40～60 mgを静注していたが，食欲もなかったのでフェンタニルの持続静注と自己調節鎮痛（patient-controlled analgesia：PCA）を開始した。持続ポンプは容量120 mLで，内訳はフェンタニル24 mL（12A：1.2 mg）＋ドロペリドール（嘔吐予防のため使用）2 mL（5 mg）＋生理食塩液94 mLを2 mL/hr（フェンタニルとして20 μg/hr），PCAポンプは全量40 mLで，フェンタニル16 mL（8A：0.8 mg）＋ドロペリドール1 mL（2.5 mg）＋生理食塩液23 mLを1 mL/beats（フェンタニルとして20 μg/beats）を使用した。それ以降は食欲の改善や気力の改善が認められ，幻肢痛の出現もなく，フェンタニル持続容量を徐々に減量し中止できた。

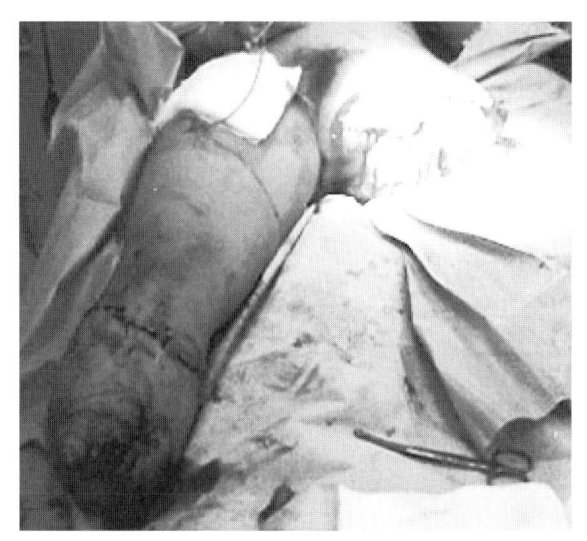

図2　四肢外傷

■症例2：頸部損傷（図3）

3歳，女児。体重15 kg。

ビール瓶を運んでいる途中転倒して割れたビール瓶で外頸動脈損傷。来院時は意識清明なるも元気なく泣いている状態。血圧70/50 mmHg，心拍数130/min。左頸部は開放創で出血あり，腫脹するも喘鳴なく呼吸困難も認めなかった。酸素をリザーバ付マスクで投与し，まずは創部を圧迫しながら点滴ルートを確保し，晶質液投与を開始した。血腫による気管圧迫を危惧したが，循環の改善後にRSIを行うこととした。ミダゾラムを希釈して1 mg静注後，ケタミン15 mg，続いて硫酸アトロピン0.3 mg，リドカイン20 mgを投与した。さらにベクロニウムを1.2 mg静注して，胃内容逆流予防のため輪状甲状軟骨圧迫（sellick maneuver）を開始，筋弛緩が得られたところで気管挿管を施行した。その後は血圧も90台に上昇したのでミダゾラム（3 mg/kg/hr）とベクロニウム（1.2 mg/kg/hr）の持続投与を行い，CTなどの検査後手術となった。この症例では気道は開通し換気も良好であったが，手も冷たく血圧も低下していたのでショック状態と考え，来院後まず20 mL/kgの輸液を行って循環の改善を図っている。この症例の気管挿管時，自発呼吸を残すか，RSIを行うべきかは異論のあるところかもしれないが，体動を抑えるため筋弛緩薬を使用した。小児のRSI時では，喉頭展開や挿管による副交感神経緊張が強いので，5歳以下では硫酸アトロピンを投与するようにしている。またこの症例ではケタミンも使用しているので，硫酸アトロピンの投与は気管分泌の抑制にも効果があったと考えられるが，ケタミン投与前に投与すればより効果的であったと考えられる。特に小児は気道が細いため，分泌物は容易に気道を閉塞させるものと認識する必要があり，これまでに報告されているケタミンによる喉頭攣縮も気道分泌物過多による上気道閉塞であった可能性も指摘されている。リドカインの静注は，頭部外傷や挿管の刺激による血圧上昇で出血を助長させたくない場合，あるいは喘息の既往があり気管チューブによる気管支攣縮誘発が懸念される時に行っている。挿管時の血圧上昇を抑えるに

図3 症例2

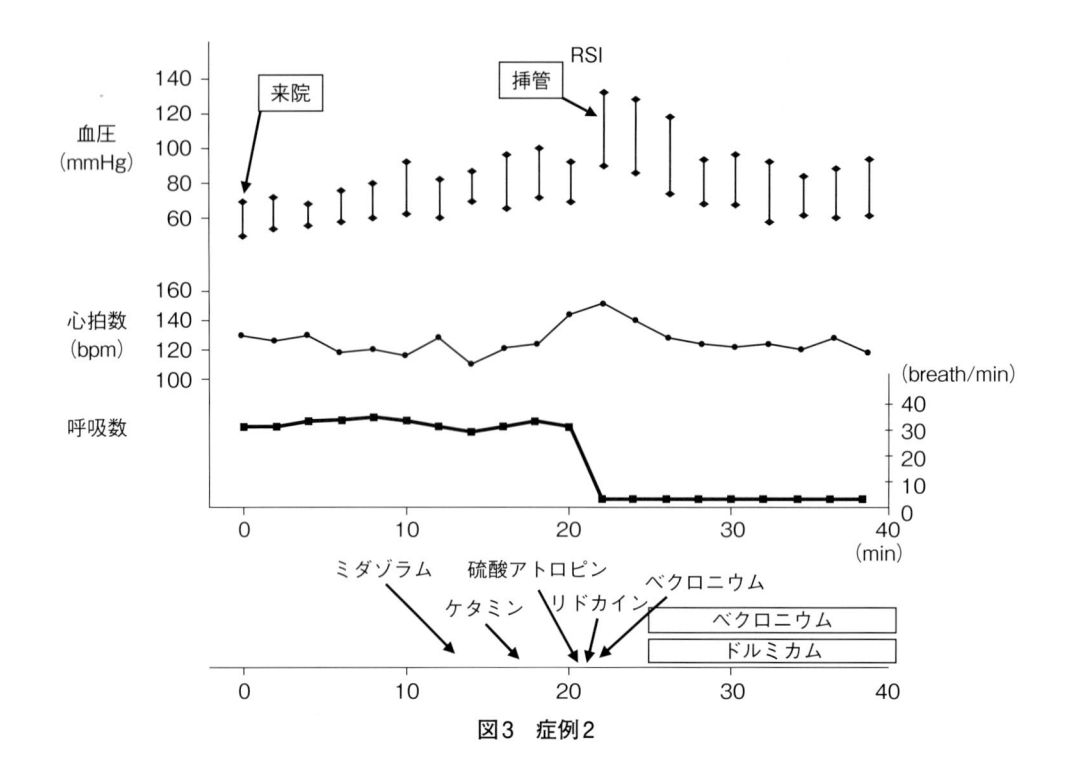

は、一般的にはケタミンよりフェンタニルのほうが適切であるが（ベクロニウムとフェンタニルの組み合わせは徐脈を誘発しやすいとされる）、血圧が不安定なときにはケタミンのほうが使用しやすい。小児外傷においては疼痛表を用いても鎮痛が不十分であったことが最近も報告されており[11]、十分な鎮痛を心がけなければいけない。

■症例3：胸部外傷

> 胸壁損傷を伴った肺挫傷や血気胸では気管挿管が実施されることが多いが、呼吸時の疼痛のため低換気となり、人工呼吸からの早期離脱が困難となることが多い。オピオイドで疼痛を完全に除去しようとすると、呼吸抑制や消化管機能低下などが問題となってくる。そこで硬膜外鎮痛を併用してオピオイドを減量すると、早期の人工呼吸器離脱、抜管、経腸栄養開始などが可能となり、深部静脈血栓の発生も減少するとされる。

57歳、男性。

工事用車両の下敷きになり、両側多発肋骨骨折、両側血気胸を受傷。人口呼吸管理2日目より硬膜外オピオイドを開始し、早期抜管を目指した。バルーンジェクター®300内に0.2%塩酸ロピバカイン水和物200 mL、生理食塩液100 mL、フェンタニル18 mL（9A：0.9 mg）、ドロペリドール3 mL（7.5 mg）を注入し、4 mL/hrで持続投与した。鎮静としてはプロポフォール100 mg/hrを持続静注した。しかしながら疼痛は持続し、ブプレノルフィン持続静注0.04 mg/hrも行い、入院10日目に抜管可能となった。その後も胸痛は持続し、低換気による無気肺も改善しないため、硬膜外オピオイドをより広範囲に効くモルヒネに変更し、よ

うやく疼痛は自制内となった．

　フェンタニルは脂質親和性のためカテーテル部位の脂肪や脊髄に結合しやすいが，モルヒネは脂質親和性が低く，脳脊髄液により広範囲に広がると考えられる．したがって鎮痛範囲は広くなるが，呼吸抑制などの副作用も強くなる．またモルヒネに少量のケタミンを追加して投与するとさらに鎮痛効果が優れると報告されている[12]．4 mL/hr程度では2～3椎体程度の広がりが期待できる程度と推察されるので，硬膜外カテーテルの位置や本数と注入量，注入薬物を考慮することで，よりよい鎮痛が得られると考えられる[13]．麻薬拮抗性鎮痛薬であるブプレノルフィンをフェンタニルなどの麻薬と同時に使用することは大量に使用する場合禁忌と考えられるが，一般量の場合かえって両者の投与量を減量できることが多い．

II 熱傷

1 熱傷患者の特徴

　当科に搬送されてくる熱傷患者はほとんどが重症熱傷患者である．熱傷重症度の定義はいくつかあるが，一般にBurn Indexで10～15以上の広範囲熱傷，気道熱傷を伴う熱傷を重症熱傷としている[14]．

　広範囲熱傷の主たる病態は，ショック期，ショック離脱期，感染期の3期に分けられる．まず受傷後24～48時間のショック期は，全身の血管透過性亢進による低容量性ショックの時期で，大量輸液によるショックの管理が必要である．次に全身の血管透過性が改善し，ショック離脱期に入る．この時期には大量輸液後の心不全や肺水腫の発生に注意が必要である．こののちに感染期と称される病期に入るが，この時期に生じる創部感染による敗血症（burn wound sepsis）を適切に管理することは予後の面から重要であり，感染管理のため一刻も早い創閉鎖が求められる．

　広範囲熱傷の場合，保存的加療だけでは上皮化による創閉鎖が通常期待できないため，デブリードマンと植皮術を行うが，創閉鎖までに数回の手術を要することも多い．手術時期は，焼痂範囲が明確となる受傷後1週間以降に行われる晩期植皮術よりも，受傷後2～7日に行われる早期植皮術や受傷後48時間以内に行われる超早期植皮術[15]が，感染管理の面からも一般的である．

2 重症熱傷に対する鎮静・鎮痛の概要 (表2)

　受傷直後には熱傷創部の痛みに加えて，死への恐怖などから患者は興奮状態にあり疼痛管理も重要であるが，初療時には呼吸循環管理が最優先されなければならない．呼吸・循環管理のため，気管挿管や各種カテーテル類の挿入が必要となる．また，熱傷受傷直後の急性期に特有の処置として，焼痂切開がある．焼痂切開は，胸部の広範囲Ⅲ度熱傷によって胸郭の

表2 重症熱傷に対する鎮静・鎮痛のまとめ

・ICU管理中
　→ミダゾラム or プロポフォール，フェンタニルの持続投与
・術後創部痛
　→フェンタニルの持続投与，PCAも考慮
・安静時の創部痛
　→NSAIDs内服
・処置時の創部痛
　→ペンタゾシン，ケタミン（鎮静薬併用を考慮），フェンタニルの静注
その他：＊非固着性ガーゼなどを用いた熱傷創の被覆
　　　　＊創処置を短時間に行うこと

コンプライアンスが低下し，肺胞低換気から呼吸状態が悪化する患者，または四肢全周性のⅢ度熱傷による内圧上昇から四肢の末梢循環が悪化する症例に対して行われる。通常，切開する焼痂はⅢ度熱傷で，切開を加えても痛みを訴えることはないが，良好な圧の解除のためには皮下脂肪織や筋膜の切開を必要とすることもあるため，適切な鎮静・鎮痛が必要である。このような場合の鎮静・鎮痛は，スムーズな処置を可能とするばかりでなく，結果として疼痛管理，精神的不安の除去も行うことにもなる。

初療終了後にICU入院となり，ショック期，ショック離脱期を順に迎えることになる。またこのころから初回手術が行われていくことになり，術後の鎮静・鎮痛が必要となる。この時期は主として通常のICU管理で用いられる鎮静薬としてプロポフォール（1〜3 mg/kg）やミダゾラム（0.1〜0.2 mg/kg）の持続投与，鎮痛薬としてはフェンタニルの持続投与が用いられる。これらの鎮静・鎮痛管理で通常は問題ないが，鎮静が深くなると腸管蠕動が抑制され，早期の経腸栄養が困難となり，無気肺や呼吸器感染症の頻度が高くなることに留意しておく必要がある。

ショック離脱期を終え，感染期に入り，数回のデブリードマン，植皮術を終えるころにはICU管理を必要としなくなる。また早期の社会復帰を目指すためにリハビリテーションを本格的に開始しなければならない。この時期には安静時の創部痛，創処置，リハビリ時の疼痛やこれらに伴う精神的苦痛をケアしていかなければならない。長期間にわたる治療を要するため，疼痛管理は容易ではない。

創部の感染管理や治癒促進のために，頻繁の創部の洗浄，ガーゼ交換，温浴療法が行われる。通常の外科手術後の疼痛は日を追うごとに軽快していくのが一般的であるが，広範囲熱傷の場合は自家移植や同種皮膚移植を行ったとしてもすべての創が閉鎖するまでには長期間を要し，また広範囲であるためその痛みはかなり強い。日々のこうした処置は精神的な苦痛を伴う。例えば，臀部会陰部の熱傷患者では排便のたびに創部の洗浄が行われるため，食事をすることを拒否する例もある。創処置において，熱傷創に固着したガーゼを剥がす際に，患者は特に強い痛みを訴える。最近では非固着性のガーゼや創傷被覆材が販売されており，これらを用いてwet dressingすることで痛みを軽減することも可能である。創処置の際に

は最大限の鎮痛効果が得られるように鎮痛薬を使用するが，非ステロイド性抗炎症薬（non-steroidal anti-inflammatory drugs：NSAIDs）の内服薬や坐剤では処置時に最大の鎮痛効果を期待できないためほぼ無効である。NSAIDsは通常，非処置時の鎮痛のために疼痛管理のベースとして使用するのが一般的である。処置時に最大の効果を期待できるのは主として注射薬である。ペンタゾシンやケタミンの筋注，静注が当施設では一般的であり，ジアゼパムなどの鎮静薬を併用することもある。しかしこれらの薬物には鎮静作用があるため，呼吸循環管理に注意しながら処置を行わなければならない。また最大限の鎮静・鎮痛効果を得ようとすると，処置後も鎮静状態が遷延し，摂食やリハビリテーションが困難となる。結果的に低栄養状態が遷延し，リハビリが進まず，創閉鎖や社会復帰の遅れにつながることがあり注意を要する。

海外では熱傷時の鎮静・鎮痛には麻薬が第一選択薬となっている[16]。なかでもフェンタニルは鎮痛効果，作用時間の面からも最適である。Linnemanら[17]は，初回の熱傷交換には0.7〜38.0μg/kgのフェンタニルが必要であったと報告している。また，術後の疼痛管理においてその有用性が報告されているPCAも，熱傷領域での疼痛管理に有用と考えられる[18]。さらに，鼻腔粘膜へのフェンタニルの投与もガーゼ交換時の疼痛管理においてその有用性が検討されている[19,20]。

小児の場合，この創処置に伴う疼痛や精神的苦痛，不安への対策は成人よりさらに重要である[21]。連日行われる創処置は大きな恐怖であり，また精神的な拠り所である母親との隔離を余儀なくされる状況は，成人には想像できないくらい精神的に不安であろう。こうした状況は人格形成にも少なくない影響を与えうる。1〜4歳の小児熱傷患者において，すでにPTSDによると思われる症状が認められることも報告されている[22]。このため，小児の熱傷患者に対しては，鎮静薬や抗不安薬の投与も考慮しなければならない[23]。小児の熱傷患者の鎮痛に対しては，ケタミン（1〜2mg iv）の有用性が報告されている[24]。しかし，ケタミンの副作用である幻覚がさらに熱傷交換の拒否につながる可能性も念頭におかなければならない。幻覚には鎮静薬の併用が有用と考えられるが[25]，この場合は気道・呼吸管理に留意しなければならない。

一方，高齢熱傷患者の疼痛管理に関する研究は少ない。Honariら[26]の報告によれば，高齢になるほど鎮痛薬の投与量が減少するという。高齢者では痛みに関して鈍感になっていくと考えられがちであるが，いくつかの研究はこうした考え方には否定的である。高齢者は訴えが少ない傾向にあり，また創処置中のバイタルサインの変動も少ないことから，これらの熱傷患者の疼痛，鎮痛の評価が不十分にならないようにしなければならない。

熱傷の創処置においては，薬物を用いた十分な鎮静・鎮痛が重要であるが，なによりも処置を手際よく行い，短時間で終了させるように日々努めることが肝要である。処置に必要な器具やガーゼ，軟膏類をしっかりと準備し，処置に慣れたスタッフで行う。処置に要する時間は患者ごとに異なるが，同一患者であれば創治癒と処置の慣れから，日々その時間は短縮されていくはずである。

pit fall

- 熱傷患者の疼痛対策として用いる鎮静薬，鎮痛薬による呼吸循環の抑制に気がつかずに処置を行い続けてしまうことがないようにしなければならない。
- 熱傷患者の疼痛，鎮痛の評価は不十分になりやすい。特に人工呼吸管理中の患者，高齢者や小児ではその評価が難しい。
- 痛みをとる最大限の努力が必要であるが，処置後も鎮静されたままとなり，食事ができなくなり，リハビリテーションが行えなくなることは，社会復帰の遅れにつながる。
- 小児の熱傷患者に対する鎮静・鎮痛が不十分な場合，日々の処置がスムーズに行えなくなるだけでなく，患児の人格形成への悪影響や外傷後ストレス障害（posttraumatic stress disorder：PTSD）などの精神症状への発現につながる。

症例　鎮静・鎮痛の実際

■症例4（図4）

69歳，男性。

　畑で廃材を燃やしているときに着衣に引火し，両下肢，臀部に熱傷を負う。来院時の所見から16％の熱傷（Ⅲ度10％，Burn Index 13）と診断，受傷後4日目にデブリードマン，植皮術を施行した。術後の鎮痛はフェンタニルの持続投与（500 μg/day）を行った。術後初回のガーゼ交換は術後3日目に施行。処置中に疼痛が強くなり，フェンタニルの追加投与を要した。術後6日目にフェンタニルの持続投与を中止し，ロキソプロフェンナトリウム

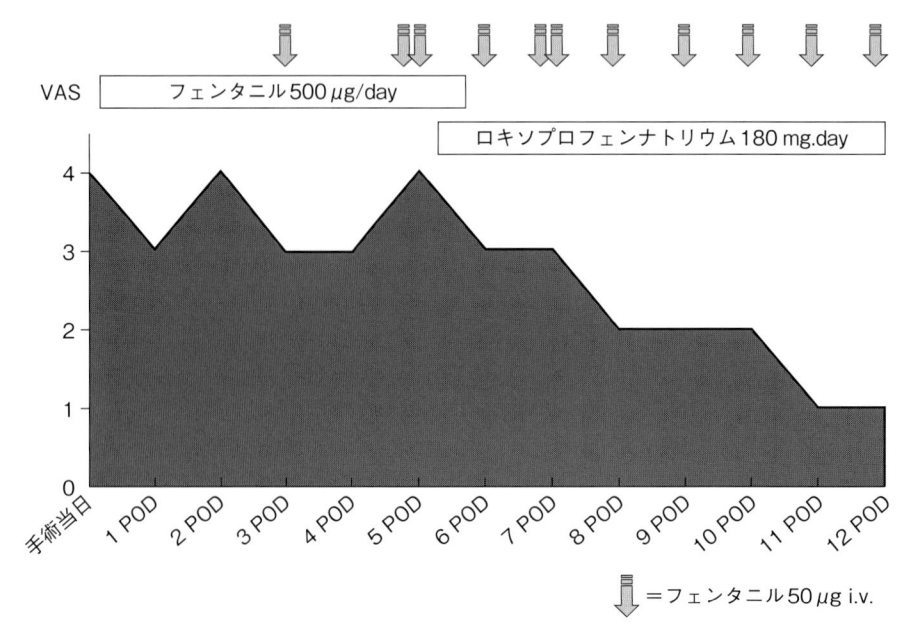

図4　熱傷

180 mg/dayの内服を開始。処置前にはフェンタニル50 µgの静注を行った。疼痛の評価はVisual Analogue Scale（VAS）を用いた。術直後はVASで3～4であったが，術後8日目以降は1～2程度と良好な鎮痛が得られた。

おわりに

　頭部外傷時やICUにおける鎮静・鎮痛については他項を参照していただきたい。強調しておきたいことは，外傷初期の患者はバイタルが不安定なので，鎮静・鎮痛時にはバイタルへの薬物の影響を考慮することが重要である点である。またこれらの薬物の扱いや気道管理に習熟している麻酔科医も，今後欧州のように外傷初期治療に積極的に参加することが望まれる。

　一方，熱傷の疼痛管理には創処置，瘢痕性ケロイドや拘縮に伴う疼痛に加えて，創部の醜形による精神的苦痛，社会復帰への不安にも配慮しなければならない。医師のみならず，看護師，理学療法士，ソーシャルワーカーなどコメディカルも参画した総合的な対応が求められる。

【文　献】

1) Choiniere M, Melzack R, Girard N, et al. Comparisons between patients' and nurses' assessment of pain and medication efficacy in severe burn injuries. Pain 1990；40：143-52.
2) Hedderich R, Ness TJ. Analgesia for trauma and burns. Crit Care Clin 1999；15：167-84.
3) Wyatt J, Beard D, Gray A, et al. The time of death after trauma. BMJ 1995；310：1502.
4) Sibbald WJ. Shockingly complex：the difficult road to introducing new ideas to critical care. Crit Care 2004；8：419-21.
5) Rosenberg AD, Grande CM, Bernstein RL. Pain management and regional anesthesia in trauma. London：WB Saunders；2000.
6) Bach S, Noreng MF, Tjellden NU. Phantom limb pain in amputees during the first 12 months following limb amputation, after preoperative lumbar epidural blockade. Pain 1988；33：297-301.
7) Hamer M, Gibson EL, Vuononvirta R, et al. Inflammatory and hemostatic responses to repeated mental stress：individual stability and habituation over time. Brain Behav Immun 2006；20：456-9.
8) Françoise Boutot M, Joël Cléro MD, Paul Merckx, MD, et al. Prehospital Anaesthesia and Analgesia. Trauma Care J 2004；Summer：102-7.
9) Wathen JE, Roback MG, Mackenzie T, et al. Does midazolam alter the clinical effects of intravenous ketamine sedation in children? A double-blind, randomized, controlled, emergency department trial. Ann Emerg Med 2000；36：579-88.
10) Salerno A, Hermann R. Efficacy and safety of steroid use for postoperative pain relief. Update and review of the medical literature. J Bone Joint Surg Am 2006；88：1361-72.
11) Rogovik AL, Rostami M, Hussain S, et al. Physician pain reminder as an intervention to enhance analgesia for extremity and clavicle injuries in pediatric emergency. J Pain 2007；8：26-32.
12) Sen S, Aydin ON, Aydin K. Beneficial effect of low-dose ketamine addition to epidural administration of morphine-bupivacaine mixture for cancer pain in two cases. Pain Med 2006；7：166-9.

13) Howell P, Davies W, Wrigley M, et al. Comparison of four local extradural anaesthetic solutions for elective caesarean section. Br J Anaesth 1990 ; 65 : 648-53.
14) 木所昭夫. 診断と重症度判定, 治療施設の選定. 救急医学 2003 ; 27 : 7-11.
15) 斎藤大蔵, 岡田芳明. 超早期手術と術後管理. 救急医学 2003 ; 27 : 70-1.
16) Ashburn MA. Burn pain : the management of procedure-related pain. J Burn Care Rehabil 1995 ; 16 : 365-71.
17) Linneman PK, Terry BE, Burd RS. The efficacy and safety of fentanyl for the management of severe procedural pain in patients with burn injuries. J Burn Care Rehabil 2000 ; 21 : 519-22.
18) Prakash S, Fatima T, Pawar M. Patient-controlled analgesia with fentanyl for burn dressing changes. Anesth Analg 2004 ; 99 : 552-5.
19) Borland ML, Bergesio R, Pascoe EM, et al. Intranasal fentanyl is an equivalent analgesic to oral morphine in paediatric burn patients for dressing changes : a randomized double blind crossover study. Burns 2005 ; 31 : 831-7.
20) Finn J, Wright J, Fong J, et al. A randomized crossover trial of patient controlled intranasal fentanyl and oral morphine for procedural wound care in adult patients with burns. Burns 2004 ; 30 : 262-8.
21) 陳 貴史, 島本 実, 川井 真ほか. 小児熱傷患者の創処置における疼痛対策の重要性. 熱傷 2005 ; 31 : 32-7.
22) Stoddard FJ, Ronfeldt H, Kagan J, et al. Young burned children : the course of acute stress and physiological and behavioral responses. Am J Psychiatry 2006 ; 163 : 1084-90.
23) Stoddard FJ, Sheridan RL, Saxe GN, et al. Treatment of pain in acutely burned children. J Burn Care Rehabil 2002 ; 23 : 135-56.
24) Owens VF, Palmieri TL, Comroe CM, et al. Ketamine : a safe and effective agent for painful procedures in the pediatric burn patient. J Burn Care Res 2006 ; 27 : 211-6.
25) 塚原悦子. ケタラール麻酔のPitfall. 治療 1999 ; 81 : 2557-63.
26) Honari S, Patterson DR, Gibbons J, et al. Comparison of pain control medication in three age groups of elderly patients. J Burn Care Rehabil 1997 ; 18 : 500-4.

(西尾　健治, 福島　英賢)

5. 小児の人工呼吸中の鎮痛・鎮静・筋弛緩

> **Key Point**
> - 人工呼吸中の小児患者では，鎮静とともに鎮痛を行うことが重要である．
> - 人工呼吸中の小児患者が興奮しているときには，鎮静を行う前に，興奮の原因への対処を試みることが重要である．
> - 想定される人工呼吸の期間に応じて，鎮静や鎮痛の薬物を選択する．短期の人工呼吸では短作用時間性の鎮痛・鎮静薬を経静脈的に投与することが多いが，長期の人工呼吸を行う場合は長作用時間性の薬物への変更を行う．
> - 筋弛緩は，特殊な状況以外は使用を控える．使用する際は，その副作用や弊害に注意する．
> - 小児のせん妄の評価とその対応は，今後の課題である．

はじめに

　小児患者では，成人と同様，適切な鎮痛と鎮静を受ける権利がある．成人で集中治療管理を受ける患者の鎮痛と鎮静，筋弛緩についてのガイドラインが示されている[1)2)]のは比較的知られているが，小児に対しても集中治療を受ける患者の鎮痛と鎮静のガイドラインがある[3)]．小児患者に対して，人工呼吸中の鎮痛・鎮静を考えるうえでは，本稿と合わせてこれらも参照されたい．

1　小児重症患者の特徴

　人工呼吸など集中治療を受ける小児患者においては，不安が増大する要素が多い．例えば，重症な疾患に罹患していることによる不安，あるいは，治療のために家族から隔離される不安などがそれである．それらの不安を軽減させるために鎮静が必要となることがある．また，術後の患者では手術に伴う疼痛，人工呼吸を受ける患者では気管チューブの刺激自体に痛みを伴うことがあり，これらは鎮痛の対象となる．鎮痛・鎮静・筋弛緩の中で，最優先に考慮されるべきは鎮痛であり，その次に鎮静，筋弛緩の順となる．

　小児において鎮痛・鎮静を論ずるときに，患者の快適さを保証する以外に，安全に医療を行うために鎮静を行うという側面も考慮されるべきである．小児患者，特に年少患者では，医療従事者と言語でコミュニケーションをとることが困難であり，鎮痛や鎮静のレベルを評価することが難しい．一方で，不意な興奮や覚醒による事故抜管（気管チューブが予定のタイミング以外で抜去されること）を避けるために，過鎮静になりやすいことも小児医療の特

徴である．鎮痛・鎮静・筋弛緩は，本来，患者が快適に集中治療の環境で過ごすために使用されるべきことであるが，医療を提供する側から考えると安全に医療を提供する義務があり，小児患者では意識下鎮静がなかなか困難であるという実際的な側面から，医療の安全性を患者の快適さよりも優先させるべきことが現実にありうる．

薬物としては，多くの鎮痛・鎮静薬があるが，ここでは，著者らが頻用している薬物（塩酸モルヒネ，ミダゾラム，デクスメデトミジン，ジアゼパム，フェノバルビタール）を中心に，どのように使用しているかを述べる．

pit fall

人工呼吸中の鎮静においては，患者が興奮している理由を明確にする必要がある．気管内分泌物の増加によって換気のメカニクスに変化が生じているのであれば，鎮静を行う以前に気管吸引を行う必要がある．また，高二酸化炭素血症の結果として人工呼吸との同調性に不都合が生じているのであれば，鎮静の以前に，人工呼吸条件を再設定する必要がある．

2 鎮静・鎮痛の概要

1）鎮痛

術後の人工呼吸のみならず，気管挿管を伴う人工呼吸においては，特に急性期では痛みを伴うと考えるのが妥当である．そのために，鎮痛を積極的に考慮する．手術の麻酔の際に硬膜外カテーテルが留置されている症例においては，硬膜外からの局所麻酔薬や麻薬の投与を積極的に考えるのがよい．また，処置や手技の鎮痛においては，局所麻酔などの浸潤麻酔も使用する．

小児の人工呼吸中の鎮痛では，一般に麻薬を経静脈的に投与することが多い[3]．われわれは，塩酸モルヒネを2 mg/kg/day（約0.08 mg/kg/hr）で持続投与している．目標とする鎮痛が得られているかどうかにより，投与量を増減する．塩酸モルヒネを主に使用している理由は，使用経験が豊富であることと，長期使用する際に作用時間の特徴からフェンタニルに比べて離脱症状が少ないといわれていることによる．また，麻薬の特徴として，鎮痛効果に加えて鎮静効果もある．

2）鎮静

小児患者では，患者本人がどのような理由で気管挿管をされ人工呼吸をされているのかを理解することが困難なことが多く，また，前述のその他の理由により鎮静が必要となることがある．

鎮静を行う際に，人工呼吸期間が数日以内の短時間を想定しているのか，それとも1週間を越えるような長期間を想定しているのかを考えて，鎮静薬を選択する．短期間の人工呼吸

であれば，静脈投与ができる鎮痛・鎮静薬を用いる。一方，長期間の人工呼吸に対しては，人工呼吸開始時は静脈投与ができる薬物を用いることが多いが，人工呼吸管理が長期化する場合には長作用時間性の薬物に変更し，経腸管や経直腸（肛門）的に投与する方法も検討する。また，短作用時間性の薬物を1週間以上使用すると，離脱症状が出現することがある[3〜5]ため，1週間を越えて鎮痛・鎮静が必要な場合は，長作用時間性の薬物に変更することが必要となる。

具体的には，人工呼吸開始初期の鎮静としては，上記の鎮痛薬として用いる塩酸モルヒネに加え，ミダゾラムの持続静注を行う[3]。投与量は，2 mg/kg/day（約0.08 mg/kg/hr）で開始し，必要に応じて増減させる。プロポフォールの小児での人工呼吸時の鎮静としてのルーチン使用は，死亡を含む有害事象が報告されているため，推奨されていない[3]。

術後患者で，24時間以内の人工呼吸が予定されている患者では，デクスメデトミジンを使用することも多くなっている。われわれは，この薬物の投与量として0.6 μg/kg/hrを標準としている。海外では一般的な1 μg/kg程度の投与開始時のローディングはルーチンには行っていないが，増量が必要と判断されるときには，0.9 μg/kg程度を10分かけて投与したのちに，0.9 μg/kg/hrまで増量可能としている。デクスメデトミジンでは，患者の突然の興奮に対して，ボーラスで対応することができない。そのレスキューとして，ミダゾラムなどの薬物を併用することが必要となる。

人工呼吸管理が1週間以上の長期に及ぶことが予想される場合には，長作用時間性の薬物に変更するとともに，その投与経路を静脈から経腸あるいは経直腸的に変更する[3]。具体的には，ベンゾジアゼピンとしては，ミダゾラムからジアゼパムに変更する。また，ジアゼパムの鎮静効果を増強させる目的で，フェノバルビタールを加えたりすることがある。ジアゼパムは1〜2 mg/kg/day，フェノバルビタールは5〜10 mg/kg/day程度で使用することが多い。これらの薬物は，経腸的だけでなく，経直腸的に（坐剤で）投与できるのも特徴である。これらの薬物により，低血圧などの血行動態の変化が予想される場合は，1回の投与量を減らし投与回数を増やすなどの対応をすることがある。

pit fall

成人では，過度の鎮静が人工呼吸期間を延長させたり，死亡率を上昇させうることが示唆されており，毎日1回鎮静を中断することにより過度の鎮静を避ける試みが行われている[6,7]。小児では，特に年少児では，意思の疎通を図ることが困難なことが多く，臨床の現場では鎮静の中断を毎日行うことが困難なことが多いものの，過度の鎮静を避けようという意識を持つことは重要である。

3）筋弛緩

筋弛緩は，可能なかぎり行わないことが重要である。やむをえず使用する病態は次のようなものである。

① 血行動態が不安定で，体動などによる酸素消費量の増大を避けるため。
② 肺高血圧症などで，pHが容易に変化しないようにするため。
③ 頭部外傷などの頭蓋内圧亢進症に対して，換気が不安定になることによる頭蓋内圧の亢進を避けるため。
④ 低体温療法を導入する際に，シバリングにより過度の酸素消費が生ずることを避けるため。
⑤ 人工呼吸の気道内圧が高いときに，ファイティングなどで経肺胞圧が過度に高くなることによる気胸や気縦隔を予防するため。

やむをえず筋弛緩を使用せざるをえない場合でも，筋弛緩の合併症・弊害には常に気をつける必要がある。例えば，筋弛緩により自発呼吸が消失することにより，背側の無気肺をもたらすことが多い。また，痙攣を見逃す可能性や，神経学的所見としては瞳孔の所見以外は得られないことにも留意する必要がある。

腎不全や肝不全がある場合に，筋弛緩を長期的に使用すると，代謝産物により筋弛緩効果が持続する（筋弛緩薬の投与を中止しても筋弛緩効果が持続する）ことがある。また，ステロイド製剤を内科的な治療目的で使用しているときに筋弛緩薬を用いると，ミオパシーが発生し，そのために長期的に筋力低下を来すことも報告されている。

4）せん妄

年長の小児患者では，成人患者と同様に，せん妄が起こりうると考えるのがよい。せん妄の存在は，死亡率を上昇させる[8]とされ，積極的な治療の対象となる。年少小児のせん妄の存在を評価することは困難である。これは，今後の課題である。

おわりに

小児患者においては，人工呼吸中の鎮静・鎮痛の問題は，古くて新しい問題である。現在使用可能な薬物の特徴を理解したうえで，安全に，かつ合併症を最小限にとどめる工夫を行い，小児患者にも快適に人工呼吸管理が行えるようにするのが今後の課題である。

【文 献】

1) Jacobi J, Fraser GL, Coursin DB, et al. Clinical practice guidelines for the sustained use of sedatives and analgesics in the critically ill adult. Crit Care Med 2002；30：119-41.
2) Murray MJ, Cowen J, DeBlock H, et al. Clinical practice guidelines for sustained neuromuscular blockade in the adult critically ill patient. Crit Care Med 2002；30：142-56.
3) Playfor S, Jenkins I, Boyles C, et al. Consensus guidelines on sedation and analgesia in critically ill children. Intensive Care Med 2006；32：1125-36.
4) van Engelen BG, Gimbrere JS, Booy LH. Benzodiazepine withdrawal reaction in two children following discontinuation of sedation with midazolam. Ann Pharmacother 1993. 27：579-81.
5) Fonsmark L, Rasmussen YH, Carl P. Occurrence of withdrawal in critically ill sedated children. Crit Care Med 1999；27：196-9.

6) Kress JP, Pohlman AS, O'Connor MF, et al. Daily interruption of sedative infusions in critically ill patients undergoing mechanical ventilation. N Engl J Med 2000 ; 342 : 1471-77.
7) Girard TD, Kress J, Fuchs B, et al. Efficacy and safety of a paired sedation and ventilator weaning protocol for mechanically ventilated patients in intensive care, a randomised controlled trial. Lancet 2008 ; 371 : 126-34.
8) Ely EW, Shintani A, Truman B, et al. Delirium as a predictor of mortality in mechanically ventilated patients in the ICU. JAMA 2004 ; 291 : 1753-62.

〔中川　聡〕

6. 肝機能障害および腎機能障害の影響

> **Key Point**
> - 肝機能障害，腎機能障害は，鎮静薬や鎮痛薬の薬物動態に影響を及ぼす。
> - 鎮痛薬はフェンタニルの持続投与が一般的であるが，肝・腎機能障害時には適応外のレミフェンタニルの使用も考慮する。
> - 人工呼吸中の鎮静には，2％プロポフォールが有利なことが多い。
> - プロポフォールにデクスメデトミジンを併用すると，過度の脂肪負荷や血圧低下を緩和できる。
> - 抜管後の鎮静にはデクスメデトミジンが最適である。抜管後も急性血液浄化法などの濃厚な治療が行われる臓器不全患者には，デクスメデトミジンの長期投与も必要になることがある。

はじめに

　クリティカルケアの対象患者の多くは，肝機能障害や腎機能障害を合併する。肝・腎機能は，鎮静薬，鎮痛薬の薬物動態や薬力学に大きな影響を及ぼす。その要因の第1は，鎮静・鎮痛薬の多くが肝で代謝され，代謝物が腎で排泄されることにある。第2に，鎮静・鎮痛薬の多くは肝が合成するアルブミンなどの蛋白に高率に結合し，非結合型のみが薬理作用を表すため，これらの血漿蛋白濃度の低下は，血漿総薬物濃度当たりの薬理作用を増強する結果となる。本稿では，肝機能障害や腎機能障害が鎮静・鎮痛に及ぼす影響と，これらの症例に適した薬物投与法について概説する。

1 肝機能障害および腎機能障害の薬物動態への影響

1）モルヒネ

　モルヒネは主に肝で代謝されるが，重度の肝硬変患者でも代謝半減期の延長は2倍程度にとどまる[1]。モルヒネは蛋白結合率が20％台と比較的低いので，活性型の非蛋白結合体の比率は血漿蛋白濃度に影響されにくく，他の鎮静薬や鎮痛薬のように低蛋白血症による効果の増強は少ない。また肝機能障害患者における分布容積も健常者と変わらないので，肝機能障害によるモルヒネの薬物動態への影響は少ない[2]。一方，腎から排泄される代謝産物（morphine-6-glucuronide）は，モルヒネの13倍のμ受容体作動性を持つうえ，脳脊髄液からの排泄が遅い[3]。したがって，腎機能低下症例では，代謝産物の排泄が遅れて脳内濃度が高く

維持され効果が遷延するので，モルヒネの投与量を減らす必要がある。

2）フェンタニル

フェンタニルは主に肝で代謝される．肝を通過するフェンタニルのほぼ全量が，N-脱アルキル化または水酸化反応によって代謝される．フェンタニルは強い脂溶性のため分布容積が大きいので，短時間投与の麻酔では再分配による血中濃度の低下が主体で，肝血流減少による効果の遷延は相対的に意義が小さいが，クリティカルケア領域での長期投与では，肝障害による肝血流減少を考慮して投与量を減らす必要がある．フェンタニルの蛋白結合率は80％程度と高いが，α_1-acid glycoproteinなど多種の蛋白と結合するので，低アルブミン血症の影響は少ない．代謝物の多くは腎から排泄され，腎機能低下時には体内に蓄積するが，フェンタニルの代謝物にはモルヒネと異なり強いオピオイド活性がないので，効果の遷延を考慮する必要がない．

3）レミフェンタニル

レミフェンタニルの蛋白結合率は70％程度で，血液脳関門を容易に通過し，脳内濃度の上昇も速い．レミフェンタニルは血液や組織に含まれる非特異的エステラーゼにより急速に分解されるので，血中半減期は肝・腎機能にほとんど依存せず，投与期間にも影響されずに一定である．レミフェンタニルの主な代謝産物であるレミフェンタニル酸は腎から排泄されるので，腎機能障害患者では蓄積するが，レミフェンタニル酸はほとんど薬理活性を持たないので，臨床的な問題にはならない．また，重症慢性肝障害患者でも，レミフェンタニルの薬物動態は健常者と同等である[4]．レミフェンタニルの薬物動態は個人差も小さく，投与中および投与後の血中濃度の推定が容易なので，肝機能障害や腎機能障害時でも長期投与に適している．

4）プロポフォール

プロポフォールは主に肝で代謝され，代謝産物は腎から排泄されるが，肝機能障害や腎機能障害時でも鎮静効果が遷延することはまれである[5]．腎機能障害に関しては，プロポフォールの代謝産物が非活性であり，腎からの排泄が遅れて体内に蓄積しても鎮静作用を示さないからである．プロポフォールは脂溶性で分布容積がきわめて大きいため，数日間の長期投与後でも，投与中止後直後に末梢組織への再分配により脳内濃度や血中濃度は速やかに低下する．肝機能障害によりプロポフォールの代謝が遅れても，低い血中濃度での消失速度が遅くなるのみで，多くの場合は鎮静作用の遷延として症状に現れないと説明できる．ただし，高濃度で長期投与した場合や，鎮静作用を増強する薬物を併用した場合には，肝機能障害患者では鎮静の遷延が起こる危険性が高くなる．

5）ミダゾラム

ミダゾラムは蛋白結合率が高く，血中のおよそ96％がアルブミンと結合している．蛋白

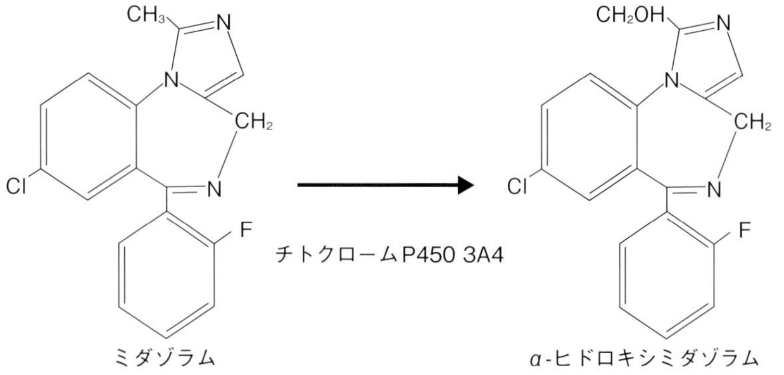

図1 ミダゾラムの代謝

ミダゾラムはチトクローム P450 3A4により α ヒドロキシミダゾラムに代謝される．プロポフォール，ジルチアゼム，ベラパミル，シメチジンなどの存在でチトクローム P450 3A4の反応速度は低下する．

に結合していないミダゾラムのみが薬理活性を示すので，低アルブミン血症では非結合型の血中アルブミン濃度が上昇し，薬理効果が増強する。肝を通過するミダゾラムは，ほぼ完全に分解代謝されるので，ミダゾラムの代謝排泄速度は肝血流量および肝機能に依存する。肝機能障害時にはミダゾラムの排泄速度が遅くなるので，長期投与した場合は大量のミダゾラムが体内に蓄積し，血中濃度半減期が24時間を超えることもまれではない。ミダゾラムはチトクローム P450系酵素で α-ヒドロキシミダゾラムに代謝されるが，この酵素系を競合するプロポフォール，ジルチアゼム，ベラパミル，シメチジンなどの薬物を併用するとミダゾラムの代謝が遅れる（図1）。α-ヒドロキシミダゾラムは，ミダゾラムの1/10の活性を持ち，腎から排泄される。腎機能が正常な場合はα-ヒドロキシミダゾラムの血中半減期は1時間程度であるが，腎機能障害時には排泄が遅れ，鎮静遷延の原因となる[6]。ミダゾラム投与終了後も意識障害が遷延する場合には，フルマゼニルの投与によってミダゾラムの効果遷延の有無を鑑別できる。

6）デクスメデトミジン

デクスメデトミジンは肝でチトクローム P450により代謝されグルクロン酸抱合されるが，肝障害の程度によりクリアランスは41〜68%減少する[7]。代謝産物は非活性であり，大部分は尿中に排泄される。肝機能障害では投与量を減らす必要があるが，腎機能障害では健常者と同等の投与速度でよい[8]。

2 鎮静・鎮痛の概要

1）肝機能障害

通常使用量で肝毒性を持つ鎮静・鎮痛薬はないので，この点で肝機能障害患者に避けるべき薬物はないが，プロポフォールの溶媒である脂質の過量投与は敬遠されるので，2%製剤

の選択が望ましい．肝機能障害では多くの薬物の代謝が遅延して効果が遷延するので，投与量の調節が必要となるが，肝に依存せず非特異的エステラーゼで速やかに分解されるレミフェンタニルは，もっとも適した鎮痛薬である．わが国では，レミフェンタニルはクリティカルケア領域での鎮痛に適応を取得していないが，適応外使用も検討に値しよう．

鎮静薬としては，効果が遷延するミダゾラムは避けたほうがよい．肝機能障害患者においてはデクスメデトミジンを基本薬とし，鎮静効果が不十分な場合は2％プロポフォールを少量追加する方法を推奨する．

2）腎機能障害

大部分の鎮静・鎮痛薬は肝で代謝され，腎は代謝産物の排泄に関与するが，腎機能を悪化させる代謝産物は知られていないので，腎毒性の点から避けるべき薬物はない．デクスメデトミジンは腎保護作用の有無は明らかではないが，腎血流を増加させることにより，血清クレアチニン濃度を低下させ尿量を増やす作用がある[9]．

腎機能障害により効果が遷延するのは，腎から排泄される代謝産物に薬理活性があるモルヒネとミダゾラムである．これらの薬物は，腎機能障害患者では効果の遷延を考慮して投与量を調整する．プロポフォールは他の薬物に比べて大量の注射液が必要となるので，投与水分量の制限が必要な症例では使用しにくい．このような場合は2％プロポフォール製剤を使用することが望ましい．腎不全症例で血液浄化法を施行する場合は，蛋白非結合型の薬物が除去されるが，モルヒネ以外の鎮静・鎮痛薬は血中ではいずれも高率に蛋白と結合しているので，血液浄化法による血中濃度の低下を考慮する必要はない．腎機能障害患者では鎮痛薬としてフェンタニルの持続投与を推奨するが，レミフェンタニルが使用可能であれば調節性は格段に向上する．鎮静薬としては，肝機能障害時と同様に，デクスメデトミジンを基本薬とし，鎮静効果が不十分な場合は2％プロポフォールを少量追加する方法を推奨する．

pit fall

- プロポフォール製剤は脂肪乳剤であり，1％，2％製剤ともプロポフォール1 mLを投与するごとに0.1 gの脂質が負荷される．栄養源としての脂質投与量は50 g/day以内であるが，肝障害時には脂質の処理能力が低下するのでプロポフォール投与量も500 mL/day以内とし，長期投与時には血清中性脂肪濃度の監視が必要である．長期投与では急性耐性によってプロポフォール必要量が増加するので，2％製剤の使用が望ましい．
- 肝障害や腎障害ではミダゾラムなどベンゾジアゼピン系薬物の効果が遷延し，フルマゼニルによる拮抗が必要となることがまれではない．フルマゼニル投与時には，ベンゾジアゼピン系薬物の退薬症状（興奮，血圧上昇，頻脈など）や，心筋酸素需要の増大，不整脈，痙攣が誘発される危険性を念頭に置く必要がある．

表1 ICU入室時の血液検査

BUN 114 mg/dL, Cre 9.9 mg/dL
GOT 812 IU/mL, GPT 622 IU/mL, LDH 2176 IU/mL
WBC 22800/μL, Plt 15.8/μL, CRP 34.8 mg/mL
PT 15.4 sec（69％）, FDP-DD 3.0 μg/mL, AT 65％

症例　鎮静・鎮痛の実際

59歳，男性。身長167 cm，体重60 kg。

糖尿病性腎症により維持透析を受けているが，腸間膜静脈血栓症による下行結腸壊死から穿孔を来し，汎発性腹膜炎を併発した。緊急結腸摘出術後，セプティックショックの状態でICUに入室した。入室時の血液検査（表1）で，肝障害と急性DICを呈していた。

図2-AにICU入室から気管チューブ抜管までの鎮静，鎮痛薬投与の経過を示す。ICU入室直後から重症セプシスと腎不全に対し，ポリミキシン固定化カラムを用いた直接血液灌流法（PMX-DHP）と持続的血液濾過透析（continuous hemodiafiltration：CHDF）を施行した。血液浄化法を安定して施行するために，鎮静はRichmond Agitation-Sedation Scale（RASS）−3〜−4の深めの鎮静深度を目標とした。フェンタニル50 μg/hrを持続投与して十分な鎮痛効果を得たうえで，プロポフォールにて催眠作用を得ることとした。肝機能障害を併発していたため2％プロポフォールを使用，100 mg/hrで投与を開始し，脂質負荷を0.5 g/hrに削減した。その後プロポフォールを120 mg/hrまで増量したが，鎮静深度が目標よりも浅くなった。プロポフォールのさらなる増量は脂肪負荷ばかりでなく血圧低下を来す危険性があったため，第2病日9時よりデクスメデトミジンを併用した。プロポフォール投与下にデクスメデトミジンを併用すると鎮静は相乗的に深くなるのに対して，プロポフォールで拡張した血管をデクスメデトミジンの$α_{2B}$作用で収縮させるので，血圧を維持することができる[10]。プロポフォールとデクスメデトミジンの併用後，適切な鎮静深度と循環動態を維持することができた。第3病日午後よりフェンタニルの投与速度を25 μg/hrに減じ，人工呼吸器からの離脱を開始した。第4病日にデクスメデトミジン15 μg/hrの投与を継続したままフェンタニル投与を中止し，プロポフォールを漸減してRASS−1まで鎮静を浅くし，気管チューブを抜管した。

人工呼吸器離脱後の経過を図2-Bに示す。抜管後の鎮静は昼間はRASS 0または−1を目標とし，夜間はRASS−2程度まで鎮静を深くして十分な睡眠を確保することを目標とした。しかし，抜管後にRASS＋1の軽度の興奮を示してCHDFの運転が不安定となったので，デクスメデトミジンを15 μg/hrから40 μg/hrまで増量し，フェンタニルも25 μg/hrで再開することによってRASS−2まで鎮静され，良好な睡眠が得られた。第5病日の昼間にデクスメデトミジン投与を中断したところ，長期臥床による腰痛を訴え，RASS 0〜＋1となったためフェンタニルを増量し，夜間はデクスメデトミジンを40 μg/hrまで投与して睡眠を確

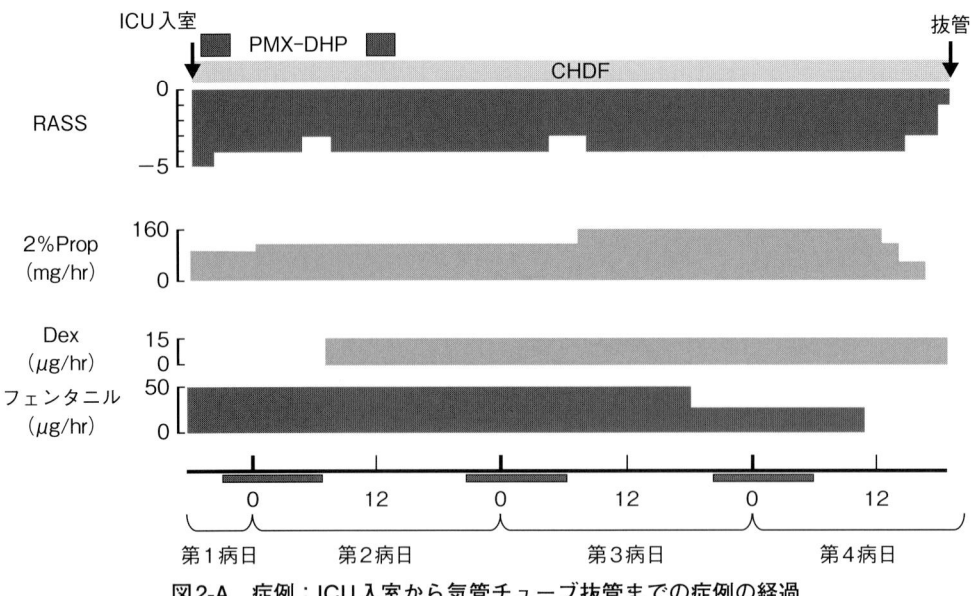

図2-A 症例：ICU入室から気管チューブ抜管までの症例の経過

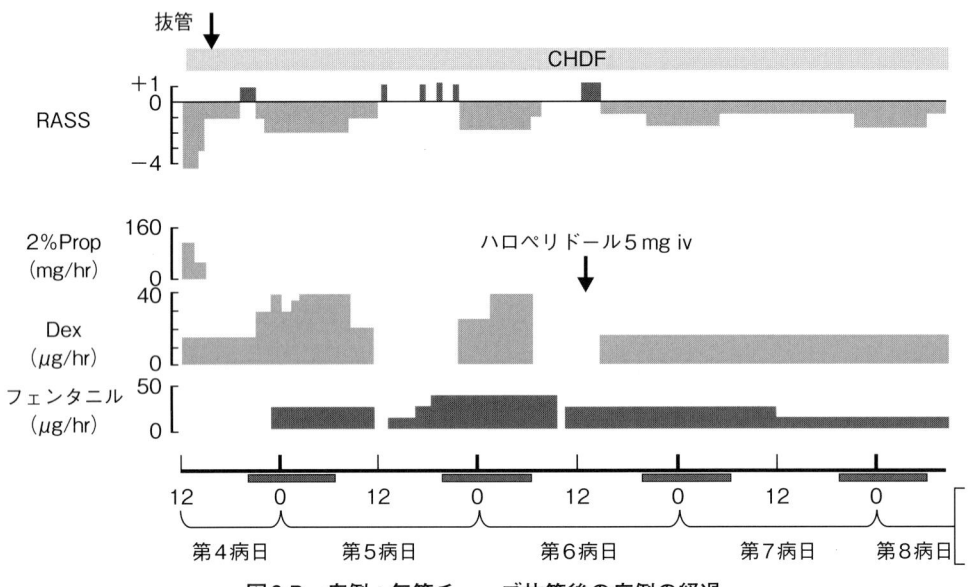

図2-B 症例：気管チューブ抜管後の症例の経過
PMX-DHP：ポリミキシンカラムによる直接血液吸着療法
CHDF：持続的血液濾過透析
RASS：Richmond Agitation-Sedation Scale
Prop：プロポフォール
Dex：デクスメデトミジン

保した．第6病日朝，デクスメデトミジンを中断して覚醒させたところ，正午過ぎにモニターの同期音やアラーム音が気になると訴え，不安や幻覚を自覚しせん妄を呈したため，ハロペリドール5 mgを投与し，デクスメデトミジン15 μg/hrを再開して第8病日のICU退室まで持続投与した．フェンタニルは25 μg/hrから12.5 μg/hrまで減量して持続投与した．その結果，第6病日以降，せん妄を示すことなく良好な精神状態で治療を行うことができた．

本症例は，フェンタニルの投与速度を調節することにより適切な鎮痛を維持し，人工呼吸中は2％プロポフォールとデクスメデトミジンを併用することにより過度の脂肪負荷や血圧低下を来すことなく，深い鎮静を維持することができた。抜管後は，フェンタニル鎮痛下にデクスメデトミジンを長期使用することによりせん妄を早期に治療し，CHDFを安定して施行することができた。

おわりに

　肝機能障害や腎機能障害時には薬物動態への影響を理解して，合併する病態にも配慮しつつ，鎮静薬や鎮痛薬を選択して投与量を調節する必要がある。十分な鎮痛は，質の良い鎮静の前提条件である。現在はフェンタニルが一般的であるが，肝・腎機能障害例には適応外とはいえレミフェンタニルの選択も考慮されるべきである。肝障害患者の鎮静にはミダゾラムは使用しにくく，2％プロポフォール製剤が有利である。1％と2％のプロポフォール製剤を一つの部署に併存することは薬品管理上も不利であり，肝障害時に限らず，クリティカルケア領域では2％製剤に統一することが現実的であろう。抜管後の鎮静にはデクスメデトミジンが最適である。気道が確保されていない重症患者が，苦痛なく治療を受けられる状態を維持するために，デクスメデトミジンはきわめて有効である。24時間以内という投与期間の制限は，近日中に緩和され，長期投与が保険診療で認められる見込みである。

【文　献】

1) Hasselström J, Eriksson S, Persson A, et al. The metabolism and bioavailability of morphine in patients with severe liver cirrhosis. Br J Clin Pharmacol 1990 ; 29 : 289-97.
2) Säwe J, Odar-Cederlöf I. Kinetics of morphine in patients with renal failure. Eur J Clin Pharmacol 1987 ; 32 : 377-82.
3) D'Honneur G, Gilton A, Sandouk P, et al. Plasma and cerebrospinal fluid concentrations of morphine and morphine glucuronides after oral morphine. The influence of renal failure. Anesthesiology 1994 ; 81 : 87-93.
4) Battershill AJ, Keating GM. Remifentanil : a review of its analgesic and sedative use in the intensive care unit. Drugs 2006 ; 66 : 365-85.
5) Mirenda J, Broyles G. Propofol as used for sedation in the ICU. Chest 1995 ; 108 : 539-48.
6) Shafer A. Complications of sedation with midazolam in the intensive care unit and a comparison with other sedative regimens. Crit Care Med 1998 ; 26 : 947-56.
7) Maze M, Scarfini C, Cavaliere F. New agents for sedation in the intensive care unit. Crit Care Clin 2001 ; 17 : 881-97.
8) Szumita PM, Baroletti SA, Anger KE, et al. Sedation and analgesia in the intensive care unit : evaluating the role of dexmedetomidine. Am J Health-Syst Pharm 2007 ; 64 : 37-44.
9) Frumento RJ, Logginidou HG, Wahlander S, et al. Dexmedetomidine infusion is associated with enhanced renal function after thoracic surgery. J Clin Anesth 2006 ; 18 : 422-6.
10) Talke P, Lobo E, Brown R. Systemically administered alpha2-agonist-induced peripheral vasoconstriction in humans. Anesthesiology 2003 ; 99 : 65-70.

（土井　松幸）

7. 敗血症患者の鎮静と鎮痛

Key Point
- 敗血症症例では，呼吸状態や腎機能の悪化から人工呼吸管理や血液浄化を要する場合があり，これらを安全に施行するためには鎮静・鎮痛が必要となる。
- そのような場合，循環動態が不安定であったり，肝機能障害を併発していることが多く，通常の鎮静・鎮痛法では全身状態をさらに悪化させてしまうおそれもある。
- 各症例に応じた鎮静レベルを定め，投与薬物の内容や量を慎重に検討しながら，全身状態に悪影響を与えない「十分にして適切な」鎮静・鎮痛を施行することが肝要である。

はじめに

　敗血症は感染とそれによる全身性の反応と定義され[1]，特に重症敗血症（感染に起因する二次的な急性臓器不全）および敗血症性ショック（fluid resuscitationによっても回復しない低血圧を伴う重症敗血症）は，毎年世界中で数百万人が罹患し，現在でもその25％以上が死に至る健康管理上の重大な問題であり，その発生率は増加しつつある。循環動態や呼吸機能が障害された重症敗血症・敗血症性ショック症例では，疼痛や不安などによる交感神経の緊張そのものが予後に悪影響を及ぼす可能性も高い。このような患者では，適切な鎮静・鎮痛が不可欠となるが，その反面，鎮静薬・鎮痛薬や筋弛緩薬の過量投与がかえって呼吸機能や循環動態の不安定を招き，結果的に人工呼吸期間やICU滞在日数の延長につながることもあり，薬物の選択，投与量および投与期間に慎重さが求められる。

　2004年にSurviving Sepsis Campaign Guidelinesが発表され，2008年にはその改訂版が公表された[2]。このガイドラインは現在の敗血症治療の世界標準とされており，敗血症に対する各治療法をエビデンスの質が高い（Grade A），中等（Grade B），低い（Grade C）および非常に低い（Grade D）に分類し，さらに推奨度を強い（Grade 1）と弱い（Grade 2）に分類している。このガイドラインには敗血症患者に対する鎮静に関しても記載されている。敗血症症例における鎮静は，循環・呼吸・代謝・栄養管理と並び非常に重要であり，不十分な鎮静は患者に苦痛を与えるばかりでなく，呼吸循環動態に悪影響を及ぼし治療の遷延を招くおそれすらある。本稿では自験例も踏まえて敗血症患者における鎮静・鎮痛について解説する。

1 敗血症患者の特徴

　敗血症では，その原因となる感染巣から細菌や真菌などの病原微生物が血液中に流入し，細菌や真菌それ自体やその産生毒素であるエンドトキシン，エキソトキシンなどの外因性物質によって，発熱，悪寒・戦慄，頻脈，頻呼吸，白血球増多などの臨床症状を呈し，感染巣に対し適切な処置が行われない場合には，急性腎不全，呼吸不全，播種性血管内凝固症候群などに基づく多臓器不全に陥り不幸な転帰をたどることとなる。

　すべての敗血症患者には中枢神経系の変化がみられる。感冒などのほんの些細な感染症でも正常な睡眠-覚醒パターンが障害されたり，倦怠感・無気力といった意識の変化が生じることを思い起こせば当然と考えられる。The Veterans Administration System Sepsis Cooperative Study Groupの報告[3]では，研究対象群の23%に混乱・興奮・傾眠といった「急性の精神状態の変化」が認められ，このような「急性の精神状態の変化」がみられた症例で敗血症による死亡率が高かった。

　敗血症が意識レベルに影響するメカニズムとしてはいくつかの要因が考えられる。敗血症で生じる体温変化は，上昇・下降を問わず神経細胞膜の生化学的変化によると思われる意識状態の変化を引き起こす[4]。敗血症でみられる正常なホメオスタシスの極度の障害・血管内皮の統合性障害や脳灌流圧障害の原因として，多発性微小血栓とそれによる梗塞が考えられる[5)～7)]。

　サイトカインは敗血症時の全身反応の中心的役割をなすと考えられている。サイトカインの中でもtumor necrosis factor (TNF)-αは敗血症による全身反応のfirst mediatorとしての役割を果たしている。このサイトカインは種々の細胞で産生されるが，特にエンドトキシンへの反応により循環血液中の単球や組織中のマクロファージにより多く作られ，ほかの炎症性サイトカイン〔特にインターロイキン (interleukin：IL)-1や-6〕を誘導する。TNF-αとIL-1は徐波睡眠を増強する[8]。また，IL-1は正常睡眠の制御因子であり[9]，敗血症により発症する脳症のmediatorと考えられている。

　敗血症では，その他のホルモン系変化もみられる。視床下部-脳下垂体-副腎のホルモン影響を受ける日内変動はIL-1とβエンドルフィン（睡眠のコントロールに関してはIL-1と相反する効果を有すると考えられる）と関連し，敗血症ではこの日内変動が著明に障害される。また，正常人では，睡眠はバゾプレシンによって調節されている[10]が，敗血症関連物質であるエンドトキシンの投与によりバゾプレシンの血中濃度は副腎皮質ホルモンと平行して上昇し，正常な睡眠が障害されると考えられる。敗血症における脳症に一酸化窒素 (nitric oxide：NO) の関与を示唆する報告もある[11]がこれに関しての詳細はいまだ不確定である。

　敗血症後の神経筋障害は，集中治療管理を遷延させ死亡率を増加させる[12]。この神経筋障害は，ミオパシー，筋弛緩薬使用あるいは過度の鎮静薬使用による広範な筋萎縮，およびニューロパシーに分類できる。"重症疾患ニューロパシー"にみられる病理学的所見は，炎症性変化を伴わない運動神経と感覚神経の初期の軸索変性であり，敗血症や多臓器不全症例

の70％に認められる[13]。このような症例では，極度の筋力低下を認め，肺機能が回復しても呼吸筋機能低下により人工呼吸器からの離脱が非常に困難な場合がある。

敗血症における肝合併症でもっとも多くみられるのはうっ滞型黄疸である。また，無結石性胆嚢炎もごくまれにみられる。こうした状況の原因は不明であるが，イレウスのような薬物効果やオピオイド鎮痛薬による胆道内圧の上昇，および長期にわたる中心静脈栄養などが原因となりうる。より早期からの持続的な経口栄養施行や非経口栄養と消化管血流に影響を与える補助循環の使用回避が敗血症による死亡率の低下をもたらすとの報告もみられる[14]。

2 鎮静・鎮痛の概要

1) 鎮静・鎮痛の方法

集中治療室における鎮静・鎮痛の目的は，外科手術などによる創や挿入された管類に対する疼痛の軽減，昼夜を問わない処置・ケアや体動制限による精神的苦痛の除去，生命維持管理装置（経皮的心肺補助装置，血液透析回路など）の逸脱事故防止などが挙げられる。敗血症症例においてもその目的はほぼ同様と考えられる。

Surviving Sepsis Campaign Guidelines 2008[2] では，敗血症における鎮静，鎮痛および神経筋遮断に関して以下のように記述されている。

① 重症敗血症を有する人工呼吸患者において鎮静が必要な場合，あらかじめ鎮静目標を定めた鎮静プロトコールを推奨する（Grade 1B）。
② 予定したエンドポイント（鎮痛スケールなど）を目標に，人工呼吸管理を要する敗血症症例に対して鎮痛薬の間欠的ボーラス投与または持続投与を行うこと，持続投与の場合，覚醒のための投与中断や減量を毎日行うこと，さらに，必要であれば投与量再評価（retitration）を行うことを推奨する（Grade 1B）。
③ 神経筋遮断薬中断後にその効果が持続するリスクがあるので，可能であれば敗血症症例への神経筋遮断薬投与を避けることを推奨する。神経筋遮断薬を継続しなければならない場合，必要であればボーラス投与あるいは神経筋遮断の程度を4連刺激法（train-of-four monitoring）によってモニターしながら持続投与を行うべきである（Grade 1B）。

①の根拠として，特に敗血症患者にかぎって研究されたわけではないが，Brookら[15] は内科的ICU内で人工呼吸器を要する患者を対象にしたランダム化比較試験において，鎮静プロトコール使用により人工呼吸期間と入院期間の短縮および気管切開率の低下をもたらしたと報告している。

②に関して，重症患者への鎮痛薬投与に関する間欠的投与と持続投与の比較検討が報告されている。人工呼吸患者を対象にした観察研究において，鎮静薬を持続投与した場合，人工呼吸期間，ICU在室期間および入院期間のいずれも有意に延長した[16]。さらに，鎮静薬投与を1日のサイクルとして昼夜のonとoffに基づいたきめ細やかな調節により，人工呼吸期間とICU滞在期間の短縮を期待できると強調されている[17]。

③に関して，神経筋遮断の持続が死亡率や合併症発症率を低下させるというエビデンスは

表1 Ramsay Sedation Scale

Level 1	不安・不穏・興奮状態
Level 2	静穏・協力的・見当識あり
Level 3	うとうとしているが命令に従うことができる
Level 4	眠っているが大声や眉間叩打に素早く反応する
Level 5	眠っており大声や眉間叩打に緩慢に反応する
Level 6	眠っており刺激に反応しない

表2 Richmond Agitation-Sedation Scale (RASS)

スコア	状態	説明
＋4	危険な興奮状態	明らかに好戦的な，暴力的な，スタッフに対する差し迫った危険
＋3	高度不穏状態	チューブ類・カテーテル類を自己抜去
＋2	不穏状態	頻繁な非意図的な運動，人工呼吸器と不同調
＋1	落ち着きのない状態	不安で絶えずそわそわしているが動きは攻撃的でも活発でもない
0	覚醒しており平穏	
－1	傾眠状態	完全に清明はないが呼びかけに10秒以上の開眼およびアイコンタクト可能
－2	軽い鎮静状態	呼びかけに10秒未満のアイコンタクトで応答
－3	中等度鎮静状態	呼びかけに動きまたは開眼で応答するがアイコンタクトなし
－4	深い鎮静状態	呼びかけに無反応だが身体刺激で動きまたは開眼
－5	昏睡身体	刺激に反応しない

得られていないが，筋弛緩薬の使用とミオパシーやニューロパシーとの関連性が集中治療患者を対象とした研究で示唆されている[18]。十分な鎮痛・鎮静薬を投与しても危険な多動を防止できない場合を除いては，筋弛緩薬を使用しないことが望ましい。神経モニタリングがICU環境において，筋弛緩薬からの離脱の促進に有効であったという報告もみられる[19]。

　鎮静を行う際には鎮静の度合いを示すスケールが用いられる。これまでに多くの主観的鎮静スケールが報告されている〔Ramsay Sedation Scale[20]，Motor Activity Assessment Scale[21]，Vancouver Interaction and Calmness Scale[22]，Richmond Agitation-Sedation Scale[23]など〕が，現在ほかのどれよりも優れた鎮静スケールは確立されていない。上述した中で臨床的に汎用されているのは，その簡便さからRamsay Sedation Scaleであり（表1），鎮静にあたってはLevel 3～4を目標とするが，不穏状態に対してはLevel 5で管理せざるを得ない場合もある。また，Ramsay Sedation Scaleにはアジテーションを詳細に評価できないという欠点があるのに対し，Richmond Agitation-Sedation Scale（RASS）（表2）はRamsay Sedation Scaleの1（不安・不穏・興奮状態）を中心として鎮静が深まるほどマイナスに，興奮度が高まるほどプラスに評価し，アジテーションを含めて高い信頼度と評価されている。

　われわれは独自の睡眠・覚醒スコア（表3）および見当識障害度・体動異常スコアを考案し（表4），集中治療部入室患者に対して試用し鎮静レベル評価やせん妄の発生予防に努め

表3 睡眠・覚醒障害スコア

他覚的
夜間睡眠度（20時～8時）
　＋＋＋　全くの不眠
　＋＋　　浅眠，たやすく覚醒する
　＋　　　一時覚醒してもすぐ眠れる
　0　　　良眠

昼間覚醒度（8時～20時）
　＋＋＋　刺激しても眠ってしまう
　＋＋　　うとうとしていることが多い
　＋　　　ぼんやりしている
　0　　　ほぼ覚醒

自覚的
睡眠不満度（8時）
　＋＋＋　眠れなくてつらい
　＋＋　　眠れなかったがつらくはない
　＋　　　眠れたがもっと眠りたい
　0　　　良く眠れた

表4 見当識障害度・体動異常スコア

見当識障害
　＋＋＋　強い見当識障害，説明しても理解できない
　　　　　不穏強い場合も含む，会話成立しない
　＋＋　　見当識障害あり，説明すると理解できるがすぐに間違える，会話にならないときもある
　＋　　　一時的な見当識障害あり，会話成立
　0　　　見当識障害なし

体動異常
　＋＋＋　薬物・抑制を必要とする体動あり，説明・抑制しても体動続く
　＋＋　　落ち着きのない体動
　　　　　目を離すときは抑制必要
　＋　　　正常とはいえないが危険動作なし
　0　　　正常

てきた。本スコアはせん妄出現予測に有用であり（2日以上不眠を訴える患者はのちにせん妄に陥る可能性が高い），また，使用した鎮静・鎮痛薬名・投与量・使用回数および本スコアによる効果の記録が次回の鎮静・鎮痛薬投与の指針として用いることができた。

　上述したスコアリングを用いた評価は，簡便であり臨床現場で用いやすいが，刺激に対する反応に基づいてスコアリングするために評価のたびに鎮静中の患者を覚醒させてしまうという不具合がある[24]。これに対し，客観的評価法の一つに脳波解析法を用いたBispectral Index（BIS）がある。BISは，脳波から計算した指数により麻酔深度を0（平坦脳波）から100（完全覚醒）まで表現するものである[25]。集中治療分野でも広く使われているが，筋電図活動がBISに影響し意識レベルを過剰評価する可能性がある。しかし，BISはこれまで主観的判断に頼るしかなかった鎮静レベルを客観的に評価できる可能性を有したシステムであり，今後のさらなる技術改良が期待されている。ほかの客観的評価方法として心拍変動

（heart rate variability：HRV）解析がある。中川ら[26]は自験例に基づいてHRV解析法が今後ICUにおける鎮静・鎮痛の客観的評価法として応用できる可能性を報告している。

2）主な薬物の注意点

a.プロポフォール

プロポフォールは作用発現と覚醒が早く，鎮静深度の調節が簡便であり，さらに抗痙攣作用や制吐作用をも有するなどの長所をもつことから，集中治療患者の鎮静薬として汎用されている。その薬理作用は，中枢神経のGABA受容体に作用してClチャンネルを活性化することにより抑制性シナプス伝達を増強することによると考えられている。低血圧や徐脈の危険があるため左心機能低下症例や不安定な循環動態を呈する症例では注意を要する。また，低酸素および高二酸化炭素による頸動脈小体の反応はいずれも抑制されるため呼吸抑制を呈する。喉咽頭反射も抑制するため気管挿管の鎮静には有効である。代謝は大部分が肝臓でグルクロン酸あるいは硫酸抱合を受け腎臓より排泄される。その代謝産物は活性を持たないため腎機能低下例でも投与量は影響されない。

プロポフォールは脂肪溶剤であり，生理的な外因性脂質であるカイロミクロンと同様にトリグリセリドの含有率が高く，過剰投与や長期投与による高トリグリセリド血症に注意が必要である[27]。

プロポフォールを大量・長期投与された患者において，まれに心不全，致死的不整脈，横紋筋融解症，代謝性アシドーシス，高カリウム血症などの臨床症状を突然発症することを特徴とした症候群がみられ，propofol infusion syndrome（PRIS）と呼ばれている。PRISはいったん発症すると致命的となりうる。1992年イギリスで呼吸器感染症による呼吸不全で人工呼吸中にプロポフォールで鎮静された小児5名の死亡症例が報告され，現在ほとんどの国で集中治療分野でのプロポフォールの小児への使用は禁忌とされている。PRISは小児・成人に限らずプロポフォールの大量・長期投与症例では起こりうる致死的病態であるため，3 mg/kg/hrを超える用量を要する場合には，ほかの薬物の併用ないし切り替えを考慮すべきである[24]。

最近，治療域濃度のプロポフォールが，lipopolysaccharideにより活性化されたマクロファージにおけるTNF-α，IL-1β，IL-6およびNOの生合成を抑制することから抗炎症および抗酸化作用を有するとの報告[28]もあり，この観点からするとプロポフォールは敗血症症例の鎮静には有益かもしれない。

b.ベンゾジアゼピン

■ミダゾラム

ミダゾラムは，ベンゾジアゼピンの中で脂溶性がもっとも高く，作用発現ももっとも早く，作用持続時間ももっとも短いという特性を有するため，主に短期鎮静に用いられる。通常，0.03～0.06 mg/kgを初回投与後，維持量として0.03～0.06 mg/kg/hrの持続静注を行う。24時間以上の持続投与が行われた場合，投与中止後も鎮静効果が遷延することがある。こ

の要因として，①中枢神経系への薬物蓄積，②特に腎不全患者における活性代謝物であるヒドロキシミダゾラムの蓄積，③肝機能障害，④ミダゾラム代謝に関与するシトクロムP450のほかの薬物による阻害などが考えられる。多臓器障害を呈しやすい敗血症症例にミダゾラムを使用する場合は，過量投与に留意し鎮静レベルの慎重な評価などの注意が必要である。

■ジアゼパム

ジアゼパムは反復投与による過剰鎮静のリスクがある。これは，ジアゼパム自体やその代謝産物（oxazepamやdesmethyldiazepam）の蓄積により鎮静効果が遷延するためである。したがって，ジアゼパムの持続投与は避けるべきと考えられる。

c. デクスメデトミジン

デクスメデトミジンは選択性の高い交感神経a_2受容体の刺激薬で，鎮静，抗不安，軽度鎮静，交感神経系遮断作用を生じる。わが国では2004年に認可され臨床使用が可能となった。ボーラス投与後数分で鎮静が得られ，作用持続時間は10分以内と短時間作用型であるため通常は持続静注する。初期負荷量1.0μg/kgを10分間で投与したのち，0.2〜0.7μg/kg/hrを維持投与量とする。この使用量では通常呼吸抑制はほとんど認められない。鎮静中でも軽い刺激で容易に覚醒し，鎮静中の脳波が自然睡眠に近くせん妄の発生率が低いなどの特徴がある[24]。抗不安作用もベンゾジアゼピンに匹敵し，ほかの薬物との併用により鎮静薬の減量が可能である。

デクスメデトミジンの副作用には低血圧（30%）や徐脈（8%）がある[29]。高度の心ブロックを有する症例では重度の徐脈を呈する場合もある。徐脈は通常デクスメデトミジンの減量あるいは中止で対処できるが，循環動態が不安定な敗血症症例に用いる場合には投与量や投与速度に注意が必要である。

d. ハロペリドール

ハロペリドールは中枢神経系のドパミン受容体を遮断することにより鎮静や抗精神病作用を生じる。心肺機能抑制作用はほとんどないため集中治療分野では比較的使いやすい。せん妄状態を落ち着かせるにも有効である。0.5〜1.0 mgを静脈内投与後10〜20分で鎮静効果が発現する。血中半減期は約14時間でその効果は数時間持続する。

本薬物でもっとも懸念される副作用は悪性症候群（高体温，高度の筋硬直，横紋筋融解を呈する症候群）とtorsades de pointesである。QT延長やtorsades de pointesの既往のある症例にはハロペリドールを使用すべきではない。

e. 麻薬類

麻薬は鎮静作用と鎮痛作用を併せもつ。呼吸抑制が強い。集中治療分野で汎用される麻薬はフェンタニルとモルヒネである。

■フェンタニル

フェンタニルはモルヒネの約100倍の鎮痛作用を有する。フェンタニルは脂溶性が高く頻

繁投与により体内に蓄積されることがある．また，肝臓で代謝されるために肝機能障害を有する症例では作用時間の延長がみられる場合がある．

■モルヒネ

モルヒネはフェンタニルと比較して水溶性が強く，そのため中枢神経系への移行と作用発現に時間を要する（静注の場合，最大効果発現に15分かかる）．血中モルヒネの20～40%はアルブミンと結合して肝臓で代謝される．代謝産物の一部は活性を持つため腎不全患者では作用が延長する場合がある．また，血管拡張作用があり血圧低下を招くことがある．

f. 敗血症症例における筋弛緩薬投与の適応

上述したごとく，Surviving Sepsis Campaign Guidelines 2008では「可能であれば敗血症症例への筋弛緩薬投与を避けることを推奨する」としている．敗血症症例における筋弛緩薬投与の適応としては，気管挿管の補助，シバリング予防，検査・侵襲的処置・移動などの際の不動化，人工呼吸中の不穏に対する処置などが挙げられる．小竹ら[30]は，バッキングによる圧外傷の予防，呼吸筋由来のCO_2産生量抑制，low tidal volume ventilationの円滑な実施，人工呼吸器関連肺障害の発生予防を目的とした重症呼吸不全の際の自発呼吸抑制，脳保護を目的とした低体温療法の際のシバリング防止，大動脈内バルーンパンピング（intraaortic balloon pumping：IABP）や経皮的心肺補助（percutaneous cardiopulmonary support：PCPS）施行下でのカテーテル事故抜去予防などの場合に限定して筋弛緩薬を用いていると報告している．実際，このような目的で1日程度筋弛緩薬を使用せざるをえない場合がある．

当施設では，敗血症症例に対しては，循環動態に注意しながらプロポフォールを用いた鎮静を基本としている．しかしながら，プロポフォールには鎮痛作用がないため，適宜鎮痛薬の併用を行い患者の苦痛の緩和に努めている．

pit fall

重症症例であればあるほど，鎮静薬・鎮痛薬にかぎらずあらゆる薬物の選択とその投与方法について慎重さが求められる．薬物が体内に入ると吸収→分布→代謝→排泄の過程を経るが，敗血症によって多臓器不全に陥っている症例では，この各過程で多様な変化が起こり，これらは薬物動態パラメータである生物学的利用能，血漿蛋白結合，分布容積，クリアランス，半減期の変化として説明できる[26]．そして，これらの変化の程度は，薬物の種類，肝・腎不全の程度と予備能，血漿アルブミンレベルによって異なるため[31]，画一的な投与方法は慎むべきである．

一般に鎮静薬や鎮痛薬は，心筋収縮力，心拍出量と組織の酸素消費を抑制する．したがって，敗血症による低血圧が生じている際に，過度の鎮静によりさらなる低血圧を助長し灌流異常を悪化させないよう注意すべきである．

また，鎮静薬をはじめとした薬物は免疫細胞にも直接に影響を与えるか，あるいは神

経内分泌系調節を介して間接的に影響を与えると考えられる[32]。例えば，ジアゼパムは好中球機能を阻害し[33]，オピオイドもまた免疫反応を障害することが報告されている[34][35]。また，長期間のモルヒネ投与により細胞性免疫は障害されるが液性免疫は障害されないことが動物実験で示されている[36]。こうした薬物による白血球機能抑制が敗血症症例において有利に働くのか否かについてはいまだ不詳であるが，敗血症では活性化好中球が血管内皮障害を引き起こすので，白血球抑制は有利である可能性がある。敗血症症例に対し鎮静・鎮痛薬を使用する場合には，このような薬物の免疫機能に対する反応・効果も十分考慮する必要がある。

症例 鎮静・鎮痛の実際（図1）

72歳，男性。

S状結腸癌の診断で他院で手術予定であったが，膀胱浸潤によりS状結腸膀胱瘻を生じ，それに基づく尿路感染症から敗血症を引き起こしたため，全身管理目的に当院へ転院となり，同日ICUに緊急入室となった。入室時グラスゴー昏睡尺度（Glasgow Coma Scale：GCS）11と意識レベルはやや混濁，循環動態は平均動脈圧（mean arterial pressure：MAP）45 mmHgで敗血症性ショックの状態であった。Surviving Sepsis Campaign Guidelinesに則り，十分な細胞外液輸液およびドパミン投与を開始した。ICU第2病日（ICUD2）に人工肛門（横行結腸，双孔式）造設を緊急に施行した。術中所見では腹膜播種はなく全身状態改善後に根治手術の方針とし，手術後も引き続きICUで全身管理を行うこととした。ICUでの経過を図1に示す。術後は循環維持に十分な輸液とカテコラミン投与を要した。気管挿管されたまま帰室しており，循環動態への影響に最大限注意しながら，事故抜管防止目的にプロポフォールを用いてRamsay Sedation Scale 3～4を目標に鎮静を行った。最大で200 mg/hr程度の量で十分な鎮静が得られた。また，ICU帰室後から疼痛管理のためフェンタニルの持続投与を0.05 mg/hrで開始し，疼痛の訴えにより増減した。ICUD3からは循環維持に少量のノルアドレナリン投与を要した。抗菌化学療法を含めた全身管理により全身状態は徐々に安定し，カテコラミンはICUD6から減量可能であった。急性期の大量輸液のため術後一時的な酸素化能の低下がみられたが，循環動態安定に伴い利尿薬投与による除水を行い改善し，ICUD7に抜管，カテコラミンもoffにできた。抜管後は昼夜のリズムをつけるため，日中の鎮静は行わず，夜間は消灯後の不眠の訴えに応じてプロポフォールの投与を行い明朝offとし，この鎮静方法をICU退室まで施行した。これにより昼夜逆転を生じることはなかった。その後は安定した経過で，ICUD13に一般病棟へ退室となった。入院23日目に低位前方切除術・膀胱全摘＋回腸導管造設術を施行し，術後経過は良好で術後36日目に軽快退院となった。

図1 症例

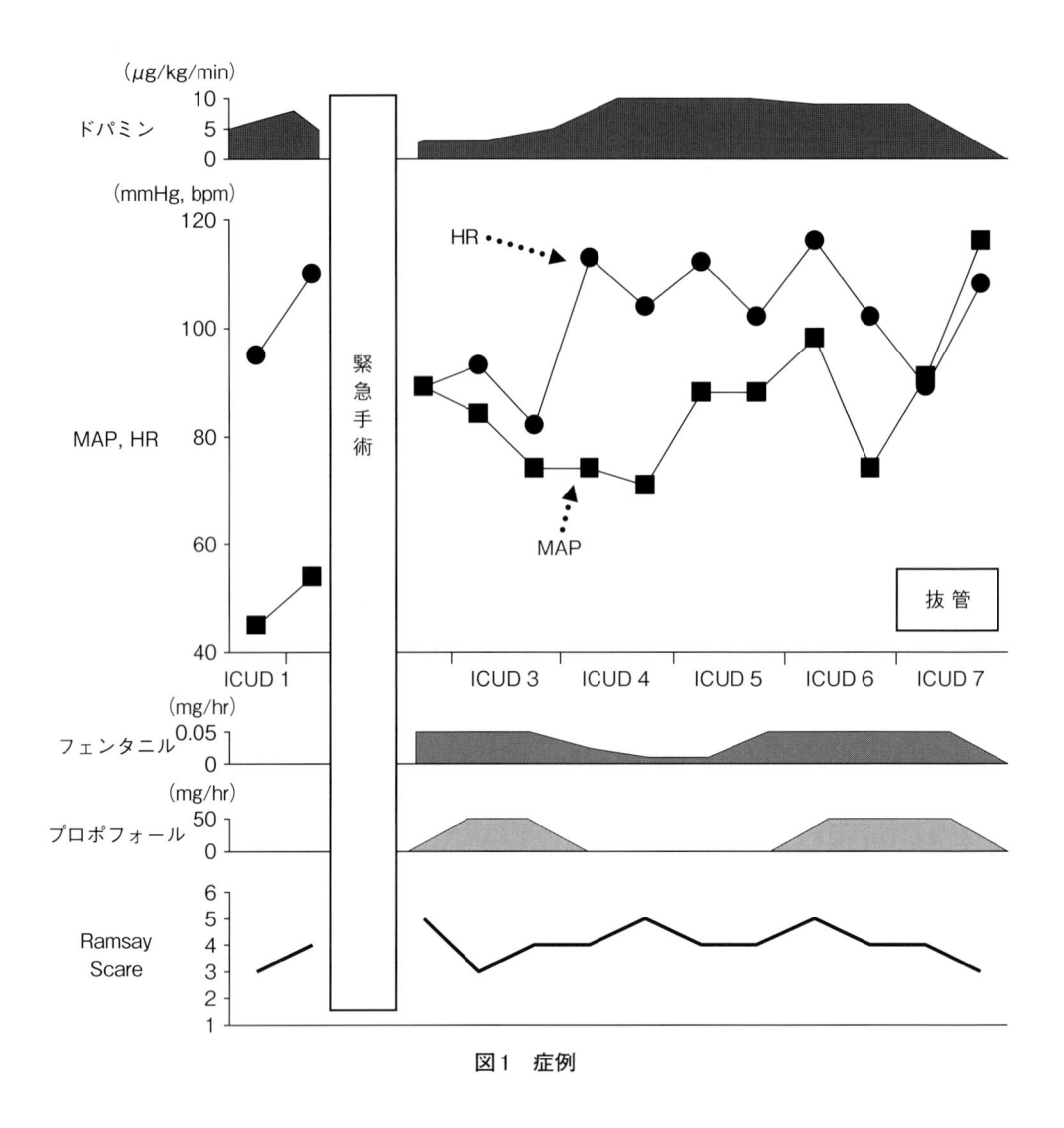

おわりに

　敗血症症例は，きわめて呼吸循環動態が不安定であるが，患者の苦痛を除去し生命維持装置からの逸脱を防止するためには十分な鎮静・鎮痛が必要となる。敗血症患者の多くは肝腎障害を合併し薬物動態の把握が困難である。有効かつ適切な鎮静・鎮痛を施行するためには，それぞれの患者の全身状態を的確に判断し，使用する薬物の選択を行う必要がある。

【文　献】

1) Levy MM, Fink MP, Marshall JC, et al. 2001 SCCM/ESICM/ACCP/ATS/SIS International Sepsis Definitions Conference. Crit Care Med 2003；31：1250-6.
2) Dellinger RP, Levy MM, Carlet JM, et al. Surviving Sepsis Campaign：International guidelines for management of severe sepsis and septic shock：2008. Crit Care Med 2008；36：296-327.

3) Sprung CL, Peduzzi PN, Shatney Ch, et al. Impact of encephalopathy on mortality in the sepsis syndrome. The Veterans Administration Systemic Sepsis Cooperative Study Group. Crit Care Med 1990；18：801-6.
4) Bangham AD, Hill MW. The proton pump/leak mechanism of unconsciousness. Chem phys Lipids 1986：40：189-205.
5) Levi M, ten Cate H, van der Poll T, et al. Pathogenesis of disseminated intravascular coagulation in sepsis. JAMA 1993；270：975-9.
6) Jackson AC, Gilbert JJ, Young GB, et al. The encephalopathy of sepsis. Can J Neurol Sci 1985；12：303-7.
7) Young GB, Bolton CF, Auston TW, et al. The encephalopathy associated with septic illness. Clin Invest Med 1990；13：297-304.
8) Shosham S, Davenne D, Cady AB, et al. Recombinant tumor necrosis factor and interleukin-1 enhance slow-wave sleep. Am J Physiol 1987；253：142-9.
9) Payne LC, Krueger JM. Interactions of cytokines with the hypothalamus-pituitary axix. J Immunother 1992；12：171-3.
10) Born J. Vasopressin regulates human sleep. Am J Physiol 1992；262：E295-300.
11) Clark IA, Rockett KA, Cowden WB. Possible central role of nitric oxide in conditions clinically similar to cerebral malaria. Lancet 1992；340：894-6.
12) Halliwell TR, Coakly JH, Wagenmakers AJM, et al. Necrotizing myopathy in critically-ill patients. J Pathol 1991；163：307-14.
13) Witt NJ, Zochodne DW, Bolton CF, et al. Peripheral nerve function in sepsis and multiple organ failure. Chest 1991；99：176-84.
14) Maynard ND, Bihari DJ. Postoperative feeding. Br Med J 1991；303：1007-8.
15) Brook AD, Ahrens TS, Schaiff R, et al. Effect of a nursing-implemented sedation protocol on the duration of mechanical ventilation. Crit Care Med 1999；27：2609-15.
16) Kollef MH, Levy NT, Ahrens TS, et al. The use of continuous IV sedation is associated with prolongation of mechanical ventilation. Chest 1998；113：541-8.
17) Kress JP, Pohlman AS, O'Connor MF, et al. Daily interruption of sedative infusions in critically ill patients undergoing mechanical ventilation. N Engl J Med 2000；342：1471-7.
18) Murray MJ, Cowen J, Deblock H, et al. Clinical practice guidelines for sustained neuromuscular blockade in the critically ill adult. Cri Care Med 2002；30：142-56.
19) Frankel H, Jeng J, Tilly E, et al. The impact of implementation of neuromuscular blockade monitoring standards in a surgical intensive care unit. Am Surg 1996；62：503-6.
20) Ramsay MA, Savege TM, Simpson BR, et al. Controlled sedation with alphaxalone-alphadolone. BMJ 1974；2：656-9.
21) Devlin JW, Boleski G, Mlynarek M, et al. Motor activity assessment scale：a valid and reliable sedation scale for use with mechanically ventilated patients in an adult surgical intensive care unit. Crit Care Med 1999；27：1271-5.
22) de Lemos J, Tweeddale M, Chittock D. Measuring quality of sedation in adult mechanically ventilated critically ill patients：the Vancouver Interaction and Calmness Scale. J Clin Epidemiol 2000；53：908-19.
23) Sessler CN, Gosnell MS, Grap MJ, et al. The Richmond Agitation-Sedation Scale：validity and reliability in adult intensive care unit patients. Am J Respir Crit Care Med 2002；166：1338-44.
24) 藤野裕士．集中治療における鎮静．日集中医誌 2006；13：21-6.
25) Rosow C, Manberg PJ. Bispectral index monitoring. Anesthesiol Clin North Am 1998；2：89-107.
26) 中川　隆，野口　宏．多臓器障害患者の各種鎮静・鎮痛薬の使い方について．ICUとCCU 2006；30：947-54.
27) 日野原宏，守田敏洋，三好壮太郎ほか．長期間プロポフォールを投与したICU患者の血清トリグリセライドとコレステロールの変化．ICUとCCU 2000；24：773-7.
28) Chen RM, Chen TG, Chen TL, et al. Anti-inflammatory and antioxidative effects of propo-

fol on lipopolysaccharide-activated macrophages. Ann NY Acad Sci 2005 ; 1042 : 262-7.
29) Bhana N, Goa KL, McClellan KJ. Dexmedetomidine. Drugs 2000 ; 59 : 263-8.
30) 小竹良文, 武田純三. Sedation, Analgesia, Neuromuscular blockade. ICU と CCU 2004 ; 28 : 849-52.
31) Jaehde U, Sorgel F. Clinical pharmacokinetics in the patients with burns. Clin Pharmacokinet 1995 ; 29 : 15-28.
32) Holaday JW. Neuroendocrine-immune interactions and their relevance to the pharmacology of critical care medicine. Kin Wochenschr 1991 ; 69(suppl 26) : 13-9.
33) Covelli V, Munno I, Decandia P, et al. Effects of benzodiazepines on the immune system. Acta Neurol 1991 ; 13 : 418-23.
34) Liu Y, Blackbourn DJ, Chuang LF, et al. Effects of in vivo and in vitro administration of morphine sulfate upon rhesus macaque polymorphonuclear cell phagocytosis and chemotaxis. J Pharmacol Exp Ther 1992 ; 263 : 533-9.
35) Yeager MP, Yu CT, Campbell AS, et al. Effect of morphine and beta-endorphin on human Fc receptor-dependent and natural killer cell functions. Clin Immunol Immunopathol 1992 ; 62 : 336-43.
36) Molitor TW, Morilla A, Risdahl JM, et al. Chronic morphime administration impairs cell-mediated immune responses in swine. J Pharmacol Exp Ther 1992 ; 260 : 581-6.

（大嶋　清宏，国元　文生）

索　引

和　文

あ
悪性症候群 179
アジテーション 91
アセチルコリン 5
圧支持換気 88

い
イソフルラン 50, 93
インドメタシン 89, 108

え
エキソトキシン 174
炎症性メディエータ 5
エンドトキシン 174

お
横紋筋融解 18
オピエイト 11
オピオイド受容体 11

か
外傷患者 6
外傷後ストレス障害 41, 156
外傷初期診療ガイドライン 116
開心術後せん妄 3
概日リズム 8
顎間固定 81
覚醒遅延 29
過大侵襲 5, 69
過鎮静 31, 79
換気応答抑制作用 12
換気モード 6
環境因子 6, 8
完全作動薬 12, 13, 22
感染性副鼻腔炎 81
干潮期 145

き
気管支拡張作用 17
気管挿管 17
拮抗性鎮痛薬 15
気道確保 17, 20
気道熱傷 153
機能的残気量 6
逆説的興奮 20
急性呼吸窮迫症候群 89
急性耐性 18, 21, 168
急性肺傷害 89
急性離脱症状 54, 58
急速分配相 13
吸入麻酔薬 50, 93
橋 25
強化インスリン療法 134
胸骨挙上法 66
胸部硬膜外鎮痛 74
胸部傍脊椎ブロック 64
胸壁硬直 54
筋弛緩モニター 65
筋弛緩薬 50, 149

く
グラスゴー昏睡尺度 181
クロニジン 22, 55

け
経管栄養 27
経鼻挿管 78, 81
痙攣重積 129
痙攣重積状態 130
ケタミン 64, 118, 148
血液脳関門 12, 14, 18, 22, 23, 115, 166
血管刺激性 82
肩甲上神経ブロック 64

こ
交感神経過緊張 137
喉頭浮腫 81
高トリグリセリド血症 178
抗破傷風ヒト免疫グロブリン ..135
広範囲熱傷 153
硬膜外カテーテル 70

硬膜外鎮痛 6, 94
硬膜外鎮痛法 7
硬膜外ブロック 64
硬膜外モルヒネ 7
ゴールデンアワー 144

さ
サーカディアンリズム 8
サクシニルコリン 118, 149

し
ジアゼパム 161, 179
ジクロフェナク 89, 108
自己調節硬膜外鎮痛法 70
自己調節鎮痛 64, 150
事実に基づいた正確な記憶 41
視床下部視交差上核 8
持続脊髄くも膜下麻酔 7
持続鎮静 9
至適な鎮静 31
自発呼吸試験 53
シバリング 51, 82, 120, 162
シメチジン 19
ジャクソンリース回路 8
重症筋無力症 64
重症頭部外傷治療・管理のガイドライン 116
重症熱傷 153
重症敗血症 173
術後患者 6
術後せん妄 70
受容体拮抗薬 62
準備因子 5, 6
松果体 8
小児用鎮静スケール 32
静脈炎 82
心因性疼痛 62, 145
心筋酸素消費量 51
神経因性疼痛 62, 145
人工呼吸器関連肺炎 30, 81, 78, 92, 124
人工呼吸器との同調性 52
人工呼吸器の設定 6

人工呼吸中の鎮静 29
深在性Ⅱ度熱傷 143
侵襲受容性疼痛 62
心臓精神病 3
迅速気管挿管 116, 118
心拍変動 177
深部体温機能調節 8

す

睡眠異常 92
睡眠・覚醒リズム 31, 71, 75
睡眠障害 6
数値的評価スケール 62
スパイラルチューブ 78, 81

せ

精神的QOL 41
精神的ケア 6, 30
青斑核 25, 26
脊髄後角 26
咳反射 12
セボフルラン 50, 93
セロトニン 6
浅在性Ⅱ度熱傷 143
全身性炎症反応症候群 69, 89
せん妄 4, 17, 20, 34, 58, 65, 70,
              80, 91, 162, 176
せん妄の治療 39
せん妄の評価 39

そ

創痛 52
創部痛 70, 79
促進因子 5, 6

た

体性痛 145
体内時計 8
退薬症状 21, 168
大量フェンタニル麻酔 13
多臓器障害 5
多臓器不全 174
多発肋骨骨折 7
蛋白結合率 12, 14

ち

チアミラール 131, 149
チオペンタール 107, 118,
              131, 149
中枢神経機能障害 5
チューブトラブル 81
直接因子 5, 6
鎮静深度 31
鎮静スケール 31
鎮静プロトコール 175
鎮静薬 11
鎮静レベル 80
鎮痛スケール 175
鎮痛薬 11

て

低酸素性肺血管収縮 14
デクスメデトミジン 9, 18, 21,
              29, 41, 55, 87, 105, 150, 167, 179
天井効果 15, 82

と

頭蓋内圧 115
頭蓋内圧亢進 102
同期的間欠的強制換気 88
同調因子 8
疼痛コントロール 6, 70
独立危険因子 4, 6, 30, 81
ドパミン 5

な

内臓痛 145
ナロキソン 13, 109, 148
難治性痙攣重積 131

に

日内変動 8, 62, 71, 75, 80
乳酸アシドーシス 18, 72
ニューロレプト麻酔 13
認知機能 4, 24

の

脳灌流圧 115
脳血流量 116
脳酸素代謝率 116
脳波モニター 133

は

敗血症性ショック 173
排泄相 13
肺理学療法 75

破傷風 134
破傷風トキソイド 136
バランス麻酔 13
バルビツレート 15, 120, 131
ハロペリドール 40, 58, 87,
              123, 179
パンクロニウム 149

ひ

非侵襲的陽圧換気 87
ヒスタミン 6
ヒスタミン遊離 147
ヒスタミン遊離作用 12
非ステロイド消炎鎮痛薬 150
非ステロイド性抗炎症薬 62, 89,
              108, 155
ビデオ補助下胸腔鏡下手術 61
ヒドロキシジン 64, 90
ヒドロコーチゾン 81

ふ

フェニトイン 130
フェノバルビタール 161
フェンタニル 11, 13, 50, 54, 87,
              109, 123, 147, 166, 179
防ぎ得た死 144
ブピバカイン 94
ブプレノルフィン 11, 15,
              109, 147
部分作動薬 22
部分的作動薬 12
フルマゼニル 19, 149, 167
フルルビプロフェン 64, 108
プロスタグランジン 6
プロポフォール 9, 16, 29, 50, 54,
              106, 118, 120, 131, 149, 166, 178
分配相 13
分離肺換気 61

へ

ベクロニウム 50, 119, 149
ベンゾジアゼピン 120
ペンタゾシン 11, 15, 109, 147
ペントバルビタール 131

ま

麻薬 87
麻薬拮抗性鎮痛薬 82

麻薬系鎮痛薬 147
麻薬性鎮痛薬 79
満潮期 145

み
ミダゾラム 9, 18, 29, 54, 87, 107, 118, 131, 149, 166, 178

め
メラトニン 8

も
妄想的記憶 41
モルヒネ 11, 87, 123, 147, 165, 180

や
夜間不眠 6, 7, 30
薬物耐性 80

よ
抑うつ症状 30
四連反応 65

ら
ラセン入りチューブ 78
ラムゼイスケール 31

り
リッチモンドスケール 33
リドカイン 118
硫酸マグネシウム 138
緑色尿 17

れ
レミフェニタニル 11, 14, 50, 123, 150, 166

ろ
漏斗胸手術 64
ロクロニウム 50, 119
肋間神経ブロック 7
ロピバカイン 64, 94

欧文

数
Ⅰ度熱傷 143
2コンパートメントモデル 12
2コンパートメントモデル 19
2ステップアプローチ 39
3コンパートメントモデル 13
Ⅲ度熱傷 143
4連刺激法 175

A
α_2アドレナリン受容体作動性鎮静薬 21
α 相 13
abdominal sepsis 69
Ablettの分類 136
acute lung injury 89
acute respiratory distress syndrome 89
airway protection 78
ALI 89
analgesia-based sedation 14
ARDS 89
ARDSに対する低容量換気 92

B
β 相 13
Behavioral Pain Scale 104
BIS 177
BIS値 25
BISモニター 65, 102
Bispectral Index 25, 102, 177
BPS 104
burst and suppression pattern 120, 134

C
CAM-ICU 38, 72
CBF 116
ceiling effect 82
cerebral blood flow 116
cerebral metabolic rate of oxygen 116
cerebral perfusion pressure ... 115
CMRO$_2$ 116

COMFORT scale
COMFORT scale 32
context-sensitive half-life ... 12, 19
CPP 115

D
daily interruption of sedation 41
delusional memory 41
Diagnostic and Statistical Manual of Mental Disorders 38
differential lung ventilation 61
DIS 41
DLV 61
DSM 38

E
ebb phase 145

F
factual memory 41
Fast track管理 49
flow phase 145
FRC 6
full agonist 12, 22
functional residual capacity 6

G
γアミノ酪酸 5
GABA 5
GABA$_A$受容体 16, 19
gamma-aminobutyric acid 5
GCS 181
Glasgow Coma Scale 181

H
heart rate variability 178
HFO 88
high frequency oscillatory ventilation 88
HRV 178
human tetanus immunoglobulin 135

I
ICDSC 38
ICP 115
ICU psychosis 3
ICU syndrome 3
ICU症候群 3

ICU精神病 3
ICU滞在中の記憶 30
ICU入室中の持続的な健忘 42
Intensive Care Delirium Screening Checklist 38
intensive insulin therapy 134
intracranial pressure 115
intravenous patient controlled analgesia 68, 70, 80
IV-PCA 68, 70, 80

J
JATECガイドライン 116
JSNTガイドライン 116, 119

M
μ_1受容体 12
μ_2受容体 12
MAAS 32
morphine-6-glucuronide 12, 165
Motor Activity Assessment Scale 32, 176

N
NMDA 62
N-methyl-D-aspartic acid 62
noninvasive positive pressure ventilation 87
nonsteroidal anti-inflammatory drugs 62, 89, 155
NPPV 87
NRS 62, 104
NSAIDs 62, 89, 108, 150, 155
Numerical Rating Scale 62, 104
NUSS法 64
N-メチル-D-アスパラギン酸 62

P
π相 13
partial agonisit 22

partial agonist 12
patient-controlled analgesia 64, 150
patient-controlled epidural analgesia 66, 70
PCA 64, 150
PCEA 66, 70, 74
permissive hypercapnia 92
Pjv_{O_2} 120
posttraumatic stress disorder 41, 156
pressure support ventilation 88
PRIS 72, 106, 122, 124, 178
propofol infusion syndrome 18, 72, 95, 106, 122, 178
PSV 88
PTSD 41, 156

Q
QT延長 179

R
Ramsay Sedation Scale 31, 52, 62, 102, 120, 176
rapid sequence intubation 116, 118, 149
RASS 33, 62, 71, 80, 97, 102, 169
Ravitch法 66
re-filling現象 71
refractory status epilepticus 131
Richmond Agitation-Sedation Scale
 ..... 32, 52, 62, 71, 80, 97, 102, 169, 176
RSE 131
RSI 116, 118, 124, 149

S
SAS 32
Sedation-Agitation Scale 32, 52, 102

Simple Verbal Rating Scale 104
SIMV 88
SIRS 69, 89
Sjv_{O_2} 120
SOA 137
status epilepticus 130
Surviving Sepsis Campaign Guidelines 173
Surviving Sepsis Campaign Guidelines 2008 175
sympathetic over activity 137
synchronized intermittent mandatory ventilation 88
systemic inflammatory response syndrome 69, 89

T
tetanospasmin 135
the Confusion Assessment Method for the Intensive Care Unit 38, 72
the Vancouver Interaction and Calmness Scale 32
torsades de pointe 92, 179
train-of-four 65
train-of-four monitoring 175

V
Vancouver Interaction and Calmness Scale 176
VAP 30, 124
VAS 104, 157
VATS 61
ventilator-associated pneumonia 30
VICS 32
video-assisted thoracoscopic surgery 61
Visual Analogue Scale 104, 157
VRS 104

クリティカルケアにおける鎮静・鎮痛　　　　＜検印省略＞

2009年8月10日　第1版第1刷発行
2011年7月15日　第1版第2刷発行

定価（本体5,600円＋税）

編集者　布　宮　　　伸
発行者　今　井　　　良
発行所　克誠堂出版株式会社
〒113-0033　東京都文京区本郷3-23-5-202
電話(03)3811-0995　振替00180-0-196804
URL　http://www.kokuseido.co.jp

ISBN 978-4-7719-0358-6　C3047　￥5600E　　　印刷　三美印刷株式会社
Printed in Japan ⓒ Shin Nunomiya, 2009

・本書の複製権・翻訳権・上映権・譲渡権・公衆送信権（送信可能化権を含む）は克誠堂出版株式会社が保有します。

・ JCOPY ＜(社)出版者著作権管理機構　委託出版物＞
本書の無断複写は著作権法上での例外を除き禁じられています。複写される場合は，そのつど事前に(社)出版者著作権管理機構（電話03-3513-6969, Fax 03-3513-6979, e-mail : info@jcopy.or.jp）の許諾を得てください。